THE PLACEBO RESPONSE

How You Can Release

the Body's Inner Pharmacy for Better Health

プラシーボの治癒力

心がつくる体内万能薬

ハワード・ブローディ 著

伊藤はるみ 訳

日本教文社

シーラとマーク、それに多くを学ばせてくれた患者の方々に本書を捧げる。

謝辞

本書の執筆に重要な役割をはたしてくれた人々に感謝するにあたり、いつもかたわらにいて協力してくれた妻、ダラリンの名をまっさきに挙げなければならないだろう。ダラリンがはたした役割には、直接的なものも間接的なものもある。これまでに多くの代替療法を研究してきた彼女は、私が筆を進めるにあたって二つの特別な任務を引き受けてくれた。ひとつは、本書の内容が代替療法、西洋医学のどちらに対しても公平な記述になるよう目を配ること。もうひとつは、科学的な知識が豊富でない読者にもわかりやすいように、内容を吟味することである。

しかしダラリンがこの本に及ぼした影響はそれだけではない。二八年間の結婚生活を通して、彼女は私の医師としての仕事やものの考え方に大きな影響を与えてきた。ダラリンは自分を右脳人間だと言ってはばからない（それを自慢するあまり、自分のすばらしい左脳の能力を過小評価することさえある）。ダラリンは中東や中央アジアの民族舞踊を熱心に研究してきた。そういった地方の文化においては、舞踊は古来、癒しやシャーマニズムと結びついており、このことが、心とからだの結びつきに対する彼女の関心をいっそう高めたといえる。

舞踊家であるダラリンは、論理とか言葉よりも直感にしたがってものごとを考える傾向がある。

たとえば私が「これにこういう効果があるとして、その仕組みは本当にわかっているのかな？」と問いかければ、ダラリンは「効果があるなら、それでいいじゃない」と答える。私が何ページも費やして何かを説明しようとしていれば、ダラリンは「ポイントをはっきりさせましょうよ。これはどんなときに役に立つの？」と言う。私にとって彼女との関係は、忍耐力と謙虚さ――あとにも触れるように、この二つの資質は医師が患者のよきパートナーになるのに役立つ――を学ぶためのすばらしい人生勉強なのだ。ダラリンと私の異なるものの見方が互いに補い合ったおかげで、この本の内容はより豊かになり、より深みを増したことと思う。

本書のかなりの部分は、家庭医としての私の仕事から材料を得ている。したがってこの場をかりて、私に医師となる教育を与えてくれたミシガン州立大学医学部の方々、実習の場を与えてくれたシャーロッツヴィルのヴァージニア大学メディカルセンターの方々に深い感謝を捧げたい。敬愛する教授陣のお名前をここですべて挙げるべきかもしれないが、不注意からどなたかの名前を落としてしまうと失礼になるのであえて記さないでおく。しかし、ヴァージニア大学で長く家庭医療の講座をもち、全米の多くの人たちにとって家庭医療の代名詞ともなっておられるB・ルイス・バーネット・ジュニア博士には特別な感謝を捧げたい。私の心に物語と癒しのつながりが最初に確かな形をとって見えてきたのは、教授のお宅で暖炉の前にすわり、サウス・カロライナの小さな町での二〇年にわたる医療経験から紡ぎだされる物語を聞いたときだったかもしれない。

当然のことだが、私が哲学の博士号を得たミシガン州立大学哲学科の先生方にも感謝している。私はそこで、プラシーボ効果についての学問的な取り組みを始めたのである。またミシガン州立大学の家庭医療科の同僚たちにもお礼を言いたい。彼らは長年にわたり私に多くを教えたばかりでなく、私が遠出をするとか、その他の理由で診察ができないときには、かわって患者を診てもくれた。同僚のうち、ウィリアム・C・ワドランド博士とジャニス・リグウェルスキー博士のふたりは、本書の草稿に目を通して、西洋医学および補完的医療の両面で正確さを欠くことのないよう助言してくださった。この本にまだ記述の誤りがあったとしたら、その責はすべて私にある。

私はこれまでに、プラシーボ反応の専門家の方々による多くの著述に接し、有益な知識を得てきた。それらの著者の名前のほとんどは、巻末の原註に記してある。長年にわたって個人的に助言していただいた人としては、デイヴィッド・ソーベル、ダン・モアマン、アーヴィング・カーシュ、ロバート・エイダー、アーサー・クラインマン、ロバート・ハーン、テッド・カプチャック、アーサー・フランク、デイヴィッド・ハフォードなどがいる。ハワード・M・スパイロウ博士と私とは、プラシーボの投与に関して正反対ともいえる立場をとっているため、何回か招かれて「公開討論」をしたことがある。そのような会合のあとはいつも、スパイロウ博士の洞察に満ちた人間味のある考え方や、患者への思いやり、そして厳密な思考を貫こうとする態度に感銘を受けずにはいられない。

もうずいぶん前のことだが、私はミシガン州立大学の、「意味づけと健康」センターというプロジェクトに参加する機会を得た。残念なことにこの組織は短命で、公式には二年続いたにすぎない。もしこれが存続していれば、その活動を通して、プラシーボ反応の本質を知るためのいくつかの「手がかり」をつかむことができたかもしれない。その手がかりについてはのちほど本文で少し触れるつもりである。また、現在の同僚たちとともにそれらの手がかりを追求することを、私はまだあきらめてはいない。それはともかく、ロバート・スミス博士、ラリー・ヴァンエジェレン博士、シンディ・モーガン博士、ラウデル・スノウ博士、グウェン・ワイアット博士、ナンシー・エインズワース＝ヴォーン博士ら、当時のプロジェクト参加者との議論を通じて学んだ多くのことが、この本に記した私の認識の形成につながっている。ミシガン州立大学におけるこの組織とそれに関連したいくつかの研究には、カラマズーのフェッツァー研究所が十分な基金を提供してくれた。今ここで、この本へとつながる研究を援助してくれた同協会に、あらためて感謝を捧げたいと思う。

最近のところでは、二つの学会――ハーバード大学で開催された、プラシーボ効果への学際的アプローチに関する学会と、国立衛生研究所（NIH）の代替医療局が主催した、代替医療の科学的研究におけるプラシーボ効果の役割に関する学会――に出席したことが非常に有益だった。この二つの学会に私を招待してくれたアン・ハリントン、スティーヴン・ハイマン、スティーヴン・コスリン、ダン・モアマン、ウェイン・ジョナスの諸氏ならびに、私が多くを学び、また著作を引用させていただいたすべての出席者に感謝したい。

実際に本書を書きはじめるにあたっては、医学部の同級生で現在は国立衛生研究所に在籍しているパメラ・ピーク博士が、著作権代行を行なうゲイル・ロス・エージェンシーを紹介してくれた。ゲイル・ロスと共同経営者ハワード・ヨーンのふたりは、それまで大学の刊行物や専門誌に研究者だけを対象にした論文を書いてきた書き手を、一般読者にもその言葉が届くような書き手へと変身させるのに、多大な時間と労力を費やしてくれた。さらに彼らを通してハーパー・コリンズ社クリフストリート・ブックスのダイアン・レヴェランド、マシュー・ガマをはじめとするスタッフと知己を得ることができた。このスタッフの方々も書き手の変身を完成させ、この本の可能性を最大限に発揮させるべく懸命に努力してくれた。

ハーパー・コリンズ社のスタッフの他にも、ニール・ボーガン、キャロリン・ファイアサイドというすばらしいふたりの編集者が私を助けてくれた。ふたりともこの本の中心となる考え方をすばやく把握し、曖昧なままになっていた部分をさらに練りあげるために、健康と病気についての自らの考え方を惜しげもなく提供してくれた。特にキャロリンは執筆作業も終盤になって登場し、きびしい締め切りをひかえながら、最終校閲に驚くべき手腕を発揮してくれた。

最後に、献辞の一部をもう一度くりかえさずにはいられない。長年にわたって、私にこれほど多くを学ばせてくれたたくさんの患者の方々、本当にありがとうございました。患者は、私が何かを試みていると感じているかぎりとても寛容だ、と私は信じるようになった。そしてそのおかげで、効果のありそうなものを見つけるための試みを続ける勇気をもらった。昔の賢明な医師は「患者の言うことに耳をかたむけなさい。あなたに診断法を教えようとしているのだから」と言ったということだ。私はこう付け加えたい。「それにきっと治療法もね」

――プラシーボの治癒力◎目次

プラシーボの治癒力

――心がつくる体内万能薬

はじめに――心のパワー

この本は、神秘で始まり神秘で終わる――治癒という神秘である。だからこの序文も、まずは問いを発することから始めるのがふさわしいと思う。さて、以下の事例に共通するものは何だろう?

・アルバートはしつこい風邪で医師を訪れた。症状からウイルス性の病気と診断した医師は、この風邪には抗生物質は効かないことを知っていた。ところがアルバートは――心気症の、つまり少しからだのことを気に病みすぎるきらいがあったので――そんな兆候はまったくないのに、この風邪のせいで自分はきっと肺炎になると信じこんでいた。そして抗生物質を処方してくれと医師に泣きついたのである。彼があまりに必死の形相でせまるので、医師は、これは強力な抗生物質ですよと言いながら処方箋を書くことにした。ところがこの「抗生物質」とは、実は糖分だけの錠剤だった。医学的な薬効はまったくない。それなのに、この「抗生物質」を飲んだとたん、アルバートの風邪はほとんど一晩のうちに治ってしまった。

・薬草療法に絶大な信頼をよせているベアトリスは、健康食品の店で大々的に宣伝していた新しい有機食品のサプリメントを買った。食べ続けること数週間、彼女は前よりずいぶん元気になったと感じている。——そのサプリメントがからだに生理学的な効果をもたらすという科学的な証拠は、まったくないのに。

・がんにかかったチャールズは、一般的な治療である手術と化学療法を受けた。彼は心がもつ癒しのパワーを強く信じていたので、治療と並行して瞑想したり、前向きな考え方をしたり、自分が恨みを抱いてきた人たちみんなを許そうとしたりした。さらに、これは不運なことだが自分の落ち度ではないと考えることで、がんにかかった自分を責めることをやめた。するとずっと気分がよくなり、人生をそれまで以上に楽しんだばかりか、その後数年たってもがんの症状は消えたままである。

・ダニエルは胆囊《たんのう》の切除手術を受けたばかりである。病室は明るくて日当たりがよく、窓からは並木に囲まれ大きく広がる美しい芝生を見わたすことができる。看護師は優しくて心づかいの行き届いた人ばかりだ。手術後一〇日たっただけなのに、ダニエルは起きあがって動きまわることができ、気分もとてもいい。——胆囊を手術した患者には、ふつう三、四週間の回復期間が必要なのだが。

・少し血圧が高いユージーンは、ほとんど副作用がないとされる高血圧の新薬の八週間にわたる治験に参加を志願した。被験者の半数は新薬を、残りの半数は薬効のないプラシーボ（偽薬）を投与されるが、どの被験者がどちらのグループかは、医師にも被験者自身にも知らされない。被験者はみな軽度の高血圧症であり、しかも毎週血圧をチェックするからプラシーボのグループに入ったとしても医学的な危険はほとんどない、ということだった。治験期間が終わると、誰がどちらのグループだったかが明かされた。ユージーンはプラシーボのグループだった。治験開始の前、彼の血圧は一五〇～九九だった。ところが驚いたことに、治験中は一三二～八八まで下がっていたのである――薬効のないプラシーボを投与されていただけなのに。

さて、アルバート、ベアトリス、チャールズ、ダニエル、ユージーンの共通点は何だろう？　一見しただけでは「何もない」と思うかもしれない。医師によってなんらかの薬を与えられた人もいれば、自分で何かした人もいる。西洋医学に頼った人もいれば、それに代わる方法をとった人もいる。意識的に自分の状態について考えた人もいれば、知らず知らずのうちに周囲の状況から影響を受けた人もいる。それなら私たちの謎に対する答は「何もない」でいいのだろうか。本当に？

私はそうは思わない。それどころか、彼らのケースすべてに共通する特徴があると思っている。それは、からだと連携して働き、治癒効果を高める心の神秘的な現象――プラシーボ反応である。ここで私が言っているのは、ある一連の状況（私はこれを「意味づけ仮説」と名づけるつもりだ）が存在するとき、病気の人は、初めのうちは説明がつかないように見えるが、とにかく症状が大いに軽減するということだ。

プラシーボ反応についてさらに議論する前に、私自身のこと、そして私がどういうわけでプラシーボ反応とかかわり合うようになったかということについて少しお話ししたい。私は内科医で、現在はミシガン州立大学で家庭医療と哲学の教授を務めると同時に、同大学の「生命科学における倫理と人間性」研究所の所長をしている。また私自身の患者を継続的に診察することにも力を入れている。これまで医学のさまざまな面にわたり多くの論文と数冊の本を書いているが、特にプラシーボ反応にはつねに関心を抱いてきた（拙著『プラシーボと医療哲学 *Placebos and The Philosophy of Medicine*』はこの問題に関して体系的に論じた最初の本のひとつである）。

実際のところ、私は臨床医としてのスタート時点から、学問的に興味深い問題としてプラシーボ反応に関心をもっていた。そして長年にわたり、この医学の魅力的な側面について書かれた多くの著作をできるかぎり読み、読んだことすべてがすっきりつじつまが合うような理論を考え始めた。

こうして資料を読み、それに理論づけをする一方で、私は患者を治療することも学んでいた。始めのうちは、医学部や研修先の病院の先生たちが患者の治療法を教えてくれた。しかし最終的には、どう治療すべきかを患者自身に教えてもらうという地点に到達した。それでも始めは、自分の思いつきの理論と実際の診療行為とのつながりがよくわかっていなかった。私は患者の言葉に耳をすまし、敬意をもって治療することに努めていたし、患者と良好な関係を築くことは彼らを診断し治療するうえで、非常に重要な能力のひとつだと考えていた。しかし私がそう考えたのはそう教えられたからであって、プラシーボ反応について研究したせいではなかった。

月日が流れ、私はいつのまにか、患者と接するときにいくつかの特定の方法をとると、患者の満足を呼びおこすことができるばかりか、患者自身が回復のためにもっと努力しようという気になることに気づいていた。そのうちに、そのような効果のある方法とは、まさに私の理論にぴたりと合う方法だと気づき、やったと思った。医師と患者との関係についての新しい研究報告を読んでみると、プラシーボ反応に関する私の理論的枠組みの一部としてすでに私がつきとめたのと同じテーマが何度も出てきた。ついに理論と実践がひとつに収束してきたのだ。学問的に見てプラシーボ反応の説明になりそうな理論が、患者を回復させる実際の方法に私をまっすぐ導いてくれるのである。逆に、実際の診療でうまくいったこと――あるいは医学論文で読んだこと――をよくよく考えてみることは、私の理論をさらに拡大し、深めることにもなった。

この本の中で私は、自分が学んだこと――今も述べたように、多くの普通の医師たちも気づきつつあること――を明らかにし、皆さんが健康を維持し、あるいはより健康になるための一助としたいと思っている。

そこでまず最初に、プラシーボ反応は、私たちが周囲からある種のメッセージや信号を受けとったときに起こるということを説明したい。そのようなメッセージはなんらかの方法で、なんらかの場で作用して、そのときの健康状態が自分にとって持つ意味を変化させる。たとえば、始めはその病気に「恐ろしいことだ。どうしてこうなったのかわからない」という意味がまとわりついていたとする。それが変化して「この病気がよくなることはわかっている」という新しい意味をもつようになる。あるいは「私がどうなっても誰も気にしない」という意味から、「まわりの人たちは本当に私の健康を気にかけていてくれる」という意味へと変わるかもしれない。

多くの場合、この信号が私たちにとってことのほか重要になるのは、それが大切な人間関係と結びついているからである。長いつきあいで信頼している医師や代替療法の治療家が、なんらかのメッセージを与えてくれるかもしれない。あるいは、今あなたが苦しんでいるのと同じ経験をした人々がつくるサポートグループが、希望を与えてくれるかもしれない。

意味づけを変えるこうしたメッセージを受けとると、からだは何をするのだろう？　プラシーボ反応について科学がこれまでに明らかにしたことを大ざっぱに理解するいちばんいい方法は、私たちの誰もが「体内の製薬工場」をもっていると想像することだと思う。

私たちのからだは、いろいろな病気を治したり、全般的な健康状態を改善したり、私たちをより活動的にしたりする多くの物質を作りだすことができる。からだが単に自動的にそのような物質を分泌した場合が、よく「自然治癒」とよばれるものだ。しかしときには、からだの反応が遅いように見えることもある。そんなときは、外からのメッセージが、からだを目覚めさせるモーニングコールの役目をはたすことができる。つまりプラシーボ反応とは、そのモーニングコール――新しい意味づけメッセージ――に対する体内の製薬工場の反応と考えることができるのである。

このプロセスがいったいどのようにして起こるのか、このプロセスを自分でコントロールする方法があるのか、という問題を考えるのは重要なことである。私はプラシーボ反応を説明するのに、「神秘」という言葉をすでに使っている。この本を読み進めるにあたり、それを心にとめておいていただきたい。医学はプラシーボ反応の働きについて多くを学んできた。しかし、糖尿病に対するインシュリンの効果や肺炎に対する抗生物質の治療効果に匹敵するほどの、「画期的な」発見はまだなされていないのである。それでも、ある分野で少し、また別の分野で少しという具合に、ちょっとしたヒントになりそうなものはたくさん見つかっている。この本では、そうしたヒントをひとつひとつ拾いあげ、体系化して、プラシーボ反応という現象を解き明かし、強力な治癒効果を誰もが利用できるようにするための、明快かつ科学的価値のある理論に到達することをめざしている。

「理論編」では、実際に起こったプラシーボ反応の例をさらにいくつか見て、用語をより厳密に定義していく。また、西洋医学におけるプラシーボ反応の歴史をひもとき、どのようにして現在に至ったかを見る。また、どんな人がどんな状況でプラシーボに反応するのか、これまでにわかっていることを概観する。そして「体内の製薬工場」理論についてより詳しく検討し、理解を進める上でそれが何を教えてくれるかを見る。

次に、プラシーボが作用する理由を示す二つの主要な科学的理論、すなわち「期待」論と「条件づけ」論を検証し、両者がさらにいくつかのヒントを与えてくれることを明らかにする。そしてそこから、プラシーボ反応を理解するための新しい理論、すなわち「意味づけ仮説」へと進む。これについてはすでに少し触れたが、私たちが病気になったとき、その体験に付与する意味がポジティブな方向性をもてば、ポジティブなプラシーボ反応が起こるという考え方である。この本では「意味づけ」の三つの方法をあげるが、それぞれがこの本の「実践編」にあたる部分で実際の治療に役立つヒントをさらに与えてくれるはずである。意味づけ仮説には危険な面もある——ネガティブな意味づけがなされれば、病気が悪化することもありうる——のは事実である。そこで「ノシーボ効果」つまりネガティブなプラシーボ反応についても触れる。

人体に備わったさまざまな生化学的経路を知ることは、脳とからだが「意味」を実際の健康状態の変化に変換する道筋を理解する助けとなるはずである。この生化学的経路とは、体内の製薬工場で作られた「薬物」の放出と考えて間違いないはずだ。続いて、プラシーボ反応について何がまだわかっていないかを明らかにし、これから先の十年で、新しい研究がそれらの問題を解決するにはどうすればいいかを考える。

理論編の最後では、プラシーボ反応とまぎらわしいために研究を混乱させる可能性のある現象について検討する。一部の研究者はそのような現象をたてにして、プラシーボ反応は実は神話にすぎないと主張している。しかし、その反論にもかかわらず、プラシーボ反応には確固とした科学的根拠があることがわかるはずである。

次に「実践編」に入るにあたって少し話を変え、プラシーボ反応のもうひとつの側面、すなわち西洋医学と代替医療との接点でこの反応がはたす役割を考える。体内の製薬工場はこの二つの治療のどちらとも手をたずさえ、効果を高められることが明らかになるだろう。

そのうえで、治療に利用するための、より実践的な段階に進む。まず、回復したいという欲求と、他者および自分自身への寛容な態度について考える。これらの要因が健康に重大な影響を与えているかどうかを評価するための、チェックリストも挙げておく。また、人生での健康に関する出来事に付与する意味を変えるために、物語を用いることを提案する。社会的なサポートグループが、いかに体内の製薬工場の機能を高めるか（あるいは、まれにはその逆の作用をするか）を述べる。またこれは意味づけ仮説の一要素だが、病気に対して主導権をにぎっている、自分が病気をコントロールしている、という感覚をもつことについて詳しく検討し、それが楽にできるようにいくつかの訓練法を紹介する。そして最後に、信頼できる治療者と良好な関係をもつことは、いかに体内の製薬工場の働きを高めるかを見る。そしてそのような治療者を見つける方法と、見つけた後、毎回の診察で最大の効果を得る方法を紹介する。

本書の結論部分では、もう一度、神秘的なものとしてのプラシーボ反応を考える。心とからだとの、この複雑なつながりについて考えるとき、畏怖と驚嘆の気持ちを抱きつづけることは絶対に必要だと私は考えている。プラシーボ反応を予測可能な、自分の意のままになるものとして扱うようになったら（私はこの考え方を「自動販売機のわな」と呼んでいる。「自動販売機の硬貨投入口」に正しい「硬貨」を入れさえすれば病気が治ると思いこむようなものだからだ）、皮肉なことにプラシーボ反応は私たちを助けてくれなくなるだろう。助けてくれるとしたら、ひとつには私たちがそれを神秘的だと思い続けているかぎりにおいてなのだ。

プラシーボ反応を完全にコントロールしたり、起こることを保証したりはできないとしても、それを上手に利用して、治癒を早めたり、健康を高めたり、全般的な好調を維持したりできる可能性はある。読者のみなさんにも、そういう考え方をしてほしいと思う。「体内の製薬工場」という概念とならんで、それがこの本で私がいちばん言いたい、新しい考え方なのである。プラシーボ反応についてこれまで書かれた本は、それが私たちに与えられるもの、私たち自身はまったく、あるいはほとんどコントロールできないものとみなしてきた。しかし私は、数々の科学的な手がかりを正しく理解すれば、プラシーボ反応と体内の製薬工場を利用するためのいろいろな方法をマスターできると言いたいのである。

それでは、心とからだのもっとも偉大な——そしてもっとも魅力的な——神秘の探究を始めよう。そしてその過程でどんな医学上の謎を解明できるかみてみよう。

第1章　プラシーボ反応とは?

私が知るうちでもっとも成功をおさめた医師に、他のすべての薬を合わせたよりも、パンくずを固めた錠剤、色つきの水、ヒッコリーの木の灰を薬として使ったことのほうが多いと断言した人がいる。

——トマス・ジェファーソン（一八〇七）

ひとつの現象が医学において公式に定義される前であっても、それについての記録はあるものだ。「プラシーボ反応」についてもそうだ。たとえば右に挙げた引用を見れば、二〇〇年近い昔に、心がからだの病気とその治癒に大きな影響を与えることに気づいていた人がいることがわかる。これから先、読者のみなさんは、私たちがプラシーボ反応とよぶ神秘的な現象のいろいろな面——「期待」「条件づけ」「意味づけ」など——について、新しい手がかりを与えてくれる物語に接することになるだろう。

簡単にいえば、「期待」は、私たちが起こることを事前に予測したために起こったからだの変化に関係する。「条件づけ」は、過去にくりかえされた体験がからだの変化に一定のパターンを生みだし、今も同じ変化を生じさせることをさす。序文でもふれた「意味づけ」は、私たちが自分の身に振りかかった出来事をどう解釈し、理解しようとするかという問題である（意味づけを構成する要素や、出来事の意味とその出来事について私たちが作りあげる物語との関係については、第7章で見る）。これから紹介するいくつかの事例は、このプラシーボ反応の三つの側面をはっきりと描きだすものである。

ライト氏とクレビオゼンと新聞の見出し

プラシーボ反応というと、これまでに何度も持ちだされてきた話がある。ブルーノ・クロファー博士に同僚の医師が報告し、一九五七年に博士が発表した事例である。一件だけの事例なので過大な解釈はつつしむべきだろうが、非常に興味深い内容であり、とうてい無視できるものではない。報告した医師は、「ライト氏」の名で知られる患者の主治医だった。ライト氏は悪性リンパ腫にかかっており、医師が触れて簡単にそれとわかるほどの大きな腫瘍が全身にできていた。

その当時、ある医学者グループがクレビオゼンという新薬の化学処方を研究していた。マスコミは、この薬はがんを治す奇跡の薬だと派手に騒ぎたてていた——もっとも、大部分の医師はそれほどの確信があったわけではないのだが。いずれにせよライト氏のがんは進行しすぎていたので、医師たちは当初、彼を新薬の治験から除外するつもりだった。しかし最終的には特別な配慮により――決して効果を期待したわけではないのだが――例外的にライト氏にも新薬を与えることにした。それに続いて起きたことは、まったくの奇跡だった。ライト氏は体重がふえ、はた目にもずいぶん良くなったように見え、彼自身も気分がよくなったばかりか、腫瘍そのものも急激に縮小して触れてもほとんどわからないほどになったのだ。

しかしライト氏の回復も、クレビオゼンは当初期待されたほどの大発見ではない、と地元の新聞が報じるまでのことだった。否定的な報道に接してからというもの、ライト氏はすっかり意気消沈し、すぐに体重が減りはじめ、腫瘍はまた大きくなっていった。

医師たちは、投薬に対するライト氏の反応には暗示の力が大きく影響していると考えた。そこでライト氏に、この病院に前回届けられたクレビオゼンは比較的効き目の弱いものだった、研究所は前回の問題点を改善し、もっと強力な新しい薬をもうじき送ってくる、と断言したのである。そうしてライト氏の希望をかきたてておいて、ついに来た――新しい薬が届いたよ、と告げた。そしてライト氏に前と同じように注射をしたが――その中身は無菌水だった。

ただの水を注射されただけなのに、ライト氏はクレビオゼンの投与を受けた前回と同じく劇的な回復をとげた。そして回復は続いた――またしても新聞が、はっきりと「米国医師会は、クレビオゼンはがんに対してまったく無効だと報告した」との記事を掲載し、医師たちの企てを台無しにするまでは。ライト氏はふたたび衰弱しはじめ、腫瘍は巨大化し、その後まもなく亡くなったのである。

ライト氏の事例は、プラシーボ反応が起こるかどうかの決定要因として、「期待」がいかに重要かを物語っている。次の事例は、「条件づけ」にかかわるものだ。この話は、プラシーボ反応は将来起こるであろうことへの期待だけでなく、過去に起こったことにも左右されることを示している。

ルースのバラの香水

ロチェスター大学のロバート・エイダーはクリーヴランドのカレン・オールネス博士とともに、一一歳のときに重い全身性エリテマトーデスにかかったという一〇代の少女「ルース」の治療にあたっていた。ルースはこの深刻な自己免疫疾患のせいで、発病の二年後には腎臓の機能不全、高血圧、出血に苦しむことになった。医師たちは、彼女の活発すぎる免疫系の活動を抑制するために、すぐにもシクロホスファミドという強力な免疫抑制剤を投与する必要があると判断した。

ルースの母は心理学者で、エイダーが（彼については第6章でさらに触れる）ラットを使ったシクロホスファミドの実験をしたことがあるのを知っていた。その一連の実験で、ラットはシクロホスファミドとともに、無害だがある強い特徴をもつ物質を投与されていた。その後この無害な物質だけを与えられたとき、ラットのからだはシクロホスファミドを投与されたのと同じ反応を示したのだった。同じ方法でルースが投与されるシクロホスファミドの量を減らせるのではないか――そうすればこの薬の有害な副作用を低減できるのではないか――とルースの母は考えた。医師たちも試してみようということになって、結局シクロホスファミドの投与と、二つの強烈な特徴をもつ物質――肝油と強いバラの香り――とを組み合わせることにした。

最初の三カ月間、月に一回の治療のたびに、ルースは処方どおりの量のシクロホスファミドと肝油を与えられ、バラの香水を嗅がされた。その後の月一回の治療では、肝油とバラの香水はそのままだったが、薬そのものは三回に一回しか投与されなかった。したがって一年を通してみれば、ルースは通常の半分の量しかシクロホスファミドを投与されなかったことになる。それでも治療の成果は目覚ましく、ルースの症状はおさまったのである。

前にも書いたが、期待と条件づけはどちらも、プラシーボ反応のもうひとつの鍵である「意味づけ」と関連がある。病気の人にとって、その病気と回復のプロセスにはどんな意味があるのか？　この意味は、医師やその他の治療家との関係におけるコミュニケーションを通して作られ、あるいは表現されることが多い。次に挙げる例はそれをよく物語っている。

聞くことの重要性

一九八〇年代の中頃、マーティン・バス博士率いるカナダの家庭医のチームが興味深い研究を行なった。対象は多種多様のありふれた症状を訴えて彼らのもとを訪れた大勢の患者である。医師たちが知りたかったのは、基本的にはひとつだけだった。一カ月後に同じ患者に病気について尋ねるとして、良くなったと答えるかどうかを予測できるいちばん大きな要素は何か、ということである。

研究チームの医師たちは結果を見ていくぶん途方にくれた。カルテを詳しく検討してみても、多くの要素は、それによって患者が回復するかどうか予測できないという結論になったのである。病気の記録や検査の完全さ、つまり医師が血液などの検査やレントゲン撮影をしたかどうかとか、どんな薬を処方したかとかいうことは、一カ月後の結果とは何の関係もなかった。実際のところ、医学校や研修病院で教えられたことは、このとき対象となった患者たちには何の違いも生みださなかったのである。

しかしバス博士とその研究チームは、一カ月後に患者が良くなったと言うかどうかをいちばん正確に予測する要素をひとつだけ発見することができた。それは、初回の診察で病状を説明する自分の話を医師が十分に聞いてくれた、と患者が言ったかどうかだった。

博士たちはまた、頭痛がするといって初診でやってきた多くの患者を対象として、丸一年間追跡調査した。一年後に訊いてみると、初診時に医師と十分話し合うことができ、頭痛についての自分の気持ちをわかってもらえたと感じた患者ほど、頭痛の回復を実感していることがわかった（この発見を偶然かもしれないと思うなら、ジョンズ・ホプキンズ大学のバーバラ・スターフィールドがボルチモアの公立診療所の患者を対象に同じような調査をし、まったく同じ結論に達しているのを見てほしい）。

しかし私はここで、意味づけは二つの方向に進むこと、そのうちのひとつは悪い方向であることを言っておかなければならない。

ノシーボ反応――コインの裏側

ライト氏のような患者が治療の企てにポジティブでなく、ネガティブな意味づけをしたらどうなるのだろう？　このネガティブな心の状態というのは非常に手ごわい場合があり、そのため「ノシーボ反応」という独自の名前をつけられている。これについては第8章で詳しく議論するつもりだが、ここではネガティブな心がもつ驚くべき力の例をもうひとつ見ておこう。

略語のせいで亡くなった女性

ノシーボ反応という概念を裏づける多くの事例の中でも、著名な心臓専門医バーナード・ラウン博士が伝えた次の事例はかなり説得力がある。

まだ新米だったころ、ラウン博士は非常に高名な心臓病治療の権威の下で働いていた。その医師の患者に、命にかかわる病気ではないが、三尖弁狭窄症《さんせんべんきょうさくしょう》という心臓の弁の疾患をもつ女性ミセス・Sがいた。ミセス・Sは軽度の鬱血性《うっけつせい》心不全でもあったが、これは薬によってうまく抑えられていた。彼女を奈落の底へ突きおとす事件が起きたのは、いくつかの検査を受けるために入院していたときのことで、そのとき彼女の状態はいつものように安定していた。

ある日、その高名な心臓専門医が研修医、インターン、医学生の一団を引きつれてミセスSの病室に入ってきた。当時の習慣で（今でも実習を行なう病院ではこの習慣がありすぎるほどあるのだが）、この一団は仲間うちだけで話をしていた――彼女をまるで物のように扱い、面と向かって注意を払うこともなく、会話から仲間はずれにしていた。この突然の侵入者たちが踵《きびす》を返し、ぞろぞろと出ていくとき、くだんの医師が「この女性はTSでね」と言った――心臓専門医が三尖弁狭窄症

（tricuspid stenosis）の頭文字をとって普通に使う略語である。

その直後、ラウン博士はミセス・Sの病室に入って呆然とした。彼女は不安におののき、おびえきって、荒い呼吸をしていたのである。彼女の肺はほんの二、三時間前にはまったく正常だったのに、今では下部で湿ったゼイゼイいう音が聞こえる。これは鬱血性心不全が悪化する前兆だった。いったいどうしたのかと博士がたずねると、ミセス・Sはこう答えた。「先生が、私はもうすぐ死ぬと言ったの」

ラウン博士は自分の耳を疑い、あの先生がそんなことを言うはずがないと断言した。「でも確かに聞いたのよ」とミセス・Sも譲らない。「先生は、私はTSだと言ったの。つまり『末期的状態terminal situation』ってことでしょう？　あなたたちお医者様は、本当のことをはっきり言わないのよね。ショックを与えないように、いつも隠そう隠そうとする。でも、私には彼の言っている意味がわかってしまったのよ」

ラウン博士がいくら、「TS」は「三尖弁狭窄症」のことで「末期的状態」のことではないと説明しても、ミセス・Sは聞く耳をもたなかった。彼女は、これからどうなるかすっかりわかっている、あなたは恐ろしい真実を私から隠そうとしているだけよ、と静かにくりかえすばかりだった。その一件のあと、もとの心臓の状態に根本的な変化があったという客観的な事実はまったくないのに、彼女の心臓はだんだん具合が悪くなっていった。そしてその日遅くには亡くなったのである。

ネガティブな意味づけの力はこれほどまでに強い。それでもなお、プラシーボ反応に対する私の関心はおもにポジティブなものに向かっており、その治癒をもたらす力に主眼をおいている。そこで私はこう問いかけたい。希望、信念、期待を抱くことは、治癒のプロセスにおいて真に強い影響力をもつ要素なのだろうか？　私はそう信じている。それどころか、まさにこれがプラシーボ反応の核心だと思っている。

私はこれからも「プラシーボ反応」という用語をかなり広い意味で使い、過去何世紀にもわたって研究者や実際に見た人たちが報告している治癒にかかわるさまざまな出来事を、すべて考慮に入れていくつもりである。プラシーボ反応には多くの異なった面があることは——序文で見たアルバート、ベアトリス、チャールズ、ダニエル、ユージーンの事例のように——確認ずみなのだから、ここでプラシーボ反応とは何かということを、もっと詳しく探究していこう。

プラシーボとプラシーボ反応の定義

プラシーボ反応とは周囲からの治癒的な信号に対するからだの反応であり、その信号は心を通して作用するもののように思われる。では「治癒的な信号」とは何だろう？　「シンボル」という一般的な概念を考えてみてほしい。その概念には多くの面があり、それゆえに、ここで問題にしている信号を説明するのにとても便利である。

・私たちの周囲にあるさまざまな物がシンボルの役をはたすことができる。単語、絵、動作などはそのほんの一例だ。

・ある物がシンボルの役をはたすためには、それを受けとる人物がある一定の心の状態にあり、ある一定の経験をもっていることが必要である。単語は、その言語を知らない人にとってはシンボルにならない。国旗は、私たちがなんらかの感情的なつながりとか忠誠心を感じている国に属するものと認識できなければシンボルではない。ただの色のついた布きれにすぎない。

・ある物が、それ自体よりもはるかに強力な、あるいは巨大な何かを表わしたり、思い出させたりするとき、私たちは普通それをシンボルとよぶ。国旗がその国の愛国心のシンボルだということを理解できない人には、色のついた布きれを高く掲げることで、どうして戦場の兵士たちが一団となって、命がけで突撃するのか決して理解できないだろう（従来の意味でのプラシーボ——偽薬——が、それ自体は「効果がない」ように見えるのに、なぜか非常に強力な反応を引き起こす力があるのも、プラシーボをひとつの「シンボル」と見れば理解できる）。

・シンボルは、私たちがそれと意識しているいないにかかわらず、影響を及ぼすことがある。たとえば、子供のころに見たホラー映画のテーマ音楽を私が聞いたとする。きっと私は冷や汗をかき、心臓がドキドキしてくるだろう——これは、その映画を見たことを私が意識的に記憶していなくても起こりうる。

・シンボルに対する反応は無意識に起こる場合もあるが、一般に私たちは、シンボルを理解したり、それに反応したり、また特にそれを作りだすためには、かなり複雑な心の働きが必要だと考えている。シンボルが知能レベルの低い下等動物になんらかの影響を与えるとは思わない。シンボルは人間、あるいは人間に近い知能レベルをもつ動物にだけ影響を与えるものと考えられる。

・同じ物でもシンボルとして機能することもあれば、そうでないこともある。たとえば決闘などというものがあった時代の、顔を平手打ちする行為を考えてみよう。叩かれた人にどうして傷ついたと感じるのかときけば、二通りの答があるはずだ。あらゆるシンボル的な意味をはぎとっても、平手打ち自体、叩かれた場所に痛みを感じる物理的な原因となる。しかし同時に、平手打ちは威圧と恥辱のシンボルであり、精神的にも大きな痛みを与える。つまり、別ルートによる身体的な影響力を失うことなく、シンボルとして機能する物もあるのだ。

・シンボルは、それが私たちに大切な人間関係を思い出させるとき、特に強いパワーを発揮する。第6章で条件づけ理論について詳しく見ていくが、そこでは人生で最初の条件づけは、お母さんがからだにいい食べ物（たとえばチキンスープ）をくれたり、ちょっとした傷にキスしたりバンドエイドをはってくれたりしたときに起こるのではないかという話が出てくる。バンドエイドは子供にとって、非常に強力な治癒のシンボルになるだろう。しかし、それが何よりも大切な母親との絆を思い出させるものでなかったら、これほど強い力をもつだろうか？　というわけで、プラシーボ反応がもっとも強力に働くのは、何よりも大切な人間関係と結びついたときが多いことを説明するには、シンボルの概念が役に立つだろう。

要するに、ある物は、私たちにそれ自体とは別のことを考えたり感じたりさせるときに、シンボルとしての意味をもつのである。――なぜなら、単なる物理的な性質を超えた何かを表わすものがシンボルなのだから。そこで私はプラシーボ反応の定義を次のように拡大したい。

治療の場で、人がなんらかの出来事や物に付与したシンボルとしての意味が原因となって、からだ（あるいは一体としての心とからだ）に起こる変化。

この定義の特徴をいくつか見ておこう。

・ここでは変化という言葉を使っている。すでに見たように、変化にはポジティブなものもネガティブなものもある。したがってプラシーボ反応は人の体調を良くすることもあれば、悪くすることもある。

・「治療の場で」という条件は、プラシーボ反応の概念に一定の境界を設けるためのものである。私たちは、プラシーボ反応はなんらかの心身のプロセスがもたらすものだと考えている。それなら、心がからだに影響を与えるすべての場合をプラシーボ反応と呼んでいいのだろうか？　たとえば、ある会社の社員たちが「やる気開発セミナー」に参加したら前よりよく働くようになり、おかげで会社は大いに儲かったとする。これはプラシーボ反応だろうか？　私の定義にしたがえば、答はノーである。

　プラシーボ反応というのはかなり広い意味をもつ概念ではあるが、私はそれを、心身の相互作用のうちのある特定のもの――治療に関係した状況（あとでふれるように、自己治療も含まれる）で起こるもの――に限定しておきたい。

・プラシーボ反応は、シンボルや信号など普通ならからだに影響しないものだけが起こすわけではない。たとえば錠剤、注射、外科的処置なども、従来の生物医学的な理論に沿った方法で人体に直接的に作用しながら、同時にプラシーボ反応を呼びおこすシンボルとして働くこともある。

・この定義では、身体的な治療と精神的な治療をまったく別種のものとはみなさない。砂糖の錠剤がからだに変化を起こすとしたら、それはシンボルとしての効果によるものだろう、他には何の作用もないのだから、という考え方をする。

　それに対して、潰瘍のある人がシメチジン（商品名タガメット）を飲んだ場合はどうか。この場合は少なくとも二通りに作用する可能性がある。まず、この薬はある種の胃壁の細胞の特定の化学的プロセスを止めることで胃酸の分泌を抑える働きがある。そしてさらに、他の錠剤やカプセルと同じようにプラシーボ効果を発揮することもできる（八二〜八七ページ参照）。あるいは、心理療法を受けて不安症やうつ病がよくなった場合を考えてみよう。これは、心理療法が直接なんらかの心理的プロセスに作用したからであって、それ以外の意味はないのかもしれない。しかし、心理療法がプラシーボとして作用することもあるのだ。たとえば患者が、心理療法を受ければ良くなると期待したり、この治療はよく効くと思っていたり、サイコセラピストが自分のことを気にかけ、支えてくれていると感じていたりすれば。これはすべての代替医療の治療にも当てはまることである。

・私の定義では、いわゆる「自然治癒」つまり病気の自然な経過による治癒はプラシーボ反応から除外する。これは特にシンボル的な意味をもつ出来事がなくても起こったはずの治癒である。たいていの病気は、医者にかからなくても——もっといえばアスピリンの一錠も飲まず、薬草治療も受けないとしても——命にかかわることはない。ほとんどの病気は、自分で何もしなくても、あるいは人に治療してもらわなくても、自然に快方に向かうものなのだ。わたしはそういった治癒をプラシーボ反応とはみなさない（これ以外にもプラシーボ反応と紛らわしいものがあるが、それについては第10章でふれる）。

プラシーボ反応とその神話

「プラシーボ反応」をどう定義すべきかは、非常にむずかしい問題である（論理的に筋の通った定義は不可能だと言う専門家もいるほどだ）。これまで私がこうあるべきだと考えた定義と、それがいちばん理にかなっている理由を述べてきたが、ここで簡単に、いくつか他の定義（私からみれば不十分なものだが）を見ておこう。これをするには二つの理由がある。ひとつには、それにまつわる神話を取り除くことで、プラシーボ反応がより明確に理解できるだろうということ。もうひとつは、これから探究を進めていけば、多分ここに挙げるような用語に出会うことは間違いないから、あらかじめその問題点を知っておくほうがいいということである。

■作用のない治療法

プラシーボはよく、効果や薬理作用のない物質または治療法と定義される。プラシーボを砂糖の錠剤や注射器に入れた無菌水のことだと考えるなら、これでいいような気がする。生化学や薬理学では、そういったものを多少体内に入れても、純粋に化学的な作用で直接からだに影響することはないと教えている。しかし、この「作用のない」という言葉が、たとえ砂糖の錠剤と水の注射だけに限定するとしても（しかも、この二つは私たちが関心を抱いているもののごく一部にすぎない）、いかに誤解を招きやすいものか考えてみてほしい。

第一に、プラシーボが本当になんの作用も起こさないなら、つまり病人のからだにまったく変化を与えないなら、私はこんな本を書いてはいないし、あなたも読んだりしないだろう。そもそも「プラシーボ」の定義の問題は、どんなに神秘的にみえても、確かにそれが何かをするから生じるのである。

第二に、プラシーボが本当にからだに変化を起こすのなら、なんらかの化学的経路と無関係に変化させるとはとても考えられないだろう。いずれにせよ、体内で起こるその他のことは——思考や感情も含めて——すべて、測定可能な物理的化学的変化と結びついているのである。プラシーボはからだの健康に影響を与えるが、からだに化学作用を起こさせることはないと言うのは、プラシーボはなんらかの化学的経路を介してからだに作用すると考えるよりずっと神秘的（そして非科学的）なことである（どんな化学的経路かということは第9章で述べる）。

■ 非特異的な反応

「作用のない」という表現は誤解を招くから、「非特異的効果」という言葉を使おうと主張するプラシーボ研究者もいる。この言葉をタイトルにしたプラシーボに関する本もあるほどである。「非特異的反応」を「プラシーボ反応」とほとんど同じ意味で使う研究者もあれば、プラシーボ反応は非特異的反応の一種にすぎないと見る研究者もある。

いったい「非特異的効果」とはどういう意味なのだろう？　公式な定義はほとんど見あたらないので、反対語の「特異的効果」について考えてみよう。「特異的効果」とは、なんらかの医療行為との直接的な因果関係によってからだに起こる変化のことであり、その医療行為がからだにある特定の方法で影響を与える理由については、医学的に十分根拠のある理論できちんと説明できる、ということだろう。抗生物質を注射すれば細菌性の肺炎は消失する。インシュリンを投与すれば、糖尿病患者の血糖値は下がる。放射線照射をすれば腫瘍は縮小する。これらはすべて「特異的効果」である。それなら、医療行為との因果関係が明らかでないか、あるいはなぜ起こるのか現在私たちが知っている理論では厳密な説明ができないか、このいずれかの場合にその効果は「非特異的」ということになるのだろう。

だとすれば、「非特異的」という言葉はその曖昧さゆえに、科学者たちに受けいれられやすいわけである。本当にわからないのだから、プラシーボ反応がどうして起こるのかわかったようなことを言うのはやめておこう、という態度である。「プラシーボ」という言葉自体、厄介な尾ひれが付きすぎていて誤解を招きやすいと考える研究者もいる。だからいっそ、定義からプラシーボという言葉をはずしたほうが理論がすっきりする、というのである（「プラシーボ」が多くの研究者にネガティブな印象を与える理由については、第2章と第3章で検討する）。

しかし「非特異的」という言葉も、それを主張する人たちが考えているほど適切な表現ではない。他にどんな非特異的反応があるのかをきちんと列挙し、プラシーボ反応がそれらと似ていることを証明しないかぎり、本当に意味のある主張とは言えないのである。

私としては、この「非特異的反応」にはもっと重大な反対意見をもっている。私たちのほとんどが使う意味でのプラシーボ反応は、非特異的ではないのだ。たとえば、医師が二つのグループに分けた患者に砂糖の錠剤を与えたとする。一方のグループは痛みを感じており、もう一方は喘息《ぜんそく》に苦しんでいる。痛みのグループには鎮痛剤だと言って、喘息のグループには呼吸を楽にするための気管支拡張薬だと言って、砂糖の錠剤を与える。

この手のプラシーボの実験に関する私たちの知識をもとにすれば、少なくとも第一のグループの患者の一部は痛みが軽くなったと言い、第二のグループの一部は呼吸が楽になって胸もあまりゼイゼイいわなくなったと報告するだろう、と確信をもって言うことができる。しかし、第二のグループの患者の一部が、喘息はあいかわらずひどいが痛みは軽くなったと言ったり、第一のグループの患者の一部が痛みは変わらないが呼吸が楽になったと言ったりするとは、決して予測しないだろう。だから、大量の研究報告から得られたすべての証拠をもとに、プラシーボ反応は治療中の疾患あるいは症状に対して、また患者が受けることを期待している治療に対して、非常に特異的であると考えられるのだ（第5章で見るように、「期待」はプラシーボ反応を理解するための重要な側面であり、それがなぜかを説明するのはまさにこの事実なのである）。そういうわけで、プラシーボ反応をある種の「非特異的反応」と定義するのは不正確であり、理解を妨げるものでもある。

プラシーボ反応とプラシーボを分けて考える

これまで「プラシーボ反応」の定義を考えてきたが、「プラシーボ」の定義についてはまったく触れていないことにお気づきだろうか。一般的な医学用語としての「プラシーボ」とは、患者の病気がなんであれ、それと戦う効力のある物質をまったく含まない見せかけの薬（偽薬）や治療法のことである。現在広く使われている偽薬は一〇〇ミリグラムの乳糖を含む錠剤であり、西洋医学では、この偽薬が体内の化学作用を変化させて病気の経過に影響を与えることはないとされている。シンボル的な意味という概念を使って前に私が提案した定義によれば、プラシーボ反応をプラシーボの概念からは独立したものと見ることができる。この見方は、プラシーボ反応を実際に応用するとき重要になってくる。

歴史をさかのぼってみると、シンボル的な意味が健康に及ぼす効果を医学が最初に発見したのは、シンボルとしての力しか発揮しようのない、パンくずの錠剤や砂糖の錠剤などの見せかけの薬を与えられた患者の回復を、目の当たりにしたときだった。しかし現代の私たちは、その歴史に縛られる必要はない。治療者が病人になんらかの治療を行なうとき、あるいは病人がなんらかの物質や方法を用いて自分を治療しようとするときはほとんどいつも、その人は周囲からのメッセージを受けとっている、そしてそこに正しいシンボル的な意味がこめられていれば、メッセージはプラシーボ反応を呼びおこす可能性がある、と考えるべきである。現在起こっているすべてのプラシーボ反応のうち、厳密な意味でのプラシーボ（偽薬）を用いた治療をほどこしたために起こったものはほんのわずかなのである。

この章をしめくくるにあたり、今はプラシーボ反応をもたらすものとしては主役の座を降りたとはいえ、プラシーボの定義を明確にしておくべきだろう。

医学研究においては、プラシーボとは、研究対象である薬剤または処置と外見上はそっくりだが、シンボル的なもの以外の治療特性をもたないもので、二重盲検（対照群はにせの治療を受けるが、実験者も被験者もどちらのグループが本当の治療を受け、どちらのグループがにせの治療を受けるかを知らされない実験）での対照として用いられるもののことである。

治療の場では、プラシーボとは、そのシンボル的な意味の力だけでからだに作用することができるとの確信のもとに、患者に与えられる薬品や処置のことである。

プラシーボ反応はプラシーボを与えることとはまったく関係がないように定義することで、治療者と患者のあいだに、なんら倫理にもとることのない、嘘偽りのないコミュニケーションを築く道がひらけてくる。特定の方法で患者とコミュニケーションをすることが治療の助けになるのなら、治療者がそのことを率直に患者に言っていけないわけはない。事実、治療者がコミュニケーションのこうした側面を患者に教えてはならない理由などないのである。

こうした考え方は、本書でこれから議論していく主要なテーマに直接つながっていく。これから先、プラシーボ反応の本質をつかむための中心概念になっていくのは体内の製薬工場という概念である。体内の製薬工場は、私たちが将来起こるだろうと期待すること（期待）と、過去にくりかえし起こってパターン化されたこと（条件づけ）の影響を受ける。本書でそれを証明していくつもりである。また、体内の製薬工場は、私たちが人生における出来事にどんな意味づけをするか、そうした出来事を大切な人との関係の中でどう位置づけるか、ということから大きな影響を受けることもわかるだろう。そして最後に、それまでのことを下敷きにして、自分自身の体内の製薬工場の力を自分の治癒に役立てるためのプログラムを学んでいただく。

前にも書いたが、この章で提案した用語の定義にしたがえば、私たちはプラシーボの歴史をその偽薬としての側面に限定する必要はないことになる。次章で取りあげるのは、まさにその歴史についてである。

第2章　プラシーボ反応の歴史をたどる

最近までのほとんどの薬はプラシーボだったのだから、医療の歴史の大部分はプラシーボ効果の歴史といってもいい。

——アーサー・K・シャピロー（一九六八）

過去において医師などの専門家がプラシーボ反応について何をし、何を語っていたかを知り、プラシーボ反応の歴史を大まかにたどることは有益だと思う。次に挙げるのは、一五八〇年に記された興味深い話である。

裕福な商人と魔法の浣腸

フランスの偉大な随筆家ミシェル・ド・モンテーニュは、四〇〇年以上も前に、心の働きがからだの機能に影響を与えた話を記録している。ある薬種商（ここでは薬剤師とよぶことにする）が彼に語った話である。

トゥールーズに裕福な商人がいた。この人は膀胱《ぼうこう》結石をもち、寝たきりになっていた。さて、この商人は浣腸の効果に絶大な信頼をおいていて、長年にわたって医者に大量の、そしてさまざまな――たまたまそのときに彼が感じていた症状によって変わる――薬剤の処方をせがんできた。

この商人がある特定の種類の浣腸をしてくれと頼んだある日、薬剤師と助手はいつもの手順をひとつひとつ省かずに行なった。ベッドで正しい姿勢をとらせ、混合液の温度を注意深く計り、浣腸器を商人の直腸にさしこむ。薬剤師と助手はこの時点で去ったが、翌朝また訪れて、きのうの処置の結果はどうだったかとたずねた。商人は、いつものように声を大にして、とても良かったと答えた。今回にかぎり、薬剤師は混合液を注入するふりをしただけだったのを商人は知らなかった。

薬剤師が何をしたかは、はっきりしている。しかし彼がなぜそれをしたかはわからない。モンテーニュの随筆は、動機については何もほのめかしていない。あまりにも注文の多い患者を、薬剤師がちょっとからかってみた、といったところではないかと私は思う。

次に、長く医学界を支配してきた二つの異なる考え方を見てみよう。

自然治癒vs心のパワー――論争の歴史

プラシーボ反応はつねに、医療と治癒の場に顔を出してきた。過去の歴史からできるだけ多くを学ぶためには、当時の医師や治療家たちがプラシーボあるいはプラシーボ効果を利用していたのかどうか、もし利用していたのなら、そのプロセスがどう作用すると考えていたのかを知る必要がある。まず手始めに、当時の一般的な治療法とは合致しないのに効果を発揮した治療について調べてみよう。

医学の歴史を振りかえってみれば、どの時代にもそのとき流行していた治療法があった。多くの場合、それがなんらかの効果を生むという証拠――現代のわれわれの目から見て有効な証拠――は、ほとんどないと言っていい。それでも、医学はつねに、ある意味では科学的であろうと努めていた。つまり、各種の治療法が人体にどう作用し、どのように病気の影響を排除または縮小して健康を回復するかという理論を作りあげようとした。ワニの糞《ふん》やミイラの粉末を使うような古代の治療法は、私たちの目には馬鹿げて見えるかもしれない。しかしそれを使った医師たちにとっては、それを使う理由も、どうして効くかという理屈もちゃんとあったのである。

それなら、ある治療法が患者を回復させたように見えるのに、当時の一般的な理論ではその理由が説明できないとき、医師たちはどうしたのだろう？　いつの時代にも、そんなときに医師がもちだす答はおもに二通りあった。第1章に挙げたように、ひとつは希望や信念や想像力による治癒（私がプラシーボ反応と呼んでいるもの）、もうひとつはからだ自体にそなわった生まれながらの治癒力によるもの（自然治癒）である。

心の治癒力について最初に書きしるした著名人のひとりは医師ではなく、ギリシアの哲学者プラトンだった。プラトンは、言葉には癒しの力があり、病人に向けて語られた言葉の力は治癒をもたらすという考え方をとっていた。プラトンはさらに、その言葉は文字どおり嘘でもいいとさえ考えた。医師は、たとえば重症の患者に必ず治るとか、それほど重い病気ではないとか断言してもいいというのである。医療の場での嘘を正当化することで、プラトンは嘘を罪悪とする世間一般の見方から医師を除外したのである。それは、医師による嘘は治療の試みの重要な位置をしめていると彼が考えていたからだ。

さらにまたわれわれは、真実ということを大切にしなければならない。というのも、もし先ほどのわれわれの議論が正しくて、偽りというものはほんとうに神々には無用であり、人間にとってだけ、いわば薬として役立つものであるならば、明らかに、そのようなものは医者たちにまかせるべきであって、素人が手を触れてはならないものなのだ。(『国家』邦訳、岩波書店)

医師による患者の説得についてのプラトンの見解は、ギリシアの有名な医学者で「近代医学の父」とよばれるヒポクラテス(彼の著作とされるものは一人の人物によって書かれたものではなく、同僚や弟子たちを含む集団によるものだろうと言われてはいるが)の見解と好対照をなしている。ヒポクラテスは、説得や意見の「言葉」自体には治癒を高める力はないと信じていた。それよりも彼は、医師が患者を納得させれば、患者は忠実に医療を受け、なんであれ医師の忠告にしたがうはずだから、適切な治療に患者が忠実にしたがうことが治癒をもたらすのだと考えたのである。プラトンとヒポクラテスは一見したところ異なる見解をもっていたようだが、『法律』を読むと、プラトンもヒポクラテスの意見に同意していたようである。

自由民である医者は、たいていの場合、自由民たちの病気を看護し診察します。それも、病気をその根源から、本来のあり方に則って検査をし、患者自身ともその身内の人びとともよく話合い、自分の方も、病人から何かを学ぶと共に、その病人自身にも、できるだけのことは教えてやるのです。そして、なんらかの仕方で相手を同意させるまでは、処置の手を下さず、同意させたときでも、説得の手段によって、たえず病人の気持を穏やかにさせながら、健康回復の仕事を成しとげるべく努力するのです。(『法律』邦訳、岩波書店)

時代は少し下り、次に現れたギリシアの大医学者ガレノスは、その後一八〇〇年間ものあいだ西洋医学の主流となる理論を打ちたてた。ガレノスの理論は体液説といい、中国の伝統医学やインドのアーユルヴェーダと重要な共通点をもっている。この三つの理論はどれも、人体はいくつかの要素から成っていることを強調する。そして、それらの要素のバランスがとれていれば、からだは健康であり、バランスがくずれると病気になる、というのである。したがって医師の仕事とはバランスを回復させること——多すぎる要素を減らしたり、不足した要素を補ったりさせること——になる。現代でも調和とバランスは、多くの代替医療の核心とされている。

ガレノスの説いた体液医学は、人体には体液と総称される四つの液体——血液、粘液、黒胆汁、黄胆汁——があると考え、心身相関の面から見ると非常にホリスティック(全体論的)な立場にたっている。つまり、心の作用は、あらゆる肉体的原因と同じくらい、体液のバランスを——良くも悪くも――変化させる力があると考えたのだ。「多血質」「黒胆汁質（憂うつ質）」「粘液質」という用語は、今日、人の性格とか心理学的な特徴をさすのに用いられているが、そもそもは四種の体液（それぞれ血液、黒胆汁、黄胆汁、粘液）のひとつが過剰なことを意味していたのである。

体液説が支配的だった一八〇〇年間は、その全体論的な考え方に賛同する医師たちにとって、感情や心に、治癒をもたらしたり、逆に病気や異常を招いたりする力があると信じるのはたやすいことだった。そうでなくても、この点に関して公正な態度をとり、心は治癒の少なくとも一部には関係していると認める医師もあった。ジェローム・ゴーブ博士は一七六三年にこう書いている。

希望は（……）がんこで長引く病気にくじけそうな心を励まし、助けを求める心を元気づける。身体諸器官の目覚めは時として、生命の諸要素がその休眠を投げすて、神経組織の調子が復活し、体液の動きが加速され、長い治療が抵抗しても効果のなかった病気に人間本来の力が対抗し、そして打ち克つことで起こる。

一方、心の働きは、にせ医者やいんちき療法士（あるいは何者であれ、彼らが意見を異にする人たち）が行なう治療の根拠であって、自分たちの治療は優れた技術と知識の賜物だと主張する医師たちもあった。ロバート・バートンは、その著作『憂うつの解剖学』（一六二八年）で、何人かの著名な医師による、この問題に関する初期の発言を引用している。

［にせ医者たちが使う］まじないや治療にはなんの価値もなく、ただ強い思いこみと評判があるだけである。［哲学者の］ポンポナティウスに言わせれば、「それが体液や霊や血液の活動を促し、患部から病気の原因を取り除くのだ」（……）。［医学者・占星術師の］カルダンは言っている。「医師を成功させるのも駄目にするのも評判だけだ。そしてヒポクラテスによれば、医師がもっとも優れた腕をふるうのは、彼をいちばんよく信頼している患者に対してなのだ」

この長い医学の歴史において、医師が初めて「にせ物」の治療を、それと知りながら、心の作用だけで治癒をもたらすために行なったのは、いつのことだったのだろう？　それを知る人がいるとは思えない。しかし、先に挙げた一五八〇年に報告された「裕福な商人と魔法の浣腸」の話は、私が知るかぎりでは、意識的ににせの治療を行なったもっとも古い記録である。

今度はプラシーボの起源と、その進化について見てみよう。

栄光からの転落

「プラシーボ」という言葉そのものは、ラテン語の「私は喜ばせる」に由来し、中世初頭に、死者のための夕べの祈りをさす言葉として初めて英語に入ってきた。そして一四世紀の詩人チョーサーの時代にはすでに、現代にいたるまでこの言葉につきまとうネガティブな意味をおびていた。当時「プラシーボ」は「おべっか使い」とか「イエスマン」、つまり、いつも相手が聞きたいと思っていることを言い、自分が本当に思っていることを決して言わない人をさしていたのである。

さらに数世紀がすぎてやっと、医学と関連して「プラシーボ」が使われるようになる。薬の一種として科学の語彙に入ったのは一七八五年のことで、現代の意味に多少なりとも近い意味が現れたのは一八一一年になってからである。アメリカの大統領だったトマス・ジェファーソンは一八〇七年に、医師である友人が「パンくずを固めた錠剤、色つきの水、ヒッコリーの木の灰」を使って、患者のからだでなく心に働きかけようとしたことを十分に承知していたわけだが、そうしたものに「プラシーボ」という言葉を使おうとは思いつかなかったらしい。

医学上の実験で対照群を初めて使ったのも、やはりアメリカ独立戦争のころだった。対照群を使う「ブラインド・テスト（盲検法）」を発明した功績は、もうひとりのアメリカ建国の父、ベンジャミン・フランクリンに与えてもよさそうである。

■フランクリン博士とメスメル氏

一七八四年のパリで大流行していたものに、フランツ・アントン・メスメルが広めた「動物磁気説（メスメリズム）」がある。それは今なら「催眠術」とよばれるものだったが、メスメルは、メスメリズムのパワーは新しく発見された自然の流体から発せられるものだと主張していた。自分は被験者の中にあるこの流体を離れたところから操る能力があり、だからこそ被験者をトランス状態に導き、暗示を伝えるという特殊な技術を使うことができるのだと彼は主張した。

メスメルの理論の真偽を探るためにフランス国王が科学者による委員会を任命したとき、当時アメリカの駐仏公使だったフランクリンもメンバーになるよう依頼された。委員会はまず、焦点となる問題に裁定をくだした。動物磁気とは本当に自然界に存在する物理的な力なのか、それともその効果は単に術者が被験者の心に働きかける腕前によるものなのか、という問題である。フランクリンをはじめとする委員会のメンバーは、対照群を使ってブラインド・テストを実施し、いかなる場合も動物磁気の影響はないことを明らかにした。

たとえばメスメリズムの施術を受けた女性たちは、術者が目に見えるところにいる場合は、自分の体内のどこに磁気流体の存在を感じるか克明に告げることができた。ところが目隠しをされた途端、彼女たちの答はまったくでたらめになってしまった。女性たちに、術者は隣室のカーテンの陰にいると告げて、実際にそこに術者がいる場合といない場合の違いを調べる実験も行なった。これについての委員会の結論は、被験者が暗示にかかるかどうかは、術者がそこにいる、と思っているこ、と、に左右されるのであり、実際にいるかどうかは関係ないというものだった。

このような実験をいく通りか実施したあと、フランクリンたちは、メスメリズムの効果をもたらすのはなんらかの流体ではなく、被験者の心のあり方だと結論した。

■誘電棒の実験

これと似た実験手法は一七九九年、イギリスでも使われている。これもまた一般的な医師がいんちきの治療と見ていたものの正体をあばくためである。そのころアメリカ人の医師イライシャ・パーキンズが、金属製の「誘電棒」なるものを持ちだしていた。これは製図用コンパスのような二股《ふたまた》の小さな棒で、人体の電気的な場に作用するという触れこみだった。手足の麻痺などの重い障害をもつ人々が、この棒を使うことで劇的に回復するという。

「誘電棒」がイギリスに紹介されると、ジョン・ヘイガース博士のチームは――フランクリンの実験方法を聞き及んでいたので――金属に見えるように色を塗った木製のにせの誘電棒を作った。そして、このにせの誘電棒を用いて、一五人のイギリス人患者を「治した」のである。

一八三四年ごろ、フランス人医師アルマン・トルーソーは、今なら「プラシーボ対照治験」とよばれるであろう実験手法を初めて使用した。目的は、当時流行しはじめていたホメオパシー〔治療対象とする疾患と同様な症状を健康人に起こさせる薬物を極微量に希釈して投与する治療法〕の治療家たちの主張を確かめる（あるいは退ける）ことだった。

トルーソーたちのチームは、ホメオパシー治療の真偽を確かめるためには、似たような症状の患者を二グループに分け、一方には見たところまったく同じような、しかし変化を起こすはずのない治療を受けさせる必要があると思いついた。そこで対照群にはパンくずを固めた錠剤を用いることに決めた。このとき、被験者たちに実験の内容を告知すること――今なら倫理面から当然求められることだが――は、誰も思いつきもしなかった。当初から偏見をもっていたトルーソーのチームは、ホメオパシーには医学的になんの効果もなく、患者の健康状態が改善されたのは病気の自然な経過によるものだ、と結論づけた。

一八一一年、ちょうど「プラシーボ」という言葉が医学に入ってきたころには、プラシーボが何をするのかについて、ある種の対立が見られた。一九世紀の医師の多くは、特定の治療によらずに治癒が起こったとしたら、それは人体固有の治癒力が――それは必ずしも心とはかかわりない――もたらしたものだと考えた。一八九八年、エルマー・リー博士はこう書いている。

［薬の］身体疾患への影響あるいは治癒とのかかわりの本質は、薬が心に支えとなるものを与え、その一方で他の作用がからだから疾患を取り除くという事実にある。そうして多くの場合、薬のおかげで治ったと言われるのだ。

■フリント博士のプラシーボ治療薬

たとえばアメリカ人医師オースティン・フリントは、当時リウマチ熱の治療に用いられていた方法のほとんどは効き目がなく、患者は放っておいても治るということを証明しようとした。しかし、ニューヨークのベルヴュー病院での彼の患者たちは、ただ観察されるだけでは満足しなかった。何か治療してほしいというのだ。博士はその願いを聞き入れ、「プラシーボ治療薬」と名づけたもの――実はカッシアという熱帯性の樹木の皮から作った苦味のある抽出液をうんと薄めたもの――を患者に与えた。これはリウマチにはまったく効果のないものだった。彼は患者に「プラシーボ治療薬」という名前を告げることさえした。たいていの人はそう言われても何のことかわからないと知っていたからである。患者にとっては、「プラシーボ治療薬」は新しい薬の名前にすぎなかった。

フリントが予測したとおり、「プラシーボ治療薬」を与えた患者は、当時リウマチ熱の治療に普通に使われていた薬を与えた患者とほぼ同じ率で回復した。ところがフリントの実験はここまでだった。自分が患者の心あるいは思考に働きかけ、それによって治癒を促進したという可能性は考えもしなかったのである。彼はただ、カッシアの抽出液を与えた患者も自然な経過によって治癒したと思いこんでいた。まるで彼自身もベルヴュー病院も存在しなかったかのように。

今度は、過去にあったもうひとつの理論を検討してみよう。心の力が治癒に作用するという理論である。

治癒をもたらす心

人体に固有の治癒力という考え方とならんで、心の力を信じる考え方も根強くあった。一九世紀を通してさまざまな証拠が蓄積されるにつれ、プラシーボを与えたときに見られる効果は人体固有の治癒力だけによるものだと考えるのは、徐々にむずかしくなってきた。一八九一年、ホレイショー・C・ウッド博士は次のような事例を報告し、患者の心が結果に結びついたと推測している。

少し前、私はある女性患者に、使用法を事細かに厳しく指導したうえで、パンくずの錠剤を処方した。数カ月後に私のもとを訪れた彼女は、「先生、あの薬をどうしてもっと早く出してくださらなかったんですか？　あんなによく効く薬は初めてです。あの処方箋で薬剤師につくってもらった薬を大勢のお友達に分けてあげましたけど、みんなとてもよく効いたと言っていますよ」

プラシーボの効果をどう説明していいか――人体に固有の治癒力のせいなのか、それとも心の働きなのか――わからないままに、医師たちは医療の場で意図的にプラシーボを使うことをやめなかった。優れた医学史家であるチャールズ・ローゼンバーグはこう書いている。

一九世紀半ばの医師たちは誰ひとりとして、プラシーボの有効性を疑わなかった(ある薬の効き目が彼自身の物腰や態度に左右されるのを疑わないのと同様に)(……)

実際のところ、(正確な統計はないが)一九世紀から二〇世紀初頭にかけて、大量のプラシーボが医師によって意図的に投与されていたようである。ハーバード大学の著名な医師リチャード・カボットは一九〇三年にこう書いている。

私は、患者の心を通して症状に作用するように、プラシーボつまりパンくずの錠剤や水の皮下注射やその他のものを使うようにと教えられた――医師は皆そうだと思う。どれくらいの頻度でそういう方法をとるかは医師によって違うだろうと思うが、プラシーボを使ったことがない、使ったとしても頻繁にではない、という医師がこの部屋にひとりでもいるとは信じられない。

一九五三年になっても、『ブリティッシュ・メディカル・ジャーナル』誌の編集者はこう書いている。

［イギリスの王立医学協会の一般診療部会での最近の会議で、こんな議題があった。一般診療医は診察の四〇パーセントで、患者にプラシーボを処方しているらしい、というのだ］一九四九年には、イギリス全体で一億八八〇〇万件の処方箋が出されている。その四〇パーセントがプラシーボの処方だとしたら［そして典型的なプラシーボが四オンス出されるとして計算したら］、その年間コストは五七五万ポンドになる。

広範に処方されていたかどうかはともかく、倫理面では、プラシーボはつねに激しい論議の的だった。

医療倫理とプラシーボ反応

一九世紀および二〇世紀初頭の医師の多くは自分のところで薬を調合していたから、何が入っているか誰にも知られずに（もっともらしいラテン語の名前で正体を隠して）、患者に錠剤のつまったビンを渡すことができた。これなら患者をだましてプラシーボを処方するのも簡単である。すでに見たように、そのころの医療倫理では、医師が患者に嘘をつくのは、金もうけではなく治癒を目的としているかぎり、許されることだった。

そのころ手に入る薬で本当に有効なものはほとんどないことが次第にわかってきたため、医師はプラシーボを処方せざるをえないということもあった。そのため、麻酔学と疫学の研究におけるパイオニアであるジョン・スノウ博士は、一八五五年に、医学が科学としてより進歩し、治療の効果がもっと予測できるようになれば、プラシーボの使用はなくなるだろうと予言している。

医学の一部の分野は、すでに確固とした地歩を固めている。たとえば外科では、骨折や脱臼の適切な治療法が確立されている（……）。［すべての］疾患の性質と治療法が同じように理解できた［ときには］、教養のある人物が薬の名のもとに乳糖の丸薬だけで治療されるのを甘受することはありえないだろう。

二〇世紀の進行とともに、医療現場での意図的なプラシーボの使用は減っていった。医師たちが、患者の疾患に対し効果的な薬を処方できると確信できるようになったからである。さらに、患者の側もより多くの質問をするようになり、詳しい情報を求めるようになっていた。治療に対する患者のインフォームド・コンセントを得なかったとして、医師を訴える弁護士も出てきた。医療における倫理は大きく変わりつつあり、患者をあざむくことはもはや賢明とは思われなくなった。ノーマン・シュア博士は、「プラシーボ外科手術」（これについてはのちほど説明する）について複雑な感情を抱いていたようで、一九六五年にこう書いている。

心に問題を抱え、それが腹痛という症状に現れている患者に対し、腹部の右下四半部を斜めに切開しておきながら腹腔にふれもせずに縫合するという手術を、なんらためらうことなく行なう医師がいた。彼の患者の回復率は非常に高く、当然のことながら手術による死亡率や治療に失敗する率はきわめて低かった（……）。もちろんこれは一般的なことではなく、他にこのようなことをした医師がいたとは思わない。しかし、毎年何千件もの虫垂切除手術や子宮摘出手術がプラシーボとして行なわれていることは間違いないだろう。

今日でもアメリカの病院や診療所では、時としてプラシーボが用いられている。多くの場合、それはよく聞かれる神話によって正当化されている。プラシーボは医学の診断における一種の補助的手段だ、という神話である。多くの医師はいまだに、プラシーボが痛みをやわらげるのは、痛みが純粋に「心理的」なものであるときだけと信じている（この本でこれから見ていく事実には反するのだが）。したがって、患者が「本当の」身体的疾患をもっていないようなのにひどい痛みを訴えるときは、プラシーボを与えてもいいというわけである。それが効いたとしたら、それこそ医師の見立てが正しかったことになる。ところが残念なことに、診断の名を借りてはいるが、こうしてプラシーボを使う本当の理由は、医師団の誰かがその患者を特に嫌っているから、ということが多いのである。そんな理由でと思うとショックかもしれないが、医師や看護師を対象にしたアンケート結果はそれを裏づけている。

研究手段としてのプラシーボ反応

ところで、医学研究でプラシーボを使うことについてはどうだろう? 一九世紀から二〇世紀初頭にかけて、ブラインド・テストは医学の片隅で続けられていた。すでに見たようにその大部分は、普通と違うと思われる治療法に対して、有効性を否定するための実験である。このような実験がすべての新しい治療法に対して必ず行なわれるべき基本的な実験手段だとは、当時は誰も考えていなかった。なぜなら当時はまだ、新しい治療法の有効性を確認する唯一の方法は、熟練した医師が、その治療法についてはっきり知らせたうえで用い、対象である患者に何が起こるかを慎重に記録することだと信じられていたからである。

医療を実践するうえで、心が治癒のための大きな力となりうることを認めている医師たちでさえ、新しい治療の結果がその治療そのものによるものか、患者の心の働きによるものかわかるのは、医学的な知識の豊富な注意深い医師だけだとまだ信じていた(皮肉なことに、新しい治療法の有効性を「証明する」方法のひとつとして対照群を使うブラインド・テストを日常的に行なっていたのは、一九世紀中頃の悪名高きホメオパシーの医師たちで、一般の医師がプラシーボの対照群試験を体系的に行なうようになる一〇〇年近くも前のことだった)。

第二次世界大戦後、新薬の効果を証明するために必要な実験について、医師たちの意見は大きく変わった。数学的、統計的な厳密さが求められるようになったこと、そして人体に固有の治癒力と心の働きはどちらも、熟練した医学者の慎重な目をも容易にあざむくことが次第にわかってきたことを理由に、二重盲検ランダム化比較試験（第1章で少しふれた）が新薬評価の絶対的基準の地位に上りつめたのである。この試験は、あらゆる偏向が入りこむ可能性が少ないので、ある治療法が特定の状況に効果をもつことが証明されれば、その状況にあるすべての患者に効果があると考えるのに十分な科学的根拠となりうる。

ここで二重盲検ランダム化比較試験とは何か、少し詳しく見ておこう。この試験が「ランダム」だというのは、患者を二つのグループに分けるのに、たとえばコインを投げて裏表を見るような方法をとり、投薬を受ける患者グループのほうが病気が重いとか、平均年齢が高いとか、他の病気にもかかっていそうだとか、とにかく対照群となんらかの点で違うことがないようにする、という意味である。「二重盲」というのは、どのグループがどの治療を受けるのか、試験を行なう研究者も患者も知らないままに行なうという意味である。患者の半分は偽薬を、残りの半分は試験薬を投与されるのだが、試験がすっかり終わるまで関係者は誰もどちらがどちらかわからない。

プラシーボの歴史を詳しく調査したテッド・カプチャックは、二重盲検ランダム化比較試験の勝利は、医師の世界における一種の階級闘争の結果だと述べている。前述の古い考え方によれば、ベルギーのホーボーケン市のジョーンズ医師であろうと、イリノイ州キーオカックのスミス医師であろうと、新薬の効果をハーバードのビッグショット博士と同じくらい正確に評価できることになる。新薬を十分な数の患者に投与し、注意深く経過を記録すればいいだけなのだから。一方新しい考え方にしたがえば、統計学の知識があり、複雑な実験を組み立てることのできる特別な、熟練した医師だけが、新薬の信頼に足る試験を行なう資格があることになる。

しかしジョーンズ医師やスミス医師も、みずからの特権を戦わずして捨てたりはしない。大学の専門家たちには、彼らが新しい臨床試験から学んだことだけを信じるように他の大部分の医師たちを説得するための、はっきりした理由が必要だった。というわけで、専門家たちには今や、声を大にしてプラシーボ効果を宣伝する明確な動機ができたのである——プラシーボ効果の力はとても強いし、絶えず現れるから、一般の医師が独自に臨床で判断したことは信用できないと言って。こうして、ハーバードの実験麻酔学者ヘンリー・ビーチャー博士が、二重盲検法の第一人者となり、同時に「強力なプラシーボ」——これは一九五五年に彼が執筆し、広く引用されている論文の題でもある——という概念を提唱する代表格となった（平均してプラシーボ・グループの被験者の三分の一は回復を見せることを最初に報告したのはビーチャーである。この数字については第3章で詳しく検討する）。

プラシーボ反応——その現状

これまでに記したようなことがいろいろあって、プラシーボ反応は、「現代医学の時代」——第二次大戦後の半世紀を普通こう呼んでいる——において奇妙な地位を占めるにいたった。現代の医師たちは、プラシーボ効果について否応なく混乱と不安を感じるべく運命づけられているのだ。

まず、体液医学はゴミ捨て場に送りこまれ、それに代わった機械論的な医学は、心のからだへの影響をおそらく医学史上もっとも軽視するものである。どうやら二〇世紀の医学は、心を事実上無視することで最大の進歩をとげたようなのだ。ところが一方では、その大きな進歩によって二重盲検法の必要性が認められるようになり、二重盲検法を正当化するために、心はほとんど全能だと主張するはめになってしまったのである。

そうこうするうちに有効性を立証された薬剤が手に入るようになると、医師たちは治療としてプラシーボを処方する必要性を次第に感じなくなった。そんなことをする医師は古くさい、最新事情にうとい医者だとみなされるようになった。しかし、もっとも有名な大学医学部の、もっとも有名な研究者たちは、今も実験の対照物としてプラシーボを使っている。現代の医師たちが「プラシーボ」あるいは「プラシーボ反応」とは本当は何なのかを説明するのに苦慮し、それらの言葉にネガティブな反応を示すとしても、彼らを責めることはできないだろう。

過去半世紀に、もっと言えば過去二五年間に、医学の倫理規範は大きく変わった。それ以前でも、医師が患者に日常的に嘘をつくことに反対する声はあった。一七〇〇年代後半にスコットランドの医師ジョン・グレゴリーは、医療における正直さを主張しているし、一九〇三年にプラシーボについて論じたリチャード・カボットは、彼が「医療における偽り」と呼んだものの使用に注意をうながし、それを悪であると断じた。しかしグレゴリーやカボットは少数派だった。ほとんどの医師は、嘘についての倫理規範は医師には当てはまらない――患者の生死は、医師がその患者の回復に希望的な発言をするか、悲観的な発言をするかにかかっているかもしれないから――とするプラトンの見解を支持していたのである。

アメリカではこの二五年間に、そのような都合のいい信条は完全にくつがえされている。現代の医療倫理では、医師と患者との関係を親と子の関係のように見るのは間違いで、おとな同士の関係と見るべきだとされている。患者をあざむくことは、自分の治療について、たとえば手術を受けるかどうかというような決断にみずから関与する機会を基本的に患者から奪うものだ。旧来の倫理規範では、患者はひたすら医師を信頼し、手術を受ける受けないも医師の指示にしたがうことになる。新しい規範は、患者が医師に助言をもとめ、それにしたがうのは自由だが、自分のからだをどうするかの最終的な決断は各個人にゆだねられるべきだとする。そのような決断をするためには、あるいは少なくとも議論に参加するためには、患者は自分の病気について、その結果がどうなるか、可能な医療の選択肢には何と何があるのかを知る必要がある。これは最近もりあがってきた「患者の権利」運動の基本となる考え方である。

医療倫理についての新しい考え方のせいで、医師たちはますます「プラシーボ」に対して否定的になっている。前章で私は、偽りの医療とは無関係なものとして「プラシーボ反応」を定義した。患者の中にポジティブなプラシーボ反応を呼びおこすには、患者が病気あるいは治療に対して付与するシンボル的な意味を（良いほうに）変えるための何かをするだけでいい。誰に対しても嘘をつく必要はない。

私の定義は非常に技巧的なものであり、必ずしも現代の多くの医師の理解を得てはいない。彼らの理解するかぎりでは、「プラシーボ」はいまだにトマス・ジェファーソンのパンくずの錠剤や色つきの水に代表される過去の概念にとりつかれているのだ。そのジェファーソンでさえ、そういったものを使うことには倫理的な問題を感じないではいられなかった。第1章の冒頭に挙げた手紙のまさに次の行で、彼はそういったプラシーボをさして「価値あるペテン」と書いているのである。しかし、「プラシーボ」が医学界のお歴々にとって嘘をつくことと同義であり、現代の倫理的な医師は患者に嘘をついてはいけないというのなら、現代の医師たちがプラシーボという概念を疑いの目で見ることを責めるわけにはいかない。

次の章では、どうすればプラシーボ反応を長くつきまとってきたネガティブなイメージから解放できるかを論じたいと思う。そのあと、プラシーボ反応を促進する個人の性格がもしあるとすればそれをつきとめ、そこから「体内の製薬工場」という概念——これから先、本書全体の指針となる比喩である——を導いていきたい。

第3章　プラシーボ反応はどんな人に起こりやすいか？

わたしはプラシーボ反応を、こころが誘発する治癒の、純然たる見本のひとつだとみなしている。厄介ものどころか、病気をなだめるという試みにおいて、医師の最強の味方にもなりうるものだと考えている。さらに加えて、医のわざは治療法を選択し、プラシーボ反応の賦活をつうじてその有効性を高めるような方法で、それを患者にほどこすところにあると、わたしは信じている。

——アンドルー・ワイル（『癒す心、治る力』邦訳、角川書店）

プラシーボ反応は望ましい反応だという証明にとりかかる前に、もうひとつ別の面からプラシーボ反応のネガティブなイメージについて考えてみよう。それは人間性という面である。

プラシーボのネガティブなイメージと人間の性質

人間性には、弱点、嫉妬、恐れ、そして往々にして不合理な偏見がふんだんに含まれている。治療者も人間にすぎない以上、当然このような性質をもっている。次の例を見てみよう。

■鍼治療家同士のけんか

代替医療に関する国際会議に出席していたあるアメリカの科学者が、こんな光景を目にした。会議室にいた三〇人ほどの治療家の中に、ふたりの韓国人がいた。どちらも鍼治療家だとわかると、開会の合図があるまで実に親しげに雑談をしていた。会議が始まると出席者全員は、自己紹介したうえで、どんな療法を実践しているか説明してほしいと言われた。

ふたりの韓国人は自己紹介をしてはじめて、お互いがいくぶん違う流儀の鍼治療をしている——鍼をさす位置と深さが少し違う——ことに気づいた。その途端、ふたりの親密さは消えうせた。お互いに、相手のやり方は単なるプラシーボだと言って食ってかかったのである。当然ふたりとも、生体の作用を変える効果があるのは自分の流儀だけだと言い張った。

この話は多くのことを教えてくれる。まず、治療に関して持つ自分なりの信念の話となると、たいていの人は非常に神経過敏になるということ、そして「他のやり方」に対していかに疑い深いかということである。自らの信念に忠実であるがゆえに他のどんな治療もだめということになるのだ。

アメリカ国内で西洋医学による診療にあたっているアメリカ人医師にとって、鍼治療は「他のやり方」になるだろう。西洋医学は、中国古来の鍼治療の基礎になっている経穴《けいけつ》（つぼ）や経絡《けいらく》の存在を否定しているのだから、鍼治療は効くはずがないのだ。ふたりの韓国人治療家にとっては、自分が好む方法と少しばかり違う相手の鍼治療は「他のやり方」だった。薬草その他の自然療法を信奉する人たちにとっては、西洋医学の医師が処方する薬は「他のやり方」だ。自然の中に存在せず、化学実験室で合成された物質は彼らにとっては有害そのものなのだから。これほど多くの人たちがこれほど多様な信念や理論に執着し、他のものに疑いの目を向けているなら、治療について、おそらくプラシーボ効果については特に、私たちがなんらかの一致をみるのは不可能とは言わないまでもむずかしいことだろう。

前章でプラシーボの歴史上の評価をもれなく詳細に並べあげたものを見れば、科学者たちは医療に用いるプラシーボを嘘あるいはいかさまの治療とみなし、医学研究においては厄介物（それが必要な厄介物であっても）とみなす傾向があることがわかる。すでに見たように、それだけで医学界におけるプラシーボの評判を落とすには十分なのだ。ところが、プラシーボに対して深刻な懸念を抱いているのは医師や科学者たちだけではない。この社会に暮らす普通の人々も、心にだけ作用するプロセスには昔から複雑な気持ちを抱いていたのである。たとえば、私たちは心の病気はからだの病気と比べると実体がないような気がして、精神科医は外科医や産科医と同じ意味での医師ではないという感じを抱いてきた。私たちは一般に、心が「影響されやすい」人、特にその心の変化にからだが影響を受けてしまう人——私たちが「ヒステリー」とか「暗示にかかりやすい」とかいう人——を見くだす傾向がある。

私たちはまた、自分はプラシーボを与えられただけで回復することはないと思いこんでいる。もし他の人がプラシーボで治ったというなら、多分その人は最初から本当の病気ではなく、症状は「頭の中だけ」のものだったと決めつける。プラシーボがありもしない病気に対する想像上の治療にすぎないということなら、先ほどのふたりの韓国人鍼治療家がお互いをののしるのに、プラシーボという言葉を侮辱語として使ったのも無理はない。

すでに私たちは、プラシーボ反応は「ありもしない病気に対する想像上の治療」以上のものではないかと考えるに足る科学的証拠を十分見つけた。しかしそうした否定的な評価を聞くと、今度は別の謎が浮かんでくる。それならどんな種類の人がプラシーボ反応を起こすのか？　その人たちは他の人たちとどこが違うのか——そもそも違っているとすればだが——？　違いは個人の性格にあるのか、それとも他の要素があるのだろうか？

プラシーボに反応するのはどんな人？

一九五〇年代と六〇年代、いわゆる「プラシーボの反応者」あるいは「プラシーボ性格をもつ人」の特徴を探ろうとする試みが広範に行なわれた。背景となった動機は今ではまったく非科学的と思われることだが、当時の科学者たちはあくまでもこれを追求しようとした。要するに、二重盲検ランダム化比較試験を実施するさいに出会う多くの問題があったのだ。実際のところ、その試験をせざるをえない立場におちいった科学者は――プラシーボ反応の重要性が認識されてきたところだったので――この反応を起こす被験者に腹を立てていたのである。科学者たちはこう考えた。この厄介なプラシーボの反応者をあらかじめ見分けることができたら、試験から彼らを排除できるだろう、そうすれば薬の有効性を証明するのはもっと簡単になるはずだ。そうなれば、より少ない被験者で、もっと迅速に、もっと信頼性の高い試験結果が得られるだろう、と。

そこで、一定不変の、測定可能な性格的要素がひとつひとつ挙げられていった。年齢が高い人のほうがプラシーボに反応しやすいのか？　女性のほうが男性より反応しやすいのか？　大学卒の人と、そうでない人では違いがあるのか？　催眠術にかかりやすい人はプラシーボにも反応しやすいのか？　医師に対する信頼感の度合いは関係するのか？

当初は多くの研究が、これらの要素のひとつまたはそれ以上とプラシーボ反応との関連を発見したかに見えた。ところがその後になって、関連を否定したり、あるいは逆の関連を見出したりする研究が出てきたのだ。今の時点で当時のこうした論文を検討し、事実上の一致点を見出そうとすると、一定の、多少なりとも永続的な性格的要素という意味でみるなら、特定のプラシーボ反応者というものは存在しない、ということになる。

この結論を例外のないもの――プラシーボ反応を起こすことを確実に予測させる性格的要素はひとつもない――と考える研究者もある。だが、ひとつだけ例外がありそうだ。

■素直さの重要性

ニューヨーク州立大学医学部の精神医学科に所属するふたりの臨床心理学者、シーモア・フィッシャーとロジャー・グリーンバーグは、前記の結論におおむね同意しながらも、プラシーボへの反応度と関連のある特定の性格的要素がひとつだけあると述べている。これを証明する研究は十分信頼できるもので、十分な回数くりかえされているので、彼らの主張する関連はある程度確かだと思われる。

彼らはこの性格を「素直さ」と表現し、この性格をもつ人は偏見がなくて人を疑わず、率直であると説明している。最初のうちこのタイプは、体制順応的で他者の期待に沿うように行動しようとするタイプと考えられていた。しかしその後の研究により、この描写は否定的すぎることがわかった。本当は、素直な人というのは「他者指向」なのである。困難な状況におちいったとき、そういう人は殻に閉じこもってひとりで何とかしようとするのではなく、周囲の人たちと連携をとりながら対処しようとするのだ。

フィッシャーとグリーンバーグは、心理学的なテストを行なった結果から見て、素直という面で高得点を記録した人たちには、二つの共通点がありそうだと言っている。その第一は、そういった人たちはプラシーボに対しポジティブに反応しやすいこと。そして第二に、他の薬物療法にも反応しやすいということである。フィッシャーとグリーンバーグにとってこの発見は、それまで言われていた心とからだの間の壁をのりこえ、プラシーボ反応と「本物の」薬に対する反応とを隔てる溝を消し去るものだった。

素直さはプラシーボに対する反応と現実の薬に対する反応を同時に予測させるということ（……）は、「現実の」薬とプラシーボとの境界があいまいだということを（……）はっきり示している。（……）プラシーボ反応を心理学的なものとし、薬物に対する反応を生物学的なものとして分けて考えるこれまでの見方は、素直さが両者をともに予測しうるという事実ゆえに、もはや維持できないと思われる。

フィッシャーとグリーンバーグが素直さと呼んだものとプラシーボ反応との関連は、この本でこれから先に何度も出てくる考え方——ポジティブなプラシーボ反応を呼びおこすさいに人間関係が大きな役割をはたすということ——にとって、非常に重要である。すでに述べたように、素直な人は人生で困難にぶつかったとき、人間関係を良いほうに利用し、ストレスを感じればいっそう人とのつながりを深める傾向がある。そして人とのつながりが、その人が問題に対処するのを助ける強力な武器になるのである（あとの章で、そのような対処の仕方から何を学ぶことができるかを見ていく）。

■「私たちはプラシーボの反応者に会ったことがある。それは私たち自身だ」

ともあれ、素直さを別にすれば、「プラシーボ反応者」というべき特定の性格的要素はないと結論せざるをえない。しかしこのどちらかと言えばネガティブな発見には、とても重要な、ポジティブな意味がある。まず長い間ほとんど変わっていない自分の性格を振りかえり、それからある特定の時の自分の周囲の状況に目を向ければ、私たちがプラシーボに反応するかどうかは、永続的な自分の性格よりも、場面や状況のほうがずっと大きな決定要素になっているように思われる。つまり、状況次第で誰もがプラシーボにポジティブな、あるいは場合によってはネガティブな、反応を起こすこともあれば起こさないこともあるということである。生まれつきプラシーボの影響を絶対に受けない人はまず一人もいないというのが、この本の前提である。ところで、プラシーボの反応者を特定する試みは、もうひとつ思わぬ成果をあげたのだった。

不安の強さとプラシーボ反応

実はポジティブなプラシーボ反応と結びつく要素がもうひとつ、研究中に何度も出てきたのだ。それは不安の強さである。要するに、被験者が不安を強く感じているほど、ポジティブなプラシーボ反応が起きやすいのだ。第9章で、プラシーボのメッセージを体内の各部に伝達する化学的経路のひとつに、ストレス-リラックス経路があることを説明するが、実験開始時点でこのストレス経路が比較的高いレベルに「設定」されていれば、ストレスを削減するための因子が被験者の健康状態に測定可能なほどの変化をうながす可能性はより大きくなる。これは、ストレス-リラックス経路が実際にプラシーボ反応に関係する化学的経路のひとつであることを強く示唆するものだ。しかしここで言っていることは、特定の状況下にあれば誰もがプラシーボに反応しうるという主張を否定するわけではない——不安をどれだけ強く感じるかというのは、常に一定ではなく、状況によって変化するはずなのだから。

プラシーボ反応は嫌なもの？

くりかえすが、プラシーボの反応者を特定しようという試みは非科学的なものだった。科学的に誤りである動機――プラシーボに反応する人を被験者候補から除くことができれば、実験結果はより信頼できるものになるだろうという動機――によって進められたからである。フィッシャーとグリーンバーグなら、プラシーボの反応者を排除しようとするその考え方を、「純粋に生物学的な」薬を求めての根拠のない探究とみなすだろう。

　私はさらに、プラシーボに反応するタイプを探し求めるこの試みは、プラシーボにまとわりつく問題の核心にふれていると言いたい。プラシーボに反応する人の性格を明確にできれば、その人が自分とは違うことを証明できるだろう。プラシーボに反応することを恥ずかしいことだと思えば――これは当然、プラシーボはペテンで、それに反応する人はあきれたお人好しだという考えから出てくるのだが――、自分とそのような人との距離をできるだけ大きくとりたいと思うのは当然である。

　この本を書きながら私が切に願うのは、みなさんがこれと同じようにプラシーボ反応にネガティブな意味をもたせるという落とし穴にはまり、いざという時それに救いを求める可能性を閉ざしてしまうことがないように、ということである。あなたも、私も、私たちすべてが、このとても強力でポジティブな治癒の力に反応する可能性をもっていること、それにはペテンはまったくかかわっていないことをわかっていただきたい。

プラシーボ反応——正直さが鍵となるとき

プラシーボ反応についての研究の進展にともない、次にやり玉にあがった神話は、プラシーボ反応と嘘とのつながりだった。何世紀にもわたり医師たちは、砂糖の錠剤が効くとするなら、それは患者がその事実を知らないからだと思ってきた。「このビンに入っているのは砂糖の錠剤です」と言いながら患者に渡したものが病気を治すかもしれないとは、誰も思っていなかった。

■被験者に事実を告げる

リー・パークとリノ・コーヴィのふたりの精神科医は、一九六〇年代初頭に、事実を告げたうえでプラシーボを使う実験をしようと考えた。彼らは精神科の開業医を訪れる患者——すべて、当時一般に「神経症」と呼ばれたもので苦しんでいた——について研究していた。患者たちは多くのさまざまな身体的症状を見せており、どれも神経症からくるものとみなされていた。パークとコーヴィは症状の細かいチェックリストを用意し、ひとりひとりの患者の症状を数値化して、その変化を追跡調査した。当時患者たちは抗不安薬などさまざまな薬を与えられ、心理療法などの治療を受けていた。ふたりはチェックリストの数値を使ってどの治療法、あるいはどれとどれの組み合わせが症状の軽減にもっとも有効かを判定しようとした。一部の実験にプラシーボを与える対照群を用意したところ、予想どおり、プラシーボを与えたことで症状が著しく改善した患者がたくさん出てきた。この時点では、どの患者も自分がプラシーボを与えられたのか試験薬を与えられたのか知らなかった。

ここで、パークとコーヴィは新しく一五人の患者を被験者に加えたが、彼らを「本物の」薬のグループにも心理療法のグループにも入れなかった。症状のチェックリストを記入した後、この新しい被験者たちには錠剤の入ったビンが渡された。そして正直に「これは砂糖の錠剤で、有効な薬剤は含まれていないんです」と告げた。そのうえで、砂糖の錠剤とは言っても一日三回一週間飲みつづけたら、たくさんの患者が良くなったんですよ、と付け加えた。そうして一週間錠剤を飲んだ後、もう一度様子をみることになった。

一週間後、一五人のうち一四人がやってきた。ふたたびチェックリストで見ると、一四人のうち一三人は症状が大きく改善されていた。次にパークとコーヴィは、数値を記録するだけで満足せずに、患者たちとじかに話し合って彼らの頭の中で起こったことをつきとめようとした。プラシーボ反応を研究する科学者がほとんどこれをしないのは残念なことである。

この話し合いを通してふたりが知ったのは、まず、被験者の全員が錠剤についての説明を信じたわけではないということだった。実際、一四人の被験者はほぼ同数の三つのグループに分かれていた。第一のグループは、パークとコーヴィの言葉をそのまま信じて、自分が飲んでいるのは砂糖の錠剤だと思っていた。第二のグループは、そもそも精神科医の言葉は信用できないから、砂糖だと言っても本当は何か抗不安薬のようなもので、多分正確な研究をするためか、患者が薬の中毒になる危険を少なくするためかの理由で嘘をついているのだ、と思っていた。第三のグループは、たんに受けとった錠剤の正体に確信がもてないまま飲んだ人たちだった。

それぞれのグループの人数は、統計的に有効な比較をするには少なすぎるが、ふたりの研究者は、二つの「確信をもっている」グループ――砂糖だと信じている人たちと、「本物の」薬だと信じている人たち――のほうが、「確信のない」グループよりも報告した回復度が高かったと言っている。「本物の」薬を飲んだと信じていた人たちは、その一週間いくつも薬の副作用があったとも報告しているが、プラシーボを飲んだと思っていた人たちは副作用をまったく報告しなかった。

パークとコーヴィは続いて「プラシーボだと確信していた」人たちに、自分の回復をどう説明できると思うかと尋ねた。サンプル数は少ないながらも、この人たちの回答は、医師が患者にプラシーボ反応を起こさせるために何をしなければならないかについて、もっとも重要な手がかりをいくつか与えてくれる。ほぼ半数の人たちはプラシーボを飲んだために回復したと考えていたが、残りの半数は、なんらかの方法で自分の体内の力が目覚め、それが症状に対処したと言ったのである。

ある女性はプラシーボを飲むたびに、症状を改善するために私は絶対に何かができると、自分に言い聞かせていたという。他の何人かの患者は、「本物の」薬を飲んでいないこと、そのおかげで副作用や中毒の危険から免れていることをありがたく思ったと証言している。

これと対照的に「本物の薬だと確信していた」人たちは、本物の薬だと思って飲んでいたから症状が改善したのだと説明した。そして症状の改善がさらに、薬は本物だという確信を強めたのである。

しかし、この研究には重大な問題が――対象人数の少なさだけでなく――あったことも言っておくべきだろう。パークとコーヴィは、プラシーボを飲む一週間がすぎたあと、必要なら別の治療をしてあげると言っていたのである。これでは「目隠しをはずした試験《ノンブラインド》」というより順番待ち試験《ウェイティングリスト》をしてしまった可能性がある。精神医療を受ける順番待ちのリストにのっているだけで、症状から普通に予想されるよりも早く回復したという多くの例が知られているのである。もうすぐ助けてもらえるとわかっているだけで、さまざまな精神病の症状が軽減されるのだ。したがってパークとコーヴィの患者たちは、本当の治療を期待して、いわば時を待っていただけという可能性も否定できない。

もっと言えば、意識的かどうかは別としても、すぐに回復してふたりの医師を喜ばせたい、そうすればこれから先もっといい治療を受けられる、と患者たちが考えた可能性もある。

しかしパークたちの質問に対して、右の二つの理由をあげた患者はひとりもいなかった。このことは重視していいのではないか。患者たちの説明を勝手な思いこみとしてあっさり退けるか、プラシーボの摂取と自分本来の対処する力の組み合わせが症状を変化させたと信じ、心身のつながりを証明する彼らの言葉に信をおくか、道は二つにひとつである。

■ 感情と健康

私たちのほとんどすべてがプラシーボの恩恵を受ける可能性があるというのは、嬉しいニュースである。心身の相関全般についての医学が進歩しつつあることもそうだ。西洋医学においても代替医療においても、心とからだが相互に作用し合うことができるという考え方が出てきたことで、人々はより大きな安心を感じるようになってきた。科学者たちは、心や感情と人間の健康状態との新しいつながりを発見しつつある。

ある治療法が、まさに心を通してからだに働きかけるがゆえに効力を発揮し、よく効くという可能性は、私たちにより大きな安心を与え、さらなる興味をかきたてる。そしてそれは、プラシーボ反応についてのより積極的な探究――第1章で示したシンボル的な意味を基本とする定義にしたがっての探究――のための舞台をととのえてくれる。今こそ体内の製薬工場の話を始めよう。

第4章　体内の製薬工場

私はさらに高らかに言った。人のからだは神の薬局だと。そこには、あらゆる液体、薬物、潤滑油、麻酔薬、酸と制酸剤、そして神の英知が人間の幸福と健康のために必要だと認めたあらゆる薬があるのだと。

——アンドルー・テイラー・スティル（一九〇八年）

プラシーボ反応を理解するための新しい方法を考える手始めに、私はひとつの個人的な体験をお話ししようと思う。これから始める体内の製薬工場の話の、わかりやすい実例になるだろう。この体験は生死にかかわる出来事ではなく、生活の質（クォリティ・オブ・ライフ）にかかわるものである。だからこそ、日常的な場面で私たちすべてが関心をもつ治癒の問題の例としてふさわしいと思うのだ。それは、この本を書くにあたっての有能な協力者だっただけでなく、民族舞踊の第一人者でもある私の妻ダラリンの体験である。

ダラリンの体験――かかとの骨の出っぱり

一九八九年の秋、ダラリンの左足のかかとの外側に、しこりのようなものができた。彼女はそれを、家族でロンドンに旅行したときに幅のせまい靴をはいていたせいだと思っていた。一九九〇年には、しこりはとても大きくなり、どの靴をはいてもその箇所が痛むようになっていた。特にダンスの仕事で固いステージシューズをはくと痛みがひどかった。幸い、ゆったりした柔らかい靴をはけば痛くはなかったが、それでもダンスをするのは大変だった。

かかりつけの医師にレントゲン写真を撮ってもらったところ、踵骨棘《しょうこつし》（バニオン）という、皮膚のすぐ下でかかとの骨から突きでた出っぱりだと診断された。そこで整形外科へ行くと、この踵骨棘は引っこみそうにないから手術でとるしかないだろうと言われた。医師の話では、回復にどれくらい時間がかかるかはっきりしない、手術後六週間は足にギプスをはめている必要があるということだった。当時ダラリンの民族舞踊団は毎月公演があり、踊れば足が痛むとしても自分が抜けるわけにはいかないと言って、彼女は手術を一日のばしにしていた。

一九九〇年の秋、ダラリンはパトリシアという心霊療法のセラピストを訪れ、かかとの痛みがなんとかならないかと相談してみた。パトリシアはまず、ダラリンに目を閉じるように言い、彼女をリラックス状態に導いて、彼女の魂に語りかけた。あなたの中には神が宿っている、本来そうあるべきからだの状態を思いおこすことで、その状態にからだを修復してほしいと願いなさい、と。

――すべてはほんの二、三分のことだった。二週間たってもダラリンの状態に変化はないように見え、彼女は自分に心霊療法が効くのかどうか疑いをもちはじめた。それでも、とにかくもう一度パトリシアのもとを訪れて、同じことをくりかえしてもらった。二度目の訪問のあと、ダンス公演の予定はなかったがダラリンは相変わらず忙しく、しばらくかかとのことは忘れていた。

その一カ月ほど後だったと思う。私たちはダラリンの友人で、やはり代替医療を実践している女性を家に招いてもてなした。その友人が帰ったあと、私はダラリンの足をマッサージしながら、さきほどの話題の続きで治療について彼女とあれこれ話し合っていた。そのとき突然、ダラリンは息をのんだ。「治療で思い出したわ！　見て！　出っぱりがなくなってる！」。彼女のかかとを調べた私は、しばらく声も出なかった。一年以上あったかかとの出っぱりが、確かになくなっている。どうやら一カ月かけて少しずつ消えていったらしい。

数年後、ダラリンは子供のひとりをかかりつけの医師のところへ連れていったついでに、彼女の踵骨棘が手術なしで、たぶん心霊療法のおかげで消えてしまったと報告した。医師はにっこりして言った。「そうですか。効いたのなら結構なことです」

ダラリンのこの体験は――それをどう解釈するにせよ――これまでプラシーボ反応の科学的根拠について私たちが学んできたことに、実に啓発的な手がかりを与えてくれる。私は科学者の顔にもどってこう問いかけよう。踵骨棘《しょうこつし》が消えたとして（これは確かに否定できない）、その事実にどんな説明がつけられるだろう？　私は、医学者としてどう説明すればいいのだろう？

ひとつ考えられるのは、心霊療法が効いたということだ。西洋医学ではなぜそれが効くのか説明できない。私は、心霊療法が効くという科学的な証拠を見たことがない。しかし医学者として、その可能性に対して公正でなければならないと思う。科学者のあいだには、こんな金言がある。「あるものが有効だという証拠がないというだけでは、それが有効でないという証拠にはならない」。少なくとももっと研究が進むまでは、この問題は未解決としておく必要がある。

もうひとつの可能性は、踵骨棘が自然に治ったということである。多くの人は骨には生命力がないと誤解している。それは、私たちが生きた骨を見ることはまずないからだ。私たちがいつも見てきたのは当然死んだ骨（理科室にぶらさがっている骨格模型のような）なのである。生きた骨は、人体の中でももっとも生命力のあふれる組織だ。つねに新しい骨の部分が作りだされ、古い部分はつねに血中に排出されている。踵骨棘のような骨の出っぱりは、骨のどこかに局所的な圧力がかかることで起こる。その圧力がなくなれば、多少時間はかかるかもしれないが、最終的には、必要のなくなった骨は人体に吸収されるのだろう。

前にも少しふれた「自然に治る」という考え方は非常に重要であり、心にとめておく必要がある。私は、この要因——病気の自然な経過——は本当のプラシーボ反応とまぎらわしいものの代表のひとつで、研究者の注意を要することを第10章で説明するつもりである。ダラリンの例にもこの説明があてはまるのだろうか？　「自然経過」説を否定するひとつの有力な要素は、ふたりの経験豊富な医師が、ダラリンの踵骨棘は自然に消えるにしては長引きすぎたと考えていることである。そのひとりであるわが家のかかりつけの医師は、手術はできるだけ避けるか先延ばしにすることをすすめる主義だった。

第三の説明もありうる。ダラリンの精神状態が治癒となんらかの関係があったのではないか、というものだ。彼女は、意識的には、心霊療法が効くかどうか保留する態度をとり、実際にそのことはほとんど忘れていた。しかし彼女はセラピストのもとを再訪している――かかりつけの医師と整形外科医のところは一回きりだったのに。これはつまり、彼女が当初は心霊療法に疑いをもっていたために、「信念」が根付くのに二度の診療が必要だったということではないのか。意識下の領域では、彼女はその診療に、自分が思っていたよりも強い信念あるいは期待をひそかに抱いていたのかもしれない。こうした心の力が、彼女のからだに起こったことに何か影響を与えた可能性はあるだろうか？　私は絶対あると思う。これからその理由を説明していこう。

内からの治癒――自分への贈り物

人間のからだというものは、実に驚くべき創造物だ。なかでももっとも感嘆すべき特徴のひとつは、自分を苦しめるであろう異常のほとんどをくい止めるために、さまざまな手段が生来備わっていることである。からだに細菌が入って病気を起こそうとすると、からだの免疫系が細菌と戦い、ついにはやっつけてしまう。有毒な化学物質が体内に入ろうとすると、胃が毒素の侵入を妨げる。医学的な治療をまったく受けなくても、多くの人はほとんどいつも健康であり、そこそこ長生きできるのである。

体内にあるこのような健康修復の仕組みについての研究が進み、今やその働きについて十分な知識があると仮定しよう。からだが病気になったり、痛みを感じたりしたときは、体内の化学物質の生産量が自動的にふだんより増え、病気や不快を取り除いてくれる。このような健康修復の仕組みを「体内の製薬工場」と考えることができるだろう。ある人が病気になり、時の経つうちに治ったとすれば、その変化を、体内の製薬工場が機能したからだと説明してもいいのではないか。

ここで、この体内の製薬工場は、からだの内部の状態に応じてのみ作動するわけではない、と考えたらどうだろう。環境的な要因が、体内の製薬工場の機能に影響を与えると考えてみるのだ。自分にできることがあり――そして他の人が私たちのためにできることがあり――、それが私たちの体内の製薬工場を始動させ、さまざまな病気に対してより素早く、より効果的に反応させることがわかったとしたら。それはつまり、私たちが体内の製薬工場に電話で処方箋を知らせることができるということだ。体内の製薬工場を始動させたり、活動を促進したりする信号があり、それ自体はまったく安全なものなので今より病気を悪化させる心配はないとしたらどうだろう。

こう考えると体内の製薬工場は、プラシーボ反応を考えるための一種の比喩と言える。この比喩を使うと、プラシーボによって治癒が起こる理由に関する一九世紀の論争に新しい光が見えてくる。思い出してみてほしい。医学者たちは、心の治癒力が治癒をもたらしたのか、病気の自然な経過で治癒したのか、人体に生来備わった治癒力のおかげで治ったのかで論争していた。しかし体内の製薬工場という比喩を使えば、心の治癒力と人体固有の治癒力とにはほとんど違いはないことになるのだ。

第9章で現代の神経科学について見るときに詳しく論じるつもりだが、人体には心が思い描くこと（およびその他のシンボル的な信号）を自然な治癒力に変換する仕組みが始めからハードウェアとして組みこまれている。ここで私が「ハードウェア」というコンピュータ用語を使ったのは、機械本体――ハードウェア――とソフトウェアの違いを強調したいからだ。コンピュータに新しいソフトウェアをインストールすれば、それはコンピュータに指示してたとえば帳簿つけのような機能をさせることができる。あとになってソフトウェアのすべてのファイルを（故意にかもしれないし、うっかりかもしれないが）消去することもできる。そうすればコンピュータは、もうそのソフトウェアの機能をはたすことはできない。ところがある機能がハードウェアとして組みこまれていれば、それは基本設計として始めからあるのだ。コンピュータが無傷なら、その機能を消去することはできない。

体内の製薬工場は、ハードウェアとして人体に組みこまれ、人体固有の治癒力のひとつになっているのだ。人間が、生まれたときにディーラーに行って自分のからだを買うのだとしたら、体内の製薬工場はオプションではなく、標準装備なのである。

ただし、プラシーボ反応と自己治癒あるいは自然治癒とのあいだに大した違いはないとは言っても、わずかな違いはある。

自然治癒とプラシーボ反応の違い

プラシーボ反応と、自己治癒あるいは自然治癒と言われるものでは、まさに同じ体内プロセスと化学物質が作用しているものと思われる。自然治癒では、からだは自分の仕事をひとりでせっせとやる。私たち自身や他人の心から届くメッセージがその仕事を促進させることはない。一方プラシーボ反応では、あるメッセージが心を刺激し、刺激を受けた心が今度は新しい化学的経路のスイッチを入れたり、あるいはすでに働いている経路の作用を一段と強めたりすると考えられる。だから、プラシーボ反応で治癒した人と自然治癒した人とでは結果に測定可能な差異が出てくるはずである。「自然でないもの」をもとにした薬にはいっさい反対だという人たちには、私たちが比喩としていう体内の製薬工場には、自然でないもの、人工的なものはまったくかかわっていないことを覚えておいてもらう必要がある。それは生まれつき備わった、完全に自然な治癒力であり、誰もがそれをもって生まれてくるものなのだ。

実際、皮肉なことだが、治療に化学物質を使うことに強硬に反対するある治療家が、「体内の製薬工場」という比喩を最初に使ったようなのだ。この章の冒頭に挙げたように、整骨療法《オステオパシー》の創始者であるアンドルー・テイラー・スティル博士は、人体を「神の薬局」と描写しているのである。麻酔薬を「神の薬局」の品揃えの中に入れたということで、じつは彼には非常に先見の明があったといえる。科学者たちが、体内の製薬工場で作られる「エンドルフィン」という名のアヘンに似た物質を発見したのは、半世紀も後のことなのである（これについては第9章で取りあげる）。

ここで、体内の製薬工場に関する非常に重要なことを確認しておきたい。それは、体内と体外のどちらかを選ばなければならないという決まりはどこにもない、ということだ。人のからだは、治癒を促進する体外からの物質や処置に反応する力を十分にもっている。たいていの病気の場合、体外からの治療と体内の製薬工場の働きを組み合わせることで、治癒はもっとも早くて完全なものになるのである。

よく知られた新聞漫画にこんなセリフがある。「本物の薬がもらえないのなら、最高のプラシーボがほしいよ」。こんな選択をせまるのは、本当に治す気のない医師だけである。本物の薬と最高のプラシーボの両方を使ってはいけない理由はない。もっと言えば、本物の薬が最高のプラシーボでもあるのが、いけないわけがない。それが私たちの体内の製薬工場に適切なシンボル的信号を送れば、そうなるのが当然なのだ。

体内の製薬工場を理解するのに、さらにもうひとつのイメージを浮かべてみよう。そこが、どんな種類の治療をする人、どんな治療法に頼っている人が集まっても仲良くできる初めての接点、あるいは集合場所だというイメージである。西洋医学の医師、整骨医、カイロプラクティックの療法士、アロマセラピーの療法士、鍼療法士、信仰療法家、その他あらゆる治療者（それを受ける人たちも）が、ここでは一堂に会することができる。これまで見てきてように彼らにはいろいろな意見の違いがあるが、適切な心の状態にある患者になら、シンボル的なメッセージを送って体内の製薬工場を刺激することができるという点では、全員の意見が一致しているのだ。どの療法を使う人も、体内の製薬工場は彼らの治療の強い味方だという点では一致している。彼らの中には、じつは自分の治療は、ある種の患者たちに特に効くようなやり方で体内の製薬工場のスイッチを入れたり、その働きを強めたりしているだけだと認める人たちもいる。しかし、自分は体内の製薬工場がすることとは別のなんらかのプロセスを提供していると、あいかわらず言い張っている人たちもいる。それでも体内の製薬工場を重視し、もしそれがなければ自分の治療はもっとむずかしく、成功率も低くなるだろうと認める点では全員が同じである。じつは体内の製薬工場の特にありがたいところは、治療者自身とその治療から目をそらさせ、患者のほうに注意を集中させることなのである。

治療者としての患者

「素直さ」のところで出てきたフィッシャーとグリーンバーグは、西洋医学――他のあらゆる療法も、ある程度はそうなのだが――は、患者自身の力による貢献を無視して、回復を治療者の腕前と能力によるものだとする傾向がある、と言っている（第11章で見るように、代替医療にはこの傾向が少ないようだ。代替医療が近ごろ人気なのはそのせいもあるかもしれない）。そしてふたりは、プラシーボに反応する人に「受け身」の烙印を押すのは間違いではないかと述べている。

ある人がプラシーボ的な状況から得られる暗示や考え方を利用できることは、その人が受け身だというしるしではなく、心の持ち方で自分の力を高める能力を持っているしるしである。受け身と呼ばれているものは、本当はコミュニケーションを受けいれようという自発性なのだ。

体内の製薬工場という比喩を用いれば、私たちひとりひとりが自分の治癒のプロセスにはたす大きな貢献のことを忘れることもなくなるだろう。

プラシーボ反応の比喩としての体内の製薬工場は、人間の治癒にはたすプラシーボ反応の役割について、今までよりずっと健全で肯定的なイメージを与えてくれるはずだ。これから私は、この比喩にかなりの現実味があることを示す証拠をあげ、さまざまな療法にとってそれがもつ意味を検討していくつもりである。

しかしその前に、プラシーボ反応に関連して明確にしておかなくてはならない点があと二つある。

プラシーボ反応の不確実性と変動性

不確実性はプラシーボ反応のひとつの要素であり、それは医学者、特に治癒のプロセスにはたす体内の製薬工場の重大な役割を信用しない、あるいは無視している人たちのあいだに否定的な見解をうむ根拠になっている。結局のところ、科学者というものは法則的な規則性によって予測可能なことを好むのだ。それなのに、プラシーボ反応はつねに彼らの意に添うことを拒んできた。私の体内の製薬工場を始動させるものは、あなたの工場を始動させるとは限らない。ある状況で私の体内の製薬工場を始動させるものが、別の場合にはそうしないかもしれない。あるときに私の体内の製薬工場をフル稼動させたものが、別のときにはほんの少ししか作動させないかもしれない。

前に見たように、プラシーボに関する初期の研究は、平均しておよそ三分の一の患者がポジティブなプラシーボ反応を起こすと結論していた。しかし、これもすでに見たことだが、誰がプラシーボに反応するかをその人の性質から予測することは不可能だ。永続的な性質ではなく、ある状況に対する反応がプラシーボ反応を決定するなら、状況に対する反応とはどんなものなのか、正確に知る方法を発見した人はまだひとりもいない。誰がプラシーボに反応し、誰がしないかというのは、本質的に不確実なことなのである。

さらに、ことはもう少し複雑だ。今まで私たちは、プラシーボ反応の平均発生率として三分の一という数字を、医学論文で何度も見てきた。まるで「いいさ、個人としては誰がプラシーボに反応するかはよくわからないが、とにかく反応全体の規模と範囲はだいたいわかるんだから」と言わんばかりである。しかし、この「だいたいわかる」もあやしいものだということが、次の話を読むとわかるだろう。

■ 潰瘍の治療薬――ダン・モアマンの発見

ふつう、人類学者はプラシーボを対照として使う新薬のテストは行なわない。しかしディアボーンにあるミシガン大学のダニエル・モアマンは、一九八〇年ごろ、薬と文化のかかわり、特にネイティブ・アメリカンが使う薬草がどうして効くのかに興味を抱いた。モアマンは人類学者だったが、他の人と同じように医学雑誌も読もうと思えば読めることに気づいた。そこで、医学研究者たちが薬とプラシーボを比較して研究したのなら、自分は彼らの論文を読んでそこに書かれた結果を使って自分の研究をすればいい、と考えたのである。

モアマンの思いつきは独創的で賢明だった。一般に、プラシーボを使った二重盲検ランダム化比較試験の目的はただひとつ、すなわち試験薬が患者を回復させるかどうかを証明することである。

プラシーボ・グループの患者に何が起こり、それはなぜかということには関心がない。プラシーボ・グループと試験薬のグループ（医学者たちはグループのことを「群《アーム》」という）との違いだけが重要なのである。

プラシーボ反応を科学的に理解するためには、同じプラシーボをいろいろな条件下で与え、その条件がプラシーボの効力を変えるかどうか調べる必要がある。つまり、実験群と対照群は必要だが、そのどちらもがプラシーボを与えられるべきなのだ。

モアマンが調べたところ、ある薬とプラシーボとを比較した実験をひとつか二つ見ただけでは、プラシーボの効果について興味深いことは何も出てこなかった。しかし、同じ薬とプラシーボを比較する実験を一〇回、二〇回、あるいは三〇回して、そのたびに同じ症状とか病気の経過を観察したらどうだろう？　その観察が量的、客観的に測定できるもので、それぞれの実験結果を明確に比較できればもっといい。すべての実験でプラシーボ・グループに起きたことを比較すれば、プラシーボ反応についての手がかりとなる特定のパターンが見えてくるかもしれない。というわけで、モアマンは医学雑誌との格闘をはじめ、ついに求めていたものを発見したのである。

一九七〇年代の中ごろ、シメチジン（商品名タガメット）という新薬が出現し、潰瘍治療に一大革命を起こした。それまで医師たちは、潰瘍は胃と小腸の入口付近に酸が過剰に分泌されることと関係があると言いつづけていたが、分泌された酸を中和するために制酸剤を投与することしかできなかった。シメチジンはまったく新しい発想の薬で、酸をもとから断とうとするものだった。シメチジンの出現は大きなニュースになり、世界中の医学者たちはその対照試験に乗り出したのである。

モアマンが調査した、シメチジンとプラシーボによる二重盲検ランダム化比較試験の論文は、最終的には三一件にのぼった。しかも、そのすべてがほぼ同じ試験計画に基づいていた。医師はまず、患者の口から内視鏡を挿入して胃の内部を観察し、潰瘍の有無とその大きさを確認する。そして一カ月後、同じ患者の胃をふたたび観察し、潰瘍が縮小あるいは消滅したかどうかを見るのである。

モアマンは三一編の論文を比較検討した結果、すべての研究でシメチジン・グループの治癒率はある一定の範囲――一カ月後の治癒率がおよそ七〇から七五パーセント――に集中していることに気づいた。シメチジンが体内でどんな働きをするにせよ、その作用は他の環境的要因にはまったく影響されないようだった。ところが、ひとつ不思議なことがあった。それらの研究のすべてに、シメチジンはプラシーボより優れているという結果が出たわけではないのだ。実際、論文の約半数はシメチジンはプラシーボより効果があると結論していたが、残りの半数はそうではなかったのである。

モアマンがついに発見したところでは、その謎に対する答はシメチジンそのものとはまったく無関係で、全面的にプラシーボの問題だった。一カ月後に治癒した潰瘍のうち、プラシーボ反応によるものは平均して三分の一だった。これはヘンリー・ビーチャーが一九五五年に痛みの研究で報告したプラシーボ反応の率とほぼ同じであり、それ以後学者たちが一貫して唱えつづけてきた数字である。

しかし、このときモアマンが発見したのは、この「平均」が非常に大きな多様性を覆い隠してしまっていることだった。三一件の研究に見られたプラシーボ・グループの治癒率は、非常に広い範囲に分布していたのである。低いものでは、プラシーボを投与した一カ月後の治癒率はわずか一〇パーセント。高いものでは九〇パーセントにも達していた。そしてその中間のあらゆる数字が見られたのである。ここに先ほどの謎に対する答があった。プラシーボによる治癒率がもっとも高かった論文では、シメチジンとプラシーボの効果に統計学的な違いは認められず、もっとも低かった場合はシメチジンが圧倒的な勝利をおさめていたのだ。つまり、この研究の全体的な結果を決定していたのは、シメチジンへの反応率ではなく、プラシーボ反応の率だったのである。

モアマンは人類学者だったから、ある特定の信号を与えることで体内の製薬工場が働きだすかどうかに、文化の違いが影響するかどうか知りたいと考えた。そこで彼は実験が行なわれた国別に論文を分類してみた。この点に関する彼の結論はまだ仮説の域を出ないが、それでもプラシーボ反応が起こる率の国別の違いにはなんらかの傾向があるようだった。たとえばプラシーボによる治癒率がもっとも低かった論文のいくつかは、デンマークで行なわれた実験であり、プラシーボ反応の率がもっとも高かったもののいくつかはドイツでの実験だった。

これらの実験を行なった医学者たちは全員がシメチジンについて知りたかったのであって、プラシーボ反応には関心がなかった。したがってどの論文も実験のさいの精神的な状況については報告していない。当然、パークとコーヴィがしたように患者が何を考えていたか知るためにインタビューした研究者などいない。私たちにできるのは、プラシーボ反応の率にこれほどの幅が出るような違いを生んだのはいったい何なのか、推測するだけである。

しかし、ここで二つのことを付け加えることができるだろう。プラシーボ反応に起因すると思われる「治癒」の、それに代わる説明のひとつに、病気の自然な経過があることは前に述べた。これらの実験における潰瘍の治癒は、シメチジンによる治療効果かもしれないし、からだの自然な修復プロセスによるものかもしれない。治癒を説明するのに、環境や感情や期待などからの「信号」をもちだす必要はない、という意見がある（こうした懐疑的な意見のいくつかを第10章で挙げる）。

平均値だけを見るなら、この意見は正しい。潰瘍患者の三分の一が一カ月後に治癒するかもしれないというのは理にかなっているからだ。それだけを見れば、いわゆるプラシーボ反応の出る幕はない。

しかし、平均に対して実験結果の幅に目を向ければ、この説明を受けいれるのは、ずっとむずかしくなる。いくつかの病院ではたった一〇パーセントの人の潰瘍が一カ月後に自然治癒しただけなのに、別の国のある病院では八〇パーセントが自然に治癒するということがどうしてありうるだろう？　潰瘍の自然経過にこれほどの幅があると主張するのは、潰瘍の原因についても治療法についてもあまりわかっていないと認めるのとほとんど同じことである。いずれにせよ、これほどの幅を自然な経過として説明するのは、プラシーボ効果が起こる理由を立証するのと同じくらい困難だ。胃酸の量は精神的な要因で変化することが以前から知られているとなれば、なおさらである。

まとめてみよう。懐疑的な科学者や医師たちは、その性質上非常に予測が困難なためにプラシーボ反応の重要性を無視している。実験をすればほぼ三分の一の患者がプラシーボ反応を起こすが、誰が反応するか予測することはできないし、ある二重盲試験で反応する人が別の試験では反応しないかもしれない。プラシーボ反応の起こる率が一〇パーセントから九〇パーセントまでのばらつきを示すと知れば、多くの人はこう言ってさじを投げるだろう——「本当にあるかもしれないが、それになんの価値があるんだ？　そんなものをどうやって科学的に研究できるというんだ？　プラシーボ反応のことは忘れて、生化学や生理学のきちんとした法則を研究したほうがいいのでは？」

しかしシメチジンは約七〇〜七五パーセントの潰瘍を治したことを認めるとすると、このような議論はじつはダブルスタンダードを使っていることになる。プラシーボについて言われていることとまったく同じことが、シメチジンについても言えるのだ——程度の差は多少あるが。現に私たちは、約二五〜三〇パーセントのシメチジンに反応しなかった人たちはどこが違うのか、わかっていない。彼らは薬に対する耐性をもっていたとか、彼らは薬の代謝の仕方が違っていたと説明することもできるだろう。それでも、そうした仮説を説明する真に生化学的な証拠が見つかるまでは、私たちは「彼らは治らなかった。その理由はわからない」と言うしかないのである。モアマンの研究以後に提唱された潰瘍に関する現代の理論によれば、二五〜三〇パーセントの人の潰瘍が治らなかったのは、彼らの胃がヘリコバクター・ピロリ菌という細菌に感染していたからかもしれない。ヘリコバクター・ピロリ菌を除去するようにいろいろな薬を組み合わせて実験した結果では、九〇〜九五パーセントの患者からこの細菌を除去できたということだ。しかしここでまた、残りの五〜一〇パーセントの患者の菌を除去できなかったのはなぜかという問題が出てくる。しかも多くの人がこの細菌を胃の中にもっていながら、潰瘍になっていないのである。

一〇〇パーセント効くとか、効果を一〇〇パーセント予測できるとかいう薬は存在しない以上、変動性を理由にプラシーボ反応の価値を否定したり、プラシーボ反応や比喩としての体内の製薬工場をこれ以上理解することはできないと思いこんだりしてはならないのだ。確かに変動性は私たちに神秘の要素を残している。この本のあとがきで私はもう一度神秘の話にふれ、それはプラシーボ反応と体内の製薬工場の働きについての征服不可能な領域だと主張することになるだろう。

ここまで、プラシーボ反応を紹介して定義し、その歴史を振りかえり、どんな人がプラシーボ反応を起こしやすいかを検討し、それにふさわしい肯定的な目でプラシーボ反応を見るために体内の製薬工場という比喩を紹介してきた。これから先の五つの章では、この得体の知れないプラシーボ反応が実際に作用する仕組みについて、より多くの証拠と納得できる理論を示しながら、もっと詳しく検討していくつもりである。

第5章　プラシーボ反応と期待

故グレゴリー博士が報告した事例に、下剤と信じて二五滴のアヘンチンキを飲み、一晩中、下痢に苦しんだ患者の話がある。［アヘンチンキはひどい便秘を起こすことで知られている］

――『ランセット』誌（一八三六年）

第3章で見たとおり、素直さと不安の強さを除けば、ほとんどの性格的特性はプラシーボ反応を予測する手がかりにはならない。現代の医師や科学者はそれでも「患者や実験の被験者がいつプラシーボ反応を起こすかを予測する方法はないだろうか？　反応にはどんなものがあるだろうか？」と問いながら、なんとかこの反応を理解しようとしてきた。この第5章と続く第6章では、比較的多くの支持を得ている二つの理論（すでに簡単にふれているが）、「期待理論」と「条件づけ理論」について詳しく見ていく。

この二つの理論は、体内の製薬工場の働きを高める治療テクニックとはどんなものかについて、いくつかヒントを与えてくれるだろう。さらに、どちらの理論も、それによってプラシーボ反応についての実験結果を予測できること、両者はいくつかの重要な点で重なり合い、補い合うことが明らかになるだろう。

しかしまず最初に、両者の違いを挙げておく。期待理論では「私が思い描いた未来に起こるだろうことは、私の体内の製薬工場にどうやって影響を与えるのか？」ということを問題にしている。他方、条件づけ理論は「過去に私に起こったことは、私の体内の製薬工場にどんな影響を与えるのか？」と問いかけているのである。

さて、次の興味深い事例から、期待についての詳しい検討を始めるとしよう。

プラシーボに反応するトム

スチュアート・ウルフ博士は、一九四〇年代末にプラシーボ反応に興味を抱き、そのメカニズムを追求した先駆者のひとりである。そのころウルフは、いろいろな薬を与えられた被験者が報告する症状と、その人の胃の機能との関係を研究していた。実験は、被験者の胃に圧力測定チューブを入れ、胃壁の実際の動きをグラフ化する方法で行なわれた。被験者が吐き気を訴えるときグラフの波形は明らかに乱れ、吐き気が去ると波形は通常にもどるのである。

ウルフは被験者に二種類の薬を与えていた。吐き気を起こさせるイペカックと、胃の苦痛をやわらげ、動きをおだやかにするアトロピンである。次に、被験者に砂糖の錠剤をイペカックあるいはアトロピンだといって与えるとどうなるかを調べた。彼の予想どおり、にせのイペカックを与えられた被験者の多くはひどい吐き気を訴え、にせのアトロピンを与えられた被験者の多くは吐き気がかなりおさまったと報告した。口頭での報告だけでなく、ウルフが胃壁の動きを示す波形を見ても、本当の薬を与えられたときとまったく同じ変化が現れていたのである。

被験者の中でもトムと呼ばれていた男性は、特にプラシーボ反応を起こしやすいように見えた。そこでウルフは、トムを対象に次のステップに進むことにした。ウルフはトムにプラシーボを与えるのでなく、イペカックとアトロピンをそれぞれ逆の名前を告げて与えたのである。するとトムは、「イペカック」（本当はアトロピン）を飲んだらひどい吐き気がしたと報告し、彼の胃壁のグラフも吐き気の波形を示した。これは胃の動きをしずめるからと言って「アトロピン」（じつはイペカック）を与えると、トムはすぐに楽になったと報告した。胃壁の波形も正常にもどっていた。

これが期待の力である。これをもっと詳しく調べてみよう。

期待理論

この理論はある意味では非常にシンプルである。ある薬を与えられたとき、あなたが回復を期待していれば、ほんとうに回復する可能性が高い――たとえその薬の化学成分では回復が説明できないとしても――と言っているのだ。つまり、期待するという心の状態そのものが、からだの各部分の健康状態に影響を与える可能性があるということである。ある人の期待感は化学的に不活性な物質を与えられたときに限らず、多くの異なった状況でからだに影響を与える。

スチュアート・ウルフの研究は、いくつかの理由で、それに続くプラシーボ反応の研究に大きな影響を与えた。彼は、プラシーボ反応は個人の主観的な印象だけのものではないことを、初めて証明した科学者のひとりだった。たとえばそれ以前の痛みについての研究では、実験結果は被験者の報告にたよるしかなかった。痛みを客観的に測定する方法はない以上、本人にどれくらいつらいか尋ねるしかないわけである。そのせいで多くの医師は、「プラシーボ反応は肉体面については「本物」でないと考えたのである。砂糖の錠剤を飲んで回復することはあるかもしれないが、からだ自体には変化は起こっていないはずだ、と。これは、心とからだの間にはギャップがあるとする旧来の考え方にもとづく神話である。ウルフは、プラシーボは被験者の主観的な口頭の報告にだけでなく、客観的に測定できる身体的プロセスにも影響を与えることを証明して、この神話を吹きとばしたのだ。

ウルフはそれにとどまらず、少なくともトムのような特別な患者であれば、プラシーボの効果は驚くほど強力であることを証明してみせた。こうしてプラシーボ反応に関する第二の神話――ときには患者がプラシーボに反応することもあるが、「本物の」薬に反応するほどには強くないし、持続時間も短い――も、くつがえされた。トムの事例はそんな誤解を消し去ってしまったのである。

これから紹介する事例は、期待理論のまた別の面を見せてくれる。これを読めば、この理論が多くの研究者に支持されている理由がわかるだろう。

■プラシーボ反応は薬の効き目を逆転させることができるか？

一九七〇年、ニューヨーク、ブルックリンのダウンステイト医療センター精神科のトマス・ルパレロ博士のチームは、ウルフの研究をさらに一歩進めた。彼らは、喘息《ぜんそく》と診断された患者を二〇人集めて、二つの薬を投与する実験をした。ひとつはイソプロテレノールといい、気管支を拡張して空気を通りやすくし呼吸を楽にする、喘息の治療に広く使われる薬である。もうひとつの薬カルバコールは気管支の収縮を起こす薬で、イソプロテレノールとはまったく逆の作用をする。これを吸入すれば、喘息は悪化するわけである。ルパレロたちは患者にこれらの薬を吸入させたのち、空気の流れと肺の容積を測定した。二つの薬それぞれに二セットずつの実験が行なわれたが、そのひとつでは患者に事前に薬の正しい名前を教えておき、もうひとつの方では名前を逆にして教えてから吸入を行なった。

どちらの薬も、被験者がその効果を期待しているほうが効きめが強く現れた。つまり、イソプロテレノールだと言って実際にそれを与えたほうが、カルバコールだと言ってイソプロテレノールを与えたときよりも、被験者は肺により多くの空気を流入させることができた。また、カルバコールだと言われて実際にそれを与えられると、イソプロテレノールだと思ってカルバコールを吸入したときよりも、肺への空気の流れは悪くなったのである。

ここで特に興味をひいたのは、知らされたものとは逆の薬を与えられた被験者のうち、実際にはイソプロテレノールを投与された四人と、カルバコールを投与された五人だった。カルバコールだと思いこんで実際にはイソプロテレノールを吸入した四人は、実際には肺への空気の流れが悪くなった――彼らの期待とは一致するが、本当に吸入した薬とはまったく相反する効果を示したのだ。イソプロテレノールだと思いこんでカルバコールを吸入した被験者のうちの五人は、肺の空気の流れが改善された――これまた心理的な期待が薬の化学的効果にうち勝ち、逆転させてしまったのである。そしてひとりを除き、イソプロテレノールに逆の反応を示した四人の被験者は、カルバコールに対して逆の反応を示した五人とは別の人たちだった。

この種の実験で決定的と思われるもののひとつは、日本の池見酉次郎《ゆうじろう》博士と中川俊二博士が行なったものである。一般に日本のウルシあるいはハゼノキは、アメリカのツタウルシと同じように、その葉にふれた人にひどい皮膚アレルギーを起こさせる。ふたりの研究者は五七人の高校生を選び、目かくしをさせた上で、一方の腕にウルシの葉をふれさせた。そのあいだ、もう一方の腕には害のないクリの葉をふれさせていた。そして実験者は高校生たちに、それぞれの腕に逆の木の葉がふれているると告げたのである。半数以上のケースで、高校生たちは即座に、クリの葉がふれているほうの腕に赤くてかゆいかぶれの症状を示しはじめた。ウルシの葉がふれたほうには何の反応も見せなかった。この少年たちはそれ以前にウルシにひどくかぶれた経験をもち、したがってアレルギーを起こしやすい体質と思われたにもかかわらず、かなりの率でこれが起こったのである。

いくつかの研究では、期待の効果があまりにも大きく、被験者が薬の本当の名前を知らされているかいないかで、同じ薬がまったく違う作用を示している。抱水クロラール（強力な睡眠薬）とアンフェタミン（強力な興奮剤）の効果を比較したある実験では、自分がどちらの薬を投与されているか知っている被験者には予測どおりの効果が見られたが、何も知らずに投与された被験者では、二つの薬の効果は区別がつかなかった。

ここでもうひとつ、期待理論が作用した驚くべき実例を挙げよう。

■ 冠状動脈性心疾患の手術

すでに述べたように、第二次大戦後医学は急速な進歩をとげ、命にかかわるような重い疾患にも数えきれないほどの新しい治療法を生みだした。一般の人たちも医療関係者も新しい飛躍的な進歩についての記事を読むと、それは人体の機能についての科学的探究が進み、新しい知識を病気に応用したおかげだと思いこんでいた。誰も、そうした進歩に心の働きや暗示がなんらかの役割をはたしたかもしれないとは考えなかった。しかし、彼らは間違いに気づくことになる。

戦後の「飛躍的な進歩」のひとつに、冠状動脈性心疾患による狭心症の手術があげられる。今のような冠状動脈バイパス手術が普及するかなり前のことだ。一九四〇年代から五〇年代初頭にかけては、まだ心臓やその血管に直接メスをあてるのは技術的に不可能だった。外科医たちは冠状動脈を通る血液の量をなんとかして増やし、心筋への酸素供給不足によるひどい胸の痛み——ときには命にかかわる——をやわらげる方法を見つけようとしていた。そして医師たちは、あまり重大な役割をはたしていない胸部動脈に、冠状動脈からの血液の一部が流れこんでいるために、心筋への血流が不足するのではないかと考えついたのである。それなら胸壁内の手術をして胸部動脈を縛り血行を止めれば（結紮《けっさつ》すれば）、冠状動脈を流れる血液量が増し、狭心症を軽減できるのではないだろうか、と。

このアイディアを試すため当時の外科医たちは、外科医が何世紀も前からやってきたこと、そして今もやっていることをした。これで患者がよくなれば手術の有効性がわかるはずだという確信をもって、重い狭心症患者に新しい手術をしてみたのだ。

結果はすばらしかった。胸部動脈結紮手術を受けた患者のうち、かなりの人たちは胸の痛みがとても楽になり、前よりずっと長い距離を歩けるようになり、前より高い階段がのぼれるようになり、全般に、かなり活発に動いてもそれまでのような胸をしめつける痛みを感じなくなったと報告した。この効果は、少なくとも何カ月かは続いたようだった。当時この比較的簡単な手術は、狭心症の奇跡の治療法になるかと思われた。

ところがそのとき、疑い深く、そして勇敢な医師たちがこの手術に疑問をもちはじめた。彼らは当時の倫理基準がゆるやかだったのをいいことに、患者に隠してある実験を行なった。胸部動脈結紮手術と同じ手順を踏みながら、ただひとつ違う点として、胸部動脈を糸で縛らなかったのである。麻酔からさめた患者たちは、胸に傷あとがあり手術後の傷口の痛みもあるので、普通に手術されたものと思いこんでいた。本当は、前と同じ量の血液が冠状動脈から胸部動脈へと流れこんでいたのだが。ところがこのプラシーボ手術を受けた患者たちは、痛みの軽減、運動能力の向上、良好な状態の持続期間のすべてで、本当の手術を受けた患者たちとほとんど同じくらいすばらしい成果を報告したのである。しかも、よい結果を得た患者の率は、「本当の」手術を受けた患者たちと同じ(三分の二以上)だった。

これら先駆者たちによる狭心症の手術の実験から、胸部動脈結紮手術により狭心症の症状が軽減したとしても、それは血流を冠状動脈にもどしたからではないことは少なくとも証明された。この事実に接した多くの人は、これこそ本当のプラシーボ効果だと信じた。たいていの人は、外科手術は単に錠剤を飲むことよりもずっと強力な治療法だと思っているから、プラシーボ手術を受けた患者が見せた反応は、たいていのプラシーボ錠剤をのんだ患者の反応よりもずっと強かった。反応した患者の数も多く、症状の軽減度も高く、効果の持続期間も長かったのである。外の環境から体内の製薬工場へ送られるメッセージが強力で目立つほど、この工場はよく反応するらしい。

胸部動脈結紮のような治療の経験は、科学者たちに期待の力という非常に重要な手段を与えた。最近、心理学者アラン・ロバーツのチームは五つの治療法を選び、この視点から検討している。どの治療法も始めは高らかなファンファーレとともに現れ、将来性を期待されたのだが、やがて二重盲検ランダム化比較試験の結果、プラシーボと効果に大差はないとして退けられたものである。ロバーツたちは、早い時期にそれぞれの治療について行なわれた、ふつうは対照群を用いない試験に着目した。このような試験では、科学者も被験者も新しい治療法に対する期待は最大限まで高まっていたはずだ、とロバーツたちは考えた。そこで五つの治療法について初期の、肯定的な試験の結果を合わせてみると、四〇パーセントはすばらしく、三〇パーセントは良く、三〇パーセントはあまり良くなかった。今では効かないと広く信じられている治療を使いながら、初期の試験では七〇パーセントもの患者が、すばらしい、または良いという結果を得ていたのである。ロバーツは、期待がもつ治療的な力は非常に強いと考えなければ、この数字の説明はつかないと主張している。

狭心症に対する胸部動脈結紮手術の例からは、もうひとつ新しい発見があった。プラシーボ反応にまつわるもうひとつの神話に、プラシーボ反応は「本物」の薬あるいは手術を偽装するかもしれないが、その効果は当然一時的なものにすぎないのに対し、「本物」の効果は持続するはずだというものがある。ところがこれについても、にせの胸部動脈手術を受けた初めての患者たちに現れた効果は、何カ月あるいは何年も続いたのである。

このプラシーボ手術はさらに、対照試験で「本物」の治療を本当に真似るプラシーボを使うことの重要性を教えてくれた。シーモア・フィッシャーとロジャー・グリーンバーグは抗うつ薬を使った実験を検討した論文で、この点を強調している。ほとんどの抗うつ薬は、それを投与された患者のほとんど全員にかなりの副作用（口の渇きなど）を起こす。抗うつ薬とプラシーボを比較した研究の大部分は抗うつ薬のほうがよく効いたことを報告している。しかしこれらの実験の中で「活性プラシーボ」――抗うつ薬と同じ副作用を起こすが、うつ病の治療に有効と考えられる化学物質は含んでいないもの――を使用した例は非常に少なかったのである。同じ副作用が起こるプラシーボを使った実験では――そうなると被験者は自分がどちらの薬を与えられたか本当にわからない――、抗うつ薬のほうがプラシーボより高い効果があることを証明するのはずっとむずかしい。

胸部動脈の手術を使った実験は、被験者を保護するための倫理基準がゆるやかだった時代に行なわれたもので、一九九〇年代の医師たちのほとんどは、偽装手術を使う実験はもはや過去のものだとあっさり片づけている。なんといっても、インフォームド・コンセントの完全さが求められる現代の風潮の中では、自分がにせの手術を受けるかもしれないような実験に参加することを受けいれる患者がいるはずはない。それともひょっとして、そんな患者がいるだろうか？

■関節鏡への期待

ベイラー大学の退役軍人病院に所属するJ・ブルース・モーズリー博士のチームは、一九九六年、変形性ひざ関節症に対して広く行なわれている外科的処置（関節鏡検査）に関し、プラシーボ対照試験を行なったと報告している。被験者は三つのグループに分かれていた。関節鏡を使ってひざの軟骨を確認し、けずりとる手術を完全に行なうグループ、関節鏡をひざ関節に入れ、手術のときと同じ時間だけ水を流すが、実際には軟骨をけずりとらないグループ、まったく手術をしないで、切開した傷だけをつけるグループである。すべての被験者はこの実験計画を事前に知らされ、どのグループに入るかはわからないと告げられていた。それでも全員が実験に参加することに同意していた。結果は、胸部大動脈の手術の場合とほぼ同じだった。三つのグループのあいだに、目立った違いは認められなかったのである。

ここで見てきた二つの例――一九五〇年代の、にせの手術で狭心症を回復させた例と、一九九〇年代の、倫理面になんら問題のない偽装手術の実験――は、期待理論を強く裏づける証拠である。

一九五〇年代から一九九〇年代までのあいだに、医学界の見解も変わってきた。ウルフ、パーク、コーヴィらの論文を読んだことで多くの医師は、プラシーボ反応は患者の「治癒への期待」と大いに関係があると考えはじめたのである。回復する望みがあると考えることは、体内の製薬工場を始動させる精神的な信号になると思われる。しかし、たとえ患者にはっきり伝えないとしても医師自身が回復の期待をもつことは、患者自身の期待と同じくらいの力を発揮すると考えた医師はほとんどいなかった。

■ 薬と医師の期待

ジョンズ・ホプキンズ大学精神医学科のE・H・ウーレンフート博士のチームは、不安症で精神科をおとずれた患者たちについて、二種類の精神安定薬とプラシーボを用いて行なった二重盲検ランダム化比較試験のデータを分析するさいに、その問題に突き当たった。二種類の精神安定薬はどちらも不安症の症状に有効とみなされており、チームの医師たちは、それらは当然プラシーボよりも高い効果を示すものと期待していた。ところが実験データは予想をくつがえすものだったので、彼らは実験に何か不備な点があったかもしれないと疑った。そこで実験経過を詳しく見た結果、診察にあたったふたりの医師のどちらから患者が薬を渡されたかに注目してデータを分析することを思いついた。

計画では、ふたりの精神科医はすべての患者を同等にあつかうことになっており、ふたりは実際そのようにしたと主張していた。しかしデータを詳しく分析したところ、医師Aに診察された半分の患者をみると、二種類の精神安定薬とプラシーボとのあいだに違いはないのに、医師Bに診察された残りの半分の患者では、一方の薬（メプロバメート）がプラシーボよりも優れた結果を出していたことがわかった。そしてふたりの結果を合わせれば、医師Aのほうの結果（精神安定薬に効果はない）が安定薬の効果を示す医師Bのほうの結果を打ち消して、全体としては実際に投薬したグループとプラシーボのグループに統計的な差異はないという結果を招くことになったのである。

次にウーレンフート博士は、医師A、Bからさらに詳しい話を聞いた。そしてわかったのは、医師Aは比較的若く、患者とのかかわり方は淡泊で、彼自身は内心どの薬も大した違いはないと思っていたこと、それに対して医師Bは年長で、患者に慈父のような態度をとり、個人的には、メプロバメートはプラシーボより絶対に効くはずだが、もうひとつの「本物の」薬はそれほど効かないかもしれないと思っていたことだった。

医師Aも医師Bも、自分の個人的な見解を患者に伝えたことを意識していなかった。実験のしくみ自体からも、それはほとんどあり得ないことだった。私たちとしては、ふたりの医師がいったいどんな信号を患者たちの体内の製薬工場に送りえたのか、と想像するしかない。とにかく、実験の結果はふたりの医師が内心で期待していたこととほぼ同じだったのである。

こうした実験結果からわかるように、「心から物質へ」のつながり——からだには、心がそれを期待することで治癒的な変化を起こす力があること——は、一貫して見られる。ウーレンフートの実験では、期待は、患者の心よりむしろ医師の心に多くあったわけだが、それでも確かに作用したのである。幼い子供の回復が、親の期待に影響された例も報告されている。比較的古い事例では、精神安定薬よりもプラシーボを投与したほうが患者の症状が改善したが、それは精神科の患者にそもそも「薬」を与えることに強い嫌悪感をもつ看護師が投薬したからだったという報告もある。

期待理論の裏づけになりそうなその他の細かいデータとして、どんなプラシーボがどんな条件下でいちばん効果的かという実験結果がある。多くの研究者は、錠剤よりもカプセルのほうが効き、注射のほうが経口薬よりも効き、痛い注射のほうが痛くない注射より効く傾向があると報告している。外科手術がプラシーボとして特に有効なことはすでに見たとおりである。一日四回投与されるプラシーボは、一日二回のものよりよく効くようだ。プラシーボが（この場合は本当の薬でも同じことだが）色つきのカプセルやコーティングされた錠剤の場合、鎮静剤や睡眠剤としては青、緑、紫色がよく効き、興奮薬や体力増強剤としては赤、黄、オレンジ色がいちばんよく効くという。こうした効果はどれも、平均的な人の自然な期待感と一致するものだろう。平均的とはいえないが、ある患者は自分が飲む二色に色分けされたカプセルの緑のほうから飲みこまないと効かないと、一〇〇パーセント信じこんでいた。そしてもちろん、結果はその人が思っていたとおりだった。

今度はプラシーボ反応と期待理論のもうひとつの側面を見てみよう。

トップダウンとボトムアップ――プラシーボ反応についての一般期待理論

心理学者たちは、期待理論を人間行動の進化論的な見方と結びつけることで、この理論をさらに深めた。進化論的な見方によれば、外界からのメッセージに対するからだの反応は、二つの要素の組み合わせだという。ひとつは入力された情報の「ボトムアップ」処理で、この場合は脳の高次中枢が新しい情報を細かく分析する。もうひとつは「トップダウン」反応で、脳はすばやく手持ちの反応パターンを検索し、新しい情報のパターン全体に合致するものを見つけようとする。ボトムアップ処理には時間がかかるので、この進化論的な見方によれば、人体には特定の状況に対してトップダウン反応で対処する仕組み――いわゆる「まず発砲してから相手を確かめろ」的な反応――が組みこまれている。トップダウンのプロセスは、心身が自分は非常に危険な状態にあり、ボトムアップの分析を完全にしていては時間がかかりすぎて危ない、と判断するときにいちばん作動しやすいという。

ここで二つの反応が実際にどう起こるか見てみよう。あなたは足元の草の中に何かヘビのようなものを見つける。基本的なトップダウン反応では「ヘビだっ！」と叫んですばやく飛びのき、それと同時に心拍数の高まり、血圧の上昇、筋肉の緊張といったストレス反応が起こる。ボトムアップ反応では「もっとよく見てみよう。長くて細くて茶色いからヘビかもしれないな。でも動いていないし、ずいぶんまっすぐだ……本当は棒きれかもしれない。手をのばしてそっとさわってみよう。あ、やっぱり棒だった」となる。この理論が進化論的なのは、人類はその歴史の大半において、トップダウン反応がまず起こったほうが生存の可能性が高かった、という点である。そこで自然選択により、人間の脳はたくさんのトップダウン反応のパターンを生みだし、保持してきたというのである。

期待理論によれば、プラシーボ反応はまさにこのようなトップダウンの反応である。病気はからだにとって脅威なのだから、脳はその記憶ファイルの中になんらかの治癒の経路を、つまり体内の製薬工場に送って治癒のための化学物質を放出させる信号を保存していて不思議はない。そしてその人が治癒と結びつくことを期待している何かと似た形の信号が届けば、それだけでも、保存されていたトップダウン反応の経路のひとつが作動し、体内の製薬工場は化学物質を放出し、それによってからだが回復することだろう。じっくり分析してみればそのメッセージはにせ物だったとわか

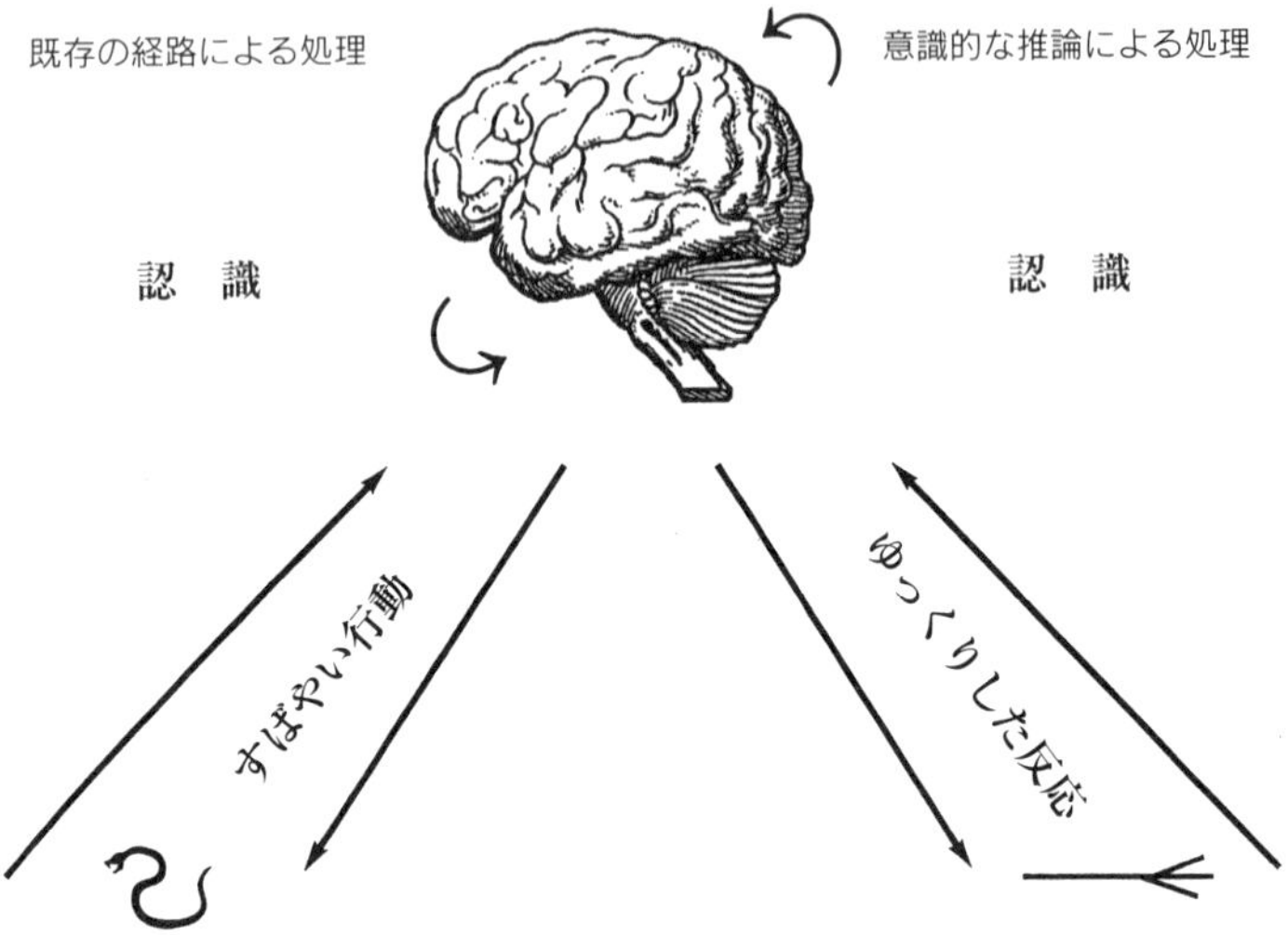

「トップダウン式」行動における期待理論の一般モデル

図の左側は“トップダウン式”行動を示す。からだは周囲に脅威となり得るものを認識する。その情報は自動的に反応するようあらかじめ設定された「脳－行動」回路を使い、脳の下部で迅速に処理される。周囲からの刺激が本当に危険なら、この処理方法によってからだは、過去に成功した危険除去行動を迅速にとることができる。

図の右側は“ボトムアップ式”行動を示す。からだは周囲の新奇な出来事を認識すると、その情報を脳の高次中枢を使って処理し、意識的に反応行動を選択する。この経路を使えばからだは新しい状況に対応する新しい反応を作りだすことができるが、トップダウン式の「自動操縦」経路よりスピードは落ちる。本当の脅威に直面したとき、この経路を使うことは危険を増大させる可能性がある。

る場合でも――つまり錠剤の成分が化学的効力のある物質ではなく砂糖だったとしても――この反応は起こりうるのである。
ハーバート・ベンソン博士――先駆的な『ベンソン博士のリラックス反応』（邦訳、講談社）の著者であり、プラシーボ反応の強力な提唱者――は、このトップダウン式反応パターンはプラシーボの基本モデルだと主張している。彼はその考えをもとに、「プラシーボ反応」という言葉を「記憶された健康」という言葉に変えてはどうか、そうすればプラシーボという言葉に含まれるネガティブな意味は関係しなくなるし、脳が実際に行なう、トップダウン式治癒反応のファイルからひとつを呼びだす仕事の描写としても適切だ、と提案している。
しかし私としては、体内の製薬工場という概念を用いることで、プラシーボについての考え方はすべてカバーできるし、ネガティブな意味を避けることもできると考えている。したがって私は、「プラシーボ反応」という言葉をあくまでも使っていこうと思う。
条件づけの話に入る前に、期待について最後にもうひとつ言っておきたい。

期待以外の要素

期待理論はプラシーボ反応の非常に強力な予測要因なので、医学者たちは、それ以外にも重要な貢献をしている要素があることを見のがしがちである。痛みの緩和に注目したドナルド・プライスとハワード・フィールズは、欲求が期待と同様に重要な要素であると主張している。臨床の場での、つまり実際の患者を対象としたプラシーボによる痛みの緩和実験は、心理学実験室でのプラシーボによる痛みの緩和実験よりも顕著な効果をあげる。これは、実験室での被験者は与えられた痛みが一時的なことを知っているのに対し、実際の患者は痛みをやわらげたいという気持ちをより強くもっているから、と考えられる。プライスとフィールズはそこから、期待と欲求を別々に調べた実験をいくつか検討し、少なくともひとつの実験では、欲求が期待と同程度の役割をはたしていることを発見した（第12章で、回復したいという欲求は、体内の製薬工場の作用にとって大切な要素だということを説明する）。

この章を終えるにあたり、期待理論は体内の製薬工場についての非常に貴重な、現実的な手がかりを与えてくれることを、もう一度強調しておきたい。人の期待感に働きかけ、それを変化させる方法はいろいろある。そのすべてが治癒のための貴重な手段となりうる。今の段階では、これ以外の理論は必要ないようにも思われる。しかし次章で見るように、「条件づけ理論」もプラシーボ反応のある面を説明し、予測するのに非常に有効なのである。そこで今度は条件づけ理論を検討し、最後に期待理論とならべてみて比較したいと思う。

第6章　条件づけ理論とプラシーボ反応

［リチャード・C・］カボットは（……）赤ん坊は生まれつき具合が悪くなるたびに薬をほしがるわけではない、というのは間違いだと言っている。赤ん坊は具合が悪いとき、口からの満足を大いに求めているのだ。そして、病気になるたびに現れる私たちの中の永遠の赤ん坊は、口からの満足を必要としている。科学的な治療においても、この渇望を考慮に入れなければならない。そうでないと科学的な理論も不完全になってしまう。

――M・B・クライン（一九五三年）

この章では、プラシーボ反応と心理学者が「条件反応」とよぶものとを結びつける優れた科学的成果のいくつかを検証する。このような研究は、ある人の人生における意味深い出来事の時間的な順序がプラシーボ反応と関係しているらしいことを証明しており、非常に重要である。この章の最後ではふたたび期待理論にもどり、それが古典的条件づけ理論および現代的条件づけ理論とどんな関係があるかを検討する。

古典的条件づけ理論

多くの人が学校で習ったと思うが、心理学における条件づけ理論の生みの親はロシアの科学者イワン・パブロフ（一八四九―一九三六）である。犬はエサを与えられるときになると決まって唾液を出すことに気づいたパブロフは、何匹かの犬を集め、エサを与えるたびにベルを鳴らす実験をした。しばらくそれを続けると、犬は目の前にエサがなくても、ベルの音を聞くと唾液を流すようになった。

この単純な例を使って、条件づけのいくつかの重要な基本概念を理解することができる。まず、唾液の分泌はいわゆる「無条件反応」、つまり特定の刺激（食べ物）に対する正常な身体的反応である。からだが無条件反応を起こすには、訓練も特別な条件も必要ない。

それに対して、ベルの音だけに反応して唾液を分泌したのは「条件反応」であり、自然な反応でもなければ予測できるものでもない。これが起こるためには、犬のからだに一連の変化が起こる必要がある。特に、「無条件刺激」（食べ物）と「条件刺激」（ベルの音）との結びつきが確立していなければならない。一回や二回結びつけただけでは不十分である。食べ物とベルの音との組み合わせを何十回、何百回と経験しなければ、犬に条件づけは起こらない。実験動物の心の中で二つの刺激を結びつけさせ、ついには条件づけを成立させるこのような一連の出来事を「強化スケジュール」

という。

それでは、犬にベルの音を聞かせ、しかし同時にエサは与えないということを続けたらどうなるか？　犬は最初のうちは条件づけの経験に忠実に唾液を分泌しつづけるだろうが、しばらくするとエサとベルの音との連想を失い、唾液を分泌しなくなる。強化と反対のこの作用を「消去」という。

パブロフと犬の例のような古典的な条件づけだけを見ると、犬やラットにプラシーボ反応があるというのでなければ、条件づけはプラシーボ反応の説明にはならないと思うかもしれない。すでに見たように、ある出来事がもつシンボル的な意味は、プラシーボ反応が起こるかどうかに大いに関連しており、どんなものであれシンボル的な意味を与えるには脳の意識的なプロセスが必要である。ところが、古典的な条件づけをもたらす出来事は決して意識されることはない。それは完全に意識下の領域で起こるのであり、人間の意識は必要ないのである。

現代では、意識的なプロセスと意識下のプロセスの両方を考慮に入れることのできる、以前よりかなり拡大した条件づけの理論が使われている。この拡大した理論――「強化」または「消去」の過程を見て意味が理解できるかどうかをおもな基準にする――を使えば、多くの意識的なプロセスを条件づけの一種と見ることができる。

現代の条件づけ理論

あなたは期末試験のために勉強しているとしよう。一週間というもの、試験に出そうな重要な点を暗記しようとがんばった。そしてたとえば二カ月後、学期はとっくに終わっているが、誰かがその重要な点を言ってみてほしいとあなたに頼んだとする。あなたは試験ではずいぶんいい成績をとったのに、多分もう記憶はあいまいになっているだろう。この例に条件づけ理論をあてはめてみると、試験のために必死で勉強したのは、教科の内容を覚えるための一種の強化スケジュールといえる。勉強をやめて、他のことに気持ちが向かっているあいだに、あなたは消去の過程をすごした。だからあなたに起きたことは条件づけ理論から予測できたのだ——まず見事に試験に合格したことも、それから時間とともに覚えたことを忘れてしまったことも。しかしこの例では、条件づけのプロセスには意識がかかわっていた。犬は試験を受けないのだから、それは間違いない。

じつは一九五〇年代、六〇年代に早くも、プラシーボ効果はなんらかの方法で条件づけによって起こると考えた科学者もいたのだ。ところが一九八〇年代まで、それを裏づける事実はほとんど見つかっていなかった。

■エイダーの実験

プラシーボ反応の理論として条件づけにふたたび脚光をあてた重要な実験は、一九八〇年代にロチェスター大学のロバート・エイダー博士のチームによって行なわれたものである。

最初の実験は、シクロホスファミドという薬（がんの化学療法に一般に使用される）をラットに与えて行なわれた。これは、数日のあいだ免疫系の働きを止めてしまう、非常に強力な薬だった——この薬を与えられたラットにとっては、感染症と戦うことができないから不利な条件を与えられたことになる。シクロホスファミドが効果を発揮するのは、慢性関節リウマチや全身性エリテマトーデスのような、免疫系の暴走によってからだがダメージを受ける人間の病気に対してである。

エイダー博士はラットにシクロホスファミドを投与し、免疫細胞の量を測定した。予想どおり、それはほとんどゼロ近くまで下がっていた。次に、シクロホスファミドといっしょに人工甘味料のサッカリンを、いろいろな日程で与えてみた。彼はまた、サッカリンだけを与えてもラットの免疫系にはまったく影響がないことを確認しておくべきだと考え、サッカリンを単独で与え、免疫細胞の量を測定した。ごく普通の実験用ラットにサッカリンを与えても、免疫系には変化はないはずだと誰でも思うだろう。ところが、そうではなかった。サッカリンは、パブロフのベルとそっくりの役目をはたしたのだ。ラットたちの経験の中で、無条件刺激（シクロホスファミド）と密接に結びついていたために、サッカリンは条件刺激になっていた。条件づけされたラットは、サッカリンを与えられることで免疫細胞の量が減少したのである。シクロホスファミドを投与したときのようにゼロまでは下がらなかったが、いくつかのグループには著しい減少がみられた。

エイダー博士は、科学理論の点からみてもっと重要な発見もした。サッカリンによる免疫機能の低下率は、ラットのグループごとに異なっていたのだ。その違いは強化の過程の違いによるものだった。一般に、シクロホスファミドとサッカリンの結びつきが強いほど免疫細胞は著しく減少し、結びつきが弱ければ免疫細胞の数はそれほど減少しなかったのである。

この時点では、エイダーの研究は実験動物だけを対象としていた。しかし彼は一度だけ、人間にこの理論を応用する機会を得ている。第１章に出てきた全身性エリテマトーデスの少女、ルースを覚えているだろうか（一六〜一七ページ）。彼女は、肝油とバラの香水に強い反応を示した。実例はこのひとつだけだとしても、ラットを使った実験で有効と思われた理論が、人間にも当てはまったのである。カレン・オールネス博士とエイダー博士は、ルースの事例からあまり多くの結論を導くのは危険だと警告している。比較対象となる患者がいなかった以上、たまたまルースは平均より少ないシクロホスファミドで足りたのかどうか、私たちには知りようがないのだ。しかし比較的最近のある研究が、人間の健康に条件づけ理論が適用できるという証拠をひとつ加えた。

■バニラによる治療

ベネズエラの医師マリアネラ・カステス博士のチームは、喘息をもつ四二人の子供を対象に、一五日間の実験を行なった。条件づけグループの子供たちは、一日二回、目盛りつきの吸入器で一般的な喘息薬の投与を受けると同時に、条件刺激としてバニラの香りをかがされた。もう一方のグループの子供たちは、条件づけが起こらないように、バニラの香りと薬を、時間を変えて別々に与えられた。

一五日後、条件づけグループの子供たちは、薬なしでバニラの香りをかがされると肺の機能がかなり改善した。このグループは平均で、「本物の」薬を与えられた子供たちの三分の一程度の改善を示した。

カステス博士のチームは、この実験中に非常に重要な発見をした。事前の調査で、条件刺激の役をはたすのはバニラの香りだけではないことがわかっていた。子供たちの心の中では、目盛りつきの吸入器そのものが薬の効果と結びつけられていたのだ。つまり同じ器具を使って、ただし薬のかわりに水を入れたとしても、その蒸気だけで子供たちの肺の機能をいくらか改善するには十分だったのである。この場合も、改善率は「本物の」薬を与えたときのおよそ三分の一だった。慢性の喘息患者が、毎日毎日この吸入器を使っているうちに条件づけされることは想像にかたくない。この発見は、条件づけには実験室のような特別な環境や特別な実験の手順は必要ないことを証明し、条件づけ理論を現実的なものとしたのである。

条件づけとしてのプラシーボ反応

子供のころの、こんなありふれた出来事を思い出してみてほしい。指に怪我をし、泣きながら「バンドエイドちょうだい」と言う場面だ。ここでは何が起こっているのだろう? 条件づけ理論によれば、その子は過去にある一連の経験を何度もしていたはずだ。そう、たとえば、ちょっとした切り傷をつくって血が出たら、お母さんはバンドエイドをはってくれた。そうしたら傷は痛くなくなった、というような。無条件刺激である痛みの消失は、からだの自然治癒力によって起こったにすぎない。しかし子供の体験の中では、それは条件刺激、つまりバンドエイドと結びついた。この子は今や、からだの痛いところにバンドエイドをはってもらえば、痛みがなくなるように条件づけされたのだ。これは私たちのほとんどが成長の過程で経験する、最初のプラシーボ反応にちがいない!

条件反応というのは、これよりもっと一般化していいかもしれない。いや、おそらくもっと一般的なものだ。一般的な反応の流れはこうなるだろう。

一、どこかが痛くなる。
二、お母さんが愛と気づかいを見せてくれる。
三、痛みはとまる。

子供は——やがて大人になっても——誰かがいたわりと気づかいを見せてくれるたびに、それがなんらかの引き金になって、無意識のうちに幼いころ母親がしてくれたことと結びつけ、痛みなどの不快な症状が軽くなるよう、強力に条件づけられているのである。

この話をもう一歩進めてみよう。成長していく子供の心に、時がたつにつれてもうひとつの連想が形づくられる。もっと重い病気や怪我のとき、両親や医師は子供に薬を与える。ほとんどすべての場合、症状はいつかは消える。これには因果関係がある場合もある。薬が病気を治したということだ。ときには、バンドエイドの例のように、治したのは自然治癒力で薬はただのオマケということもある。条件反応にとって重要なのは、無条件刺激（痛みや不快な症状がなくなること）と条件刺激（薬）との結びつきを作りだすことなのである。そして結局、条件づけ理論によれば、ありふれた病気に何か薬をもらえば、それがたとえ砂糖の錠剤であってもたいてい治ってしまうような大人ができあがるのだ。

私が人生のどこかで重い病気にかかり、痛い注射を何回も打たれた挙げ句に治ったとしよう。私はその結果、注射は錠剤などの薬よりも強力な治療であり、痛い注射ほどよく効くと信じるようになる。このような連想はプラシーボ反応の強さや回数を予測させるものとして、さまざまな実験で使われてきた。たとえばずいぶん前から、経験豊富な医師や看護師は強いプラシーボ反応を呼びおこしたいときには、無菌食塩水より無菌水を好んで使うのだが、これは真水を注射するほうが痛いからなのだ。

現代の条件づけ理論では、動物が事前の経験を意識下で獲得するか無意識下で獲得するかについては、あまり問題とされない。重要なのは十分に強い連想があること、十分な回数だけくりかえされること、あとになって連想を打ち消すようなことが何も起こらないことである。学習された経験については、連想の形成は意識的でも無意識的でもいい。これにぴったりの例は、本書「はじめに」に出てきたアルバートだ。普通の風邪なのに抗生物質がほしいと言い張り（ウイルス性の風邪で、抗生物質ではウイルスは殺せない）、それを与えられたとたんに治ってしまった男性である。アルバートはたまたま、ちょうど風邪がそれ以上悪くなりようがないときに医師に無理を言ったのが幸いしたのかもしれない。それならそれでいい。条件づけ（あるいは学習）が起こった結果、抗生物質はこれからアルバートにとって強力なプラシーボになることだろう。

一九九七年、ロバート・エイダー博士はプラシーボ効果を条件反応とする彼の見解をまとめるにあたり、この理論を補強すると思われる他の学者たちの研究結果を挙げている。

・痛みを訴える患者は、鎮痛薬からプラシーボに切り替えても、その鎮痛薬の効果の「消滅」期間よりはるかに長く痛みを感じなかった。

・実験の最初に投与された場合、アスピリンおよびインドメタシンという抗炎症薬はプラシーボより効果があった。しかし、プラシーボを与えたあと二回目とか三回目の投薬としてそれらを与えたときは、効果がなかった。したがって、被験者の反応を決定するには、「本物」だろうと「にせ物」だろうと、最初に薬を与えられたときの経験が重要な役割をはたしている。

・もうひとつ、これを裏づける研究がある。本物の効果的な薬を与えたあとにプラシーボを与えると、プラシーボはより効果的だった。一方、効果のない治療をしたあとに本物の薬を与えても、あまり効果を発揮しなかった。

・統合失調症患者で投薬を中止した患者は、投薬を中止したあとプラシーボを与えた患者より再発が早かった。またベータ遮断薬［ベータ受容体の作用を阻止する物質で、狭心症、高血圧、不整脈の防止などに用いる］を投与されている高血圧患者で、投薬中止後プラシーボを与えた患者は、まったく投薬を中止した患者よりも正常な血圧を示す期間がずっと長続きした。この場合も、正常な血圧が続いた期間は、「本物の」ベータ遮断薬の効果が切れる「消滅」期間よりはるかに長かった。

これまでにわかったことに期待理論を加えて考えてみよう。

期待と条件づけ――どちらが有効だろうか？

前の章で、期待理論はプラシーボに関する実験結果の多くにあてはまることがわかった。各種の実験結果からみて期待理論と条件づけ理論のどちらがより妥当かを判断しようとすると、明白な問題がひとつ出てくる。多くの場合、条件づけの強化を生むのと同じ要素が、人間である被験者の心に意識的な期待感をもたらすのである。エイダー博士の実験に使われたラットたちなら、サッカリンとシクロホスファミドを結びつける強化スケジュールに続いてサッカリンを与えられたとき、免疫細胞が減少することを期待することはないと言わざるをえない。その点でこのラットたちは、人間を対象としたほとんどのプラシーボの実験の被験者とは違っていた。

近年、一部の研究者は条件づけと期待をはかりにかけて、どちらの理論が勝利をおさめるかはっきりさせるための実験を試みてきた。そのための理想的な条件をととのえるには、心理学実験室で実験する必要があった。この事実が発する警告を心にとめておく必要がある。数え切れないほど多くのプラシーボ研究により、私たちがおかれた状況あるいは環境設定は、個人のいかなる継続的な性格特性よりも、なんらかのプラシーボ反応を起こさせる要素として強力だということが明らかになっている。状況設定が重要であればあるほど、現実の病気に苦しむ現実の患者に起こることを適正に再現する環境を実験室に作りだすことはむずかしい。

心理学実験室でのプラシーボ反応の実験は、広く行なわれている。その場合、電気ショックを与えたり止血帯を一方の腕に巻いたりすることで痛みを与える。このような実験の被験者は、それが人工的な状況で、自分は病気なわけではなく、実験が終われば痛みはなくなることがわかっている。こんな実験の結果を、本当の病気に苦しむ患者、痛みやその他の症状が治るものかどうか知るすべもない患者に適用していいものだろうか？　それぞれの状況における心理状態はあまりに大きく違うから、ある状況で体内の製薬工場がどう機能するかわかったところで、それが別の状況でどう機能するかについては、ほとんど手がかりにはならないだろう。

それでもこの点に留意するかぎり、研究室では、現実の病気や症状の世界では決して得られない、心くばりと慎重さと予測可能性をそなえた実験を計画できるという有利さはあるかもしれない。そうした実験室での実験には、ここで取りあげるに値するような、巧妙なものもある。

■腕の痛み

オーストラリア、ヴィクトリア州のニコラス・ヴァウドゥリス博士率いるチームは、非常に興味深い実験モデルを考案して一連の実験を開始した。まず被験者たちには新しい鎮痛薬の効能を知るための実験だと言っておき、実際にはすべてに一種類のプラシーボを使う。被験者の一方の腕に電流をあて（この方法だと痛みを与える刺激の強さを正確に測定できる）、しかも常に一定の強さの客観的な痛みを再現できるように電流の量を慎重にさだめる。

この実験は、各被験者が自分の電流をあてられないほうの腕を対照とする、文字どおりの「二群《ツーアーム》」対照実験だった。被験者たちの一方の腕にクリームを塗り、電流を流すパッドは両腕にあてる。そして電流によって感じる痛みの強さが左右の腕で違うかどうかを報告させるのである。

この実験は期待理論と条件づけ理論を比較するためのものだったから、被験者を「期待する状況」におかれた人と「条件づけの状況」におかれた人に分ける必要があった。ヴァウドゥリス博士たちは、事前に被験者にクリームについて告げる内容は、その言葉によって期待を呼びおこすことになるだろうと考えた——そこで一方のグループの被験者には、このクリームは痛みを消す強力な鎮痛薬だと記した承諾書を、もう一方のグループには、あなたたちは対照群で、痛みに効果のない人畜無害のクリームを塗られると説明した承諾書を渡しておいた。博士たちは次に、事前に痛みが軽減した体験があれば、被験者にクリームを塗るときに条件づけの環境が成立するだろうと考えた。そこで一方のグループの被験者に、両腕に同じ強さの電流をあてると言っておきながら、実はクリームを塗ったほうの腕の電流を極端に少なくすることで、クリームが痛みを軽減させたという印象を植えつけた。そのうえで強いほうの電流を被験者の両腕にあて、事前に条件づけしておいたクリームを塗った腕の痛みのほうが軽いと報告するかどうかを調べた。

最終的に被験者は四つのグループに分けられた。期待だけ、条件づけだけ、期待と条件づけの両方、どちらもなしである。実験の結果は、条件づけ理論に非常に有利なものだった。条件づけされた二つのグループはどちらも、クリームを塗った腕の痛みのほうが弱いと報告したのである。条件づけに期待をつけ加えても、条件づけだけの場合より痛みが軽減することはなかった。期待だけでは痛みを軽減することはできなかった。

チームはこの実験の限界を率直に認めている。条件づけと期待は、これほど簡単に区別できるものではない。クリームを塗ったほうの腕の痛みが明らかに軽減したという実際の体験は、条件づけだけでなく、被験者の期待感にも変化を与えただろうと彼らは考えている。この実際の体験は、少し前に渡された書面に書かれていたどんな言葉よりも、期待の形成に強烈な影響を与えただろうことは容易に想像できる。したがって厳密に言えばヴァウドゥリスの実験は、条件づけが期待よりも有力だという証明というよりむしろ、実際の体験は書かれた言葉よりも強力なプラシーボ反応をもたらすことを証明したことになる。

この問題に気づいたコネティカット大学のガイ・モンゴメリーとアーヴィン・カーシュ博士は、ヴァウドゥリスたちの実験をできるだけ忠実に再現しながら、そこにひとつのアイディアをつけ加えた。条件づけするグループを二つにしたのである。どちらもクリームを塗ったほうの腕にあてる電流は弱めるが、一方にはそれを隠しておき、他方には事実を告げる。

ふたりの研究者は、もしプラシーボ効果がベルの音を効いて唾液を分泌するよう学習したパブロフの犬と同じしくみで起こるのなら、重要なのはつねにクリームと痛みの軽減の組み合わせが成立することだ――つまり、被験者がどう考えるかは問題ではないはずだ――と考えた。それに対してもし期待が重要な役割をはたしているなら、被験者に電流を弱めることを知らせることは、期待の種類を大きく変えることになる。

モンゴメリーとカーシュはここにもうひとつ、消去グループを加えた。このグループには、プラシーボのクリームを塗ったあとも強い電流をあてつづけた。パブロフの犬と同じなら、プラシーボ刺激と痛みが軽減しないことが何度もくりかえし結びつけられれば、強化のかわりに消去が起こり、次第にプラシーボ効果は消滅するはずだ。しかしモンゴメリーとカーシュは、プラシーボ効果が私たちの考えるようなものだとしたら、みずから強化していく性質があるはずだと考えた。プラシーボの錠剤を投与されて症状がよくなったら、次にプラシーボを飲んだときもそうなると期待するだろう。したがって一度ポジティブなプラシーボ反応が起こり、そのために被験者がポジティブな反応を期待するようになれば、プラシーボ効果はパブロフの消去に負けないはずだ。

ふたりの関心は期待と条件づけの比較にあったから、最後に彼らは被験者全員に、プラシーボのクリームを塗ったときと塗らないときのそれぞれで、どれくらいの痛みを期待したかと質問した。この複雑に組み合わされた実験の結果は、期待理論を強く支持するものだった。被験者にクリームを塗った腕の電流を弱めることを告げた場合は、告げなかった場合と比べるとプラシーボ反応が起こる率ははるかに低かった。消去作業を行なったあと、プラシーボ効果は消滅するどころか増大した。被験者全員に期待の程度を質問した結果は、プラシーボ反応の発生率とほぼ完全に一致した。つまり期待理論は実験結果のすべてを説明することができたわけで、かりに条件づけがなんらかの役割をはたすとしても、それはプラシーボを投与されたあと症状がよくなるという期待を形成することで機能するという結論になる。

タイムスケジュールを考える——期待と条件づけの関係

私は、どんな実験をしても、プラシーボ反応の理論として期待理論と条件づけ理論の問題に最終的な決定を下せるとは思わない。現時点でとるべき最善の姿勢は、どちらも重要なことを教えてくれると考えることだ（プラシーボ反応はこれまで心理学者や医学者たちが研究してきた中でもいちばん複雑な行動現象であり、あるひとつの理論が不完全だとわかっても驚いてはいけないという、フィッシャーとグリーンバーグの警告を覚えておく必要がある）。

条件づけ理論によれば、私たちは患者に何を与えるかを考えるだけでなく、その患者の過去の経歴をも考慮することを求められている。さらに、実験であれ実際の診療であれ、治療のタイムスケジュールを検証することも必要になる。ことによると、一日三回とか三週間のあいだ続けてある薬を投与することは非常に強力な条件刺激になるが、同じ薬でも一日二回とか二週間とかなら条件づけの強化として不十分かもしれない。

実際のところプラシーボ反応について（実際の薬にしても同じことだが）、こうしたタイムスケジュールの問題を慎重に検討した研究はほとんどない。これまで医学者が一日の投薬回数の影響について考えることといえば、ひとつしかなかった。一日三回とか四回薬を飲めと言われたら、つい忘れたりやめてしまったりしやすいが、一日一回とか二回とか言われたら、それを「従順に」まもるだろうということだ。しかし薬を飲む回数がふえると、従順さは低下しても条件反応が増加するとしたらどうだろう？　それなら、従順さと条件づけのどちらをとるかじっくり研究しなければならないだろう。一日の投薬回数が少ないほうがいい患者もいるだろうし、多いほうが効果があがる患者もいるだろう。

多くの点から見て、期待理論と条件づけ理論のどちらが本当かということをあまり考える必要はない。期待理論を説明するときに出てきたトップダウンとボトムアップの話を覚えているだろうか？　もう一度そこへもどってその説明をよく見れば、少し修正をするだけで条件づけ理論にも当てはまることがわかるはずだ（期待理論では、トップダウンの治癒パターンは脳の記憶ファイルに蓄えられていることだけを取りあげた。それに対して条件づけ理論では、それらのパターンが、そもそもどのようにしてファイルに収められたかを問題にしている）。したがってこの二つの理論は、同じプロセスを、少しだけ違う視点から描写しているだけなのかもしれない。

期待理論と条件づけ理論はどちらも重要な手がかりを与えてくれるが、プラシーボ反応のもうひとつの謎を解く鍵には注意を向けていない。第1章の定義で取りあげた「シンボル的な意味」のことである。こういったいろいろなことすべては、プラシーボ反応を起こす人にとってどんな「意味」があるのか？　次の章ではこの点を取りあげ、その中でプラシーボ反応と体内の製薬工場を理解するための新しい仮説を提案したい。

第7章　意味づけ仮説

［医師にとって］十分に病歴をたずね、適切な理学検査をするだけでは十分でない。私たちは患者の内なる要求、内なる願いも理解するよう努めなければならない。そうしないと、もったいぶった診断を下し、よかれと思ってした優れているはずの治療でも、自分の望みを満たすだけのプラシーボになってしまうだろう。

――M・B・クライン（一九五三年）

条件づけ理論は、実験に関与した人について医師が知ることをまったく求めていない。その人が過去にどんな刺激を経験したかだけを知ればいい。一方、期待理論では、患者の心の中のあるひとつのこと――その人はこれから何が起こると期待しているか――だけに注目すればいい。どちらの理論ももっと深い問い、すなわち、この病気、そしてその治療は当人にとってどんな意味があるのか、という問いを投げかけることをしない。この章ではまず次の事例を見ることから始めて、どうして意味づけが体内の製薬工場の謎を解明する中心課題とも考えられるのか、その理由を探っていきたい。

ヘンリー・ビーチャー博士と負傷兵

一九五五年に「強力なプラシーボ」と題する画期的な論文をある主要な医学雑誌に発表したヘンリー・ビーチャー博士のことはすでに書いた（五三ページ）。これはおそらく名のある研究者がプラシーボを科学的研究に値するとして正当に評価した最初の論文である。

ビーチャーはどういうきっかけで、プラシーボが痛みを軽減する理由に関心を寄せたのだろう？　彼自身は、第二次大戦中の軍医としての経験が、心がからだに影響を及ぼす可能性に興味をもつきっかけだったと述べている。

彼は前線から野戦病院に運ばれてくる重傷を負った兵士たちを観察した。そして、平和時の経験にかんがみて、たとえば交通事故とか工場での事故とかで同程度の負傷をした一般人が感じるはずの痛みを想定してみた。すると負傷兵たちは一般市民が感じるよりはるかに少ない痛みしか感じず、苦痛を訴えることも同様にはるかに少ないことを発見して愕然としたのである。

ビーチャー博士は、兵士と一般市民では身体組織へのダメージは同じだとしても、それぞれの状況で痛みがもつ「意味」はまったく違うことに気づいた。一般市民にとって、痛みは純然たる災厄である。日常の仕事をいつものようにこなせないばかりか、大きな手術を受けることになるかもしれない。そのあとには、長い療養期間がかかるかもしれない――場合によっては失業や経済的な破綻のおそれもある。ところが兵士にとっては、痛みはそれよりずっと望ましい事態だ。何よりまず、殺されなくてよかったということがある。それに少なくともしばらくの間は、前線での死の脅威から逃れられる。ビーチャー博士は、痛みがもつ意味のこうした違いは、患者が訴える苦痛だけでなく、実際に感じる苦痛の強さにも影響を与えているという仮説を立てた。そしてそこから、患者にとっての疾病《しっぺい》の意味を変える心理的な力で、苦痛の強さへの影響度を測定できるようなものには、他にどんなものがあるだろうと考えはじめた。

シンボルとしての意味と意味づけ仮説

人間の心身のシステムは「無視する仕組み」と言ってもいいだろう。一瞬ごとに、私たちの体内では何千ものプロセスが起こっている。そしてその同じ瞬間に、私たちの周囲では無数のことが起こっている。それでも私たちはこの情報の洪水を無視して、意識しているかどうかは別としても、自分が注目することがらについて高度な選別を行なっている。「トンネル・ヴィジョン」とよばれるこの視野の狭さは、結局のところ私たちにとって天の恵みなのである。厖大な量の情報をすべて理解することは不可能だ。一秒ごとに周囲からの情報を消化しろと言われたら、気が狂ってしまうだろう。だからこそ、私たちはシンボル的な意味を与えることがらを慎重に選別するのである。

人があるシンボルに特別な意味を与え、別のシンボルには意味を与えない理由を理解するために、これまでの研究は何を教えてくれるだろう？　与えられる厖大な量の情報を整理することに関して、特に役に立ちそうなのが「意味づけ仮説」である。それは次のようなものだ。

治療者と出会うことでその人にとって病気という体験がもつ意味がポジティブな方向に変わるとき、その出会いがポジティブなプラシーボ反応を生みだす可能性はもっとも高い。

病気という体験がもつ意味は、次の三つが起こるとき、ポジティブな方向に変わる可能性がもっとも高い。

・病気についてよく理解できる説明を受け、それに耳をかたむけること。
・治療者や周囲の人々からの思いやりといたわりを感じること。
・病気やその症状を把握し、自分が主導権をもっているという気持ちが高まること。

意味づけ仮説の三要素を詳しく検討する前に、この仮説の他の側面を見ておく必要がある。第一に、私たちのおもな関心は治癒にあるのだから、これまでもポジティブな結果を強調してきた。しかし当然のことながら、あのミセスS——彼女はもうじき死ぬと医師が言ったと思いこみ、本当にそうなってしまった——の事例（一九〜二〇ページ）のように、プラシーボ反応は患者の健康状態にとってプラスの変化にもマイナス変化にもなりうる。したがって患者がいわゆる治療者のもとを去るにあたって、それ以前より自分の病気にうろたえ、思いやりを感じられず、無力感を抱いているとしたら、おなじみの悪夢であるノシーボ反応がただちに起こるものと考えられる。

このネガティブなプラシーボ反応については次章でさらに取りあげる。さしあたっては、医師との不愉快な出会いは患者の健康に大きな影響を与えることを、心にとめておいてほしい。

第二に、意味づけ仮説は三つの要素に分けられるとはいえ、その三つは密接にからみあっている。ハーバード大学医学部のローレンス・エグバート博士と同僚の麻酔医たちによる、今では古典ともいえる一九六〇年代の研究を見てみよう。

プラシーボなしのプラシーボ反応

エグバート博士のチームは、いろいろな理由で腹部の大きな手術を受けることになっている九七人の患者を選びだし、二つのグループに分けた。対照群の患者は通常どおり手術前に麻酔医の訪問を受け、簡単に病歴のチェックと医学的な検査を受けた。それに対して実験群の患者は、通常の手順に加えて訪問した麻酔医から手術後の痛みについてかなり時間をかけて詳しく説明を受けた。

そのさい麻酔医は、実験群の患者たちにこんなメッセージを伝えた。「ご存じだと思いますが、手術のあとは痛みがあります。あなたにぜひ言っておきたいのですが、痛みがあるのは正常なことで、あなたが受けるような手術なら当然予想されることです。痛みを軽くするために、あなたにできることがいくつかあります。たとえば楽な向きに寝返りをうつとか、咳をするときはわき腹を押さえるとかですね。そういうことを書いたリストをあげましょう。それに医師のほうから強い鎮痛薬の処方が出ています。それが必要だと思ったら、遠慮なく言ってください。ここの看護師たちはいつもあなたに気を配っていますし、あなたが痛みがひどいから何とかしてほしいと言えば、すぐに対応します」

この実験の結果は驚くべきものだった。エグバートたちはそれぞれのグループに使用された鎮痛薬の量を記録したのだが、全体で、実験群は対照群の半分の量しか必要としなかったのである。看護師たちはどの患者がどちらのグループかを知らなかったから、薬を与えるさいに先入観が入りこむ余地はなかった。そればかりか、外科医はこの実験が行なわれていることさえ知らなかったのだが、実験群の患者たちを、対照群の患者たちより平均で二日早く退院させたのである。どの患者も似たような種類の手術を受け、ランダムにグループ分けされただけなので、この違いは患者が経験した痛みの違いによるものではないはずだ、とエグバートは言う。そしてチームの医師たちは、「プラシーボなしのプラシーボ効果」を起こしたと主張した。事実、プラシーボ反応は偽薬の使用とは別個の概念だといち早く気づいたという、まさにその理由でエグバートたちの研究は古典の地位を獲得したのである。

ここでエグバートたちの実験に意味づけ仮説をあてはめ、何が起こったのかを検討してみよう。ひょっとするとこの実験に見られた痛みの軽減には、プラシーボ反応とは別の効果が働いた可能性もあることは否定できない。それは「臨床効果」で、ある患者に良い結果が現れたのはシンボル的な意味のおかげではなく、その患者が熟練した医療チームよって綿密にケアされていたせいだという可能性である。実験チームの患者たちが麻酔医の教えた疼痛緩和テクニックを使ったのなら、彼らは純粋に肉体的な理由で痛みを軽減でき、結果として鎮痛薬の使用量が減ったことになる。患者は単にいいアドバイスを受けて、それに従っただけかもしれない。

それでも実験結果にこれほどの違いが現れた背景には、少なくともいくぶんかはプラシーボ反応の要素があっただろうと仮定すれば、麻酔医は意味づけ仮説の三要素をすべて組み合わせたと見ることができる。彼らは手術後の痛みについて説明したが、一九六〇年代当時の外科医でこれをする人は少なかった。「ちょっとばかり痛みますよ」の一言で片づけるのが普通だったのである。

麻酔医が訪問したあと、患者は遠慮なく痛みに対処することができるようになり、もはや痛みは得体の知れない恐ろしいものではなくなった（意味をもった説明）。麻酔医は次に、ぜひとも力になりたいという態度を表明し、患者のために時間をさくことで思いやりを示した（思いやりといたわり）。また医師ばかりでなく看護師たちもあなたを気にかけており、頼りにしていいのだと強調した。そして最後に、患者自身にもできることがあると告げることで、患者の無力感を取りのぞき、自分で状況をコントロールできるという気持ちを抱かせた（主導権とコントロール）。また自分でコントロールできないときはいつでも助けが得られると知らされることで、患者はさらに元気づけられた。

エグバートの実験で、ポジティブな意味づけをする方法のうちのどれが作用したかと問われれば、わからないと答えるしかないだろう。説明の仕方がよかったからなのか、患者に病院側の心くばりを実感させたのがよかったのか、状況をコントロールできると感じさせたのがよかったのか？　こうしたことがはっきり識別できないという意味では、実験の組み立ては不十分だった。しかし手術後の痛みを緩和するために医師や看護師に何ができるかをはっきりさせたという意味では、すばらしい実験だった。医療の現場では、説明、思いやりといたわり、主導権とコントロールのすべてが力を合わせて作用するのである。したがって意味づけ仮説の良いところは、三つの要素を組み合わせて治療効果をあげることもできるし、ひとつひとつに分けてさらに実りある研究に役立てることもできるということだ。

説明と物語の大切さ

先ほど私は少しふざけて、人間の心身のシステムを「無視する仕組み」と呼んだ。まじめに言えば、それは「意味を作りだす仕組み」である。前にも述べたように、私たち人間は、自分の体験から意味を作りだそう、何であれ自分に起きたことに意味を見出そうと懸命に励む生き物なのだ。私たちがどう感じるか、どれほどうまく機能するか——そして最終的には、自分の人生がどれほどうまくいったと思うか——これらはみな、私たちが自分の体験や人生に与える意味と深く結びついている。

高名な心理学者ジェローム・ブルーナーは、私たちが人生に意味を見出すいちばんの方法は物語をつくることだと言いきっている。物語には始まりと終わりがある。構造がある。そこではものごとが起こり、それが原因となってまた他のことが起こるが、私たちはある種の出来事を予測しコントロールできるのだと教えてくれる。

私たちは物語の中で考えることに慣れすぎているため、現実の世界が私たちに差しだす生《なま》の情報にははっきりした始まりも終わりも、原因も結果もないことが多いという事実をつい忘れがちだ。そうしたものは私たちが自分の頭と物語とで作りだすもので、世界が、はいどうぞ、と差しだしてくれるわけではない。人生の出来事に意味づけをできるように、私たちが自分の世界観を構築するのだ。

私たちがよく知るとおり、多くの科学者は、この世界の知識は科学的な実験や研究によってのみ得られる――物語なんてものは裏づけのないたわごとで、本当の知識を与えてはくれない――と思いこんでいる。それに対してブルーナーは、物語は人間がこの世界を理解するために与えられた、もっとも基本的、根本的、普遍的な手段だと言う。それどころか科学自体も、一風変わった、一定の秩序をもった物語にすぎないと主張している。

ごく最近になって医学研究者たちは、患者が自分の病気と治癒について語る物語に深い関心を抱くようになった。この流れにそった研究はまだよちよち歩きの段階だが、それでもその成果はかなり期待できる。たとえば医師エリック・カッセルと社会学者アーサー・フランクのふたりは、一般に痛みと苦しみの概念を混同するという誤りが見られると言っている。ふたりの人が同じ程度の痛みをもつとして、一方は少し苦痛を感じる程度なのにもう一方はひどく苦しんでいるかもしれない。その違いは、それぞれの人が痛みについて作りだした物語の違いによる、というのである。

苦しみの物語は、無意味さと孤立と絶望の物語だ。いくら徹底的な医療を受けても、物語が変わらないかぎりその人の苦しみは続くだろう。患者が別の物語を語る方法を見つければ、苦しみはずいぶん軽くなるだろう。自分の物語を語り、誰かに耳をかたむけてもらい、理解してもらうことは、治癒の非常に重要な側面かもしれない。

第1章で、病気について患者が作りだし、あるいは受けとる説明と関係しそうな一連の研究について論じた。いくつかの研究で、患者が医師の診察を受けたあと回復するかどうかは、初診のさいに医師がよく話を聞いてくれたと患者が感じるかどうかによることが明らかにされている。

この「話をよく聞いてもらった」かどうかをテーマにした研究は、説明ではなく、思いやりといたわりという見出しに分類されるだろう。私があなたの話をよく聞き、あなたの物語を時間をかけてじっくり聞くとしたら、それはただ、私はあなたのことを心にかけていますという姿勢を表明しているわけだ。それでもやはり、こうした研究は説明の項目にも入ると私は言いたい。

医師が病気について説明してくれるとき、それを満足できる説明にするものは何だろう? 医師が注意深く話を聞いてくれれば、私は彼が私の病気の説明をしてくれている、たんに出来あいのありきたりな説明をしているのではないという確信を、より強くもつことは十分に考えられる。それだけでなく、共感をもって話をよく聞いてくれる聞き手がいれば、私は自分の物語をさらに詳しく語るだろう。そうすることで、私は何が問題なのかを（医師にだけでなく）自分にもうまく説明できるかもしれない。本当の意味での聞きとりが行なわれているとき、わかりやすい説明をするのは医師と患者との共同作業なのである。

思いやりといたわり

思いやりやいたわりはいろいろな方法で伝えられる。治療者がそれらを示すかもしれない。その周囲には思いやりをさらに強める多くの人々がいるかもしれない（患者によそよそしい態度をとる医師でも、温かみがあって心くばりのできる看護師や受付係を雇うことで、なんとかポジティブなプラシーボ反応を起こさせている例は多い）。そして病人の家族や友人も、病人と接したことでそれまでより思いやりやいたわりを見せるようになるかもしれない。ネイティブ・アメリカンやアフリカの部族文化の中には、癒しの儀式として村の住人すべてが病人のまわりに集まり、目に見える形で支援と思いやりを示すものもある。

思いやりといたわりが治癒に影響を与える可能性を示す証拠はあるだろうか？　データとしてはごく表面的なものしかない。いちばん印象的な研究は、出産のさいのドゥーラ（一種の産婆）の役割についての研究だろう。ドゥーラとは、出産の立会人だが特別な技術があるわけでも訓練を受けたわけでもなく、ただ出産しようとしている女性と一緒にいるだけの女性のことである。

■「ひとりぼっちは嫌」

アメリカの小児科医マーシャル・クラウス博士とジョン・ケネル博士がドゥーラの効果に興味を抱いたのは、中央アメリカの大きな病院での出産の方法を見たのがきっかけだった。彼らの報告によると先住民の文化では、出産する女性たちにはそのあいだずっと誰かが一緒にいるのが普通だった。ところが新しい病院では衛生と効率を理由に、出産をひかえた女性たちをそれぞれ小部屋に一人でおしこめて、ときどき看護師が見まわるだけにした。

クラウスとケネルは同僚たちとともに、何人かの女性にドゥーラとしての訓練をし、妊産婦たちをランダムに二グループに分けた一方に付きそわせることにした。このドゥーラたちは医学的なことや看護の仕方は教えられてはいなかったし、担当した妊産婦にそれまでに会ったことはなかったのだが、二つのグループには明らかな違いが出た。ドゥーラがついた女性たちは分娩が短時間で簡単に終わり、母子ともに出産後の合併症の発生が少なかったのである。この研究チームはその後アメリカでも女性がひとりで出産する病院を見つけ、ドゥーラを付きそわせることで同じような結果を得ている。

なぜドゥーラの存在がこのような違いをもたらすのだろうか？　次に挙げる個人的な体験がいい答になる。

■意外な訪問者

小児科医をしている友人——ここではショー博士としておく——は、手術の必要があると告げられた。彼女は自分が働いている病院に入院し、個室を与えられた。

手術前夜、病室で寝ているとき、ショー博士は自分がおびえていることに気づいた。そんなはずはない。自分は医師であり、明日受ける手術のことはよくわかっていて、大きな危険も異常な事態もないことを知っている。それなのに、彼女はおびえていた。

突然ドアがノックされ、開いたドアからシャルマ博士が姿をあらわした。インドから小児心臓病の専門家としての研修にきた女性医師だ。ショー博士は、シャルマ博士が寝袋と寝巻きをもってきたのを見て驚いた。そして驚きのあまり礼儀を忘れ「ここで何をしてるの?」と問いただした。「今夜はあなたの部屋で寝ようと思って」とシャルマ博士は答えた。「インドでは手術の前の晩に患者をひとりで寝かせることはないわ。心配しないで。あなたの邪魔はしないいし、音もたてないから。ただこのすみで寝るだけ」

ショー博士はあとになってこう言っている。「その瞬間、まったく予想外の、でもすごく大きな落ちつきが私を包みました。突然、一瞬のうちに緊張がすっかりからだから抜けていくのを感じました——思いやりのあるもうひとりの誰かがただそこにいるというだけで。それまでは自分がどれほど緊張しているか気づいてもいなかったのです」

思いやりと心づかいが治癒とどれほど深く結びついているか、それを教えてくれるおもしろい実験報告がもうひとつある。私としては、この話をもちだすのにはいささかためらいがある。というのも、これは心理学実験室で人工的な状況を作りだして行なわれた実験であり、その点で限界があるからだ。したがってこれは、あくまでも予備的な実験と考えるべきで、実際に病気がかかわる状況で確認する必要がある。しかしなにしろ非常に興味深いものなので、ここで紹介したいと思う。

■マザー・テレサの映像を使った実験

ハーバード大学の心理学者デイヴィッド・マクレランドは、環境からの信号と、抗細菌性抗体の免疫グロブリンAのうち口の唾液腺で作られるもの（唾液性免疫グロブリンA—略称SIgA）というタンパク質との関係を調査するチームのリーダーだった。病気の原因となる多くの細菌はまず口から入ってくるので、唾液性免疫グロブリンAは風邪などのありふれた病気から身をまもる第一防衛ラインといっていい。この抗体は量の測定が簡単なのでマクレランドたちの実験にはうってつけだった。被験者が試験管の中に唾を吐きさえすれば、分析用のサンプルがとれるのだ。

マクレランドたちが考案した実験はこうである——被験者として志願した学生たちにカルカッタで貧しい病人たちを援助するマザー・テレサのビデオを見せ、その前後に彼らの唾液性免疫グロブリンAの量を測定する。ビデオを見終わった学生たちの反応は実にさまざまだった。嫌悪感を抱いた者もいた。とても暗い気持ちになったと言う者もいた。ビデオに克明に描かれたカルカッタのスラムの不潔さとみじめさに、胸がむかむかしたと言う学生もいた。しかし、このビデオ全体にいたわりと思いやりの心があふれているという点では、全員の意見が一致した。唾液性免疫グロブリンAの量は、ビデオを嫌いだと言った学生も含め全員が増加していた。

ビデオを見せた直後、マクレランドは学生たちをランダムに二つのグループに分けた。そして実験群には、思いやりのメッセージを強化し持続させるように計画された一時間の作業をさせた。その作業とは、それまでの人生でビデオにあったような思いやりを感じた、個人的な出来事についてのエッセーを書くことだった。一方対照群の学生たちには、計算問題を解くといった面倒な仕事を与えた。そして一時間後にもう一度、唾液性免疫グロブリンAの量を測定したのである。

この第二段階では、二つのグループに著しい違いが現れた。どちらもビデオを見たあとは唾液性免疫グロブリンAの量が増加していたのだが、対照群のほうは一時間後にはビデオの影響が消滅していた。測定値は元の値にもどっていたのだ。しかし強化作業をしたグループのほうは、一時間がすぎても高い値を維持していた。

裏づけとなる証拠が他にないまま、この結果を医療の場にあてはめるのは危険だとしても、マクレランドたちの実験は、思いやりといたわりがどのようにして健康状態の向上につながるかを暗示している。第一に、いたわりに満ちた環境におかれることは、体内の製薬工場を刺激して治癒あるいは健康維持のための物質を分泌させる可能性があること、そして第二に、強化的なメッセージを与えることで時間がたってもその物質の分泌を促すことができることが予想できるのである。

医師あるいは医療チームからの思いやりを感じている患者が、二週間のあいだ毎日錠剤を飲むように言われたとしよう。患者は錠剤を飲むたびに、それがきっかけとなって医師が示した思いやりといたわりを思い出し、これで治るという医師への信頼感を呼びさまされるのではないだろうか。現に第3章でパークとコーヴィの実験に加わっていたひとりの女性は、プラシーボ錠剤を飲むたびに、病気を治すために自分でできることがあると、ポジティブに考えたと言っていたではないか。

錠剤を飲むことが強化作業となって、唾液性免疫グロブリンAの濃度を二週間ずっと高めておくのかもしれない。それなら第6章で見た条件づけ理論と合致する。実際の医療の場でこの実験どおりのことが起こるかどうかはまだ証明されていないが、証明するための実験はぜひとも必要だろう。

主導権とコントロール

主導権とコントロールには二通りの現れ方がある。第一は、自分で病気をコントロールできると患者が思うこと。第二は、自分にはまずできないが、信頼しているあの人にならコントロールできると患者が信じられることである。

心臓発作を起こした患者を対象にイスラエルで行なわれた古典的な実験の場合は、第二のメカニズムが働いたものと思われる。この実験では、良い結果を得た患者は医師または信仰にコントロールをゆだねていた。しかし私たちは、症状に対する患者本人のコントロールが高まることで治癒が促進される例に的を絞ろう。

■治療者としての主導権

治療における主導権についてもっとも重要な事実を教えてくれるのは、シェルドン・グリーンフィールド博士とシェリー・キャプラン博士が率いるチームによる一連の実験だろう。はじめ彼らは胃腸障害をもつ患者を対象に実験したのだが、のちにその他の慢性病に苦しむアメリカ国内各地の患者たちを見て、ほぼ同じことがあてはまることを発見している。

グリーンフィールドとキャプランは、最初の被験者たちをランダムに二グループに分け、主導権グループには特別の研修を実施した。研修の目的は、診察を受けるさいに多くの質問をしたり、医師に自分から注文をしたり、希望をはっきり伝えたりして積極的な役割をはたすよう患者に教えることだった。

研究者チームは患者たちの過去数回分の診察のカルテを調べ、患者が知りたがっていることをつきとめた。今飲んでいる薬は何のために処方されたのか？　今まで訊けなかったけれど、この薬には何か副作用があるのではないか？　食事で気をつけることを教えてもらえないだろうか……などなど。それから、次の診察では医師にもっとはっきり物を言えるように、患者に練習させた。

対照群も同じ時間をかけて研修を受けた。しかしこちらは、主導権をもたせることが目的ではなく、そのかわりに彼らの病気についてのレクチャーが行なわれた。カルテを検討することも、診察の練習をすることもなかった。

研究チームは事前に、すべての患者の診察風景をビデオにおさめていた。そして研修後の診察も録画した。それらを見てみると、主導権グループの患者たちには確かに研修の成果が出ていた。事前にとった彼ら自身のビデオと比べても、また対照群のビデオと比べても、研修後の患者たちはたくさんの質問をし、会話の主導権をより多くにぎっていた。

主導権グループの患者たちに起こった変化は、診察時だけのものではなかった。研修を受けた翌月このグループの患者たちは、お腹の具合が悪くなって日常生活に支障をきたすことがずっと少なくなったと報告したのである。症状がなくなったわけではないが、それで困るということはかなり減ったという。

一方、対照群の患者たちは、確かに病気について多くの知識を得た。主導権グループと比較しても、彼らの基礎知識のほうがあきらかに上だった。しかし翌月になっても、知識は彼らの健康の回復にはつながらなかった。

グリーンフィールドとキャプランは、この違いはひょっとしたら満足度の違いからきたのかもしれないと考えた。確かに、主導権グループの患者はたぶん診察への満足度がより高かっただろう。主導権ではなく満足感が治癒に影響を与えたのだろうか？　しかし調べてみると、主導権グループも対照群も診察と研修には同じくらい満足していたことがわかった。ひとつ違っていたのは、コントロールするというのがどんなものか知った以上、主導権グループの患者はこれからも積極的に診察を受けたいといい、前のような受け身の姿勢にもどる気はないと言ったことだった。医師たちの満足度は同じではなかった。何人かの医師は積極的な患者に対してはっきりと不満を表明した。これは多分、そういう患者にはより多くの時間と労力をとられるせいだろう。

グリーンフィールドとキャプランたちのチームは、さらに高血圧と糖尿病の患者にも実験を行なった。その結果をまとめると、医療の場でもっと主導的な立場をとるよう患者に教えることは、彼らの健康機能の回復に有効だった。そうした患者は仕事を休むことが少なくなり、日常的な活動を病気のせいで制限されることも減った。そして、全体としてなんとなく前より元気になった気がすると報告している。しかしそれと同時に、高血圧患者の血圧や糖尿病患者の血糖値のような測定値も、主導権をもつ訓練を受けた患者のほうが多く改善したのである。

意味づけはどのようにして治癒をもたらすのか？

治癒をもたらしやすい環境におかれた結果として、病気がもつ意味がポジティブなものになると、プラシーボ反応は起こりやすくなる。ここまでで、ポジティブな意味づけを可能にするのは、意味のある説明、思いやりといたわり、主導権とコントロールの三つのうちのどれか、またはその組み合わせだということがわかった。

そして体内でなんらかの化学的変化が起こり、意味の変化は健康に関係があると知られている物質——マクレランドの実験における唾液性免疫グロブリンA——の製造へと変換されるという、ひとつの手がかりをつかんだ。しかし、意味の変化が体内の製薬工場をどう刺激するのかという謎をとくための生化学的プロセスの研究は、まだほとんど手つかずのままである。これについては、もう少しあとで詳しく調べることにする。その前にもう一度、プラシーボ反応というコインの裏側、つまりノシーボ効果の話にもどろう。

第8章　ノシーボ効果

ある女性患者は、アヘンはどんな形で与えられても強い不安やひどい頭痛や吐き気をもたらすと私に言った。しかしそのときは彼女にどうしてもアヘンを使う必要があったので、普通の医学用語の「ティンクトゥーレ・オピイ　*Tincture Opii*」［アヘンチンキ］を使って処方箋を書いた。翌日私は、彼女が言っていたことが本当だとわかった。彼女はひどい頭痛と吐き気がして眠れぬ夜をすごしたというのだ。彼女の夫が言うには、彼女はそれまでも診察してもらったいろいろな医者の処方箋をいちいち読んで、あれこれ批評する癖があったらしい。数日後、私は薬の名前だけ「ティンクトゥーレ・テバキア　*Tincture Thebacia*」と変えて、同じ処方を出した。用語を変えただけで、私は彼女にかなりの期間アヘンを投与した。しかし今度は異常な作用はいっさい起こらず、頭痛も吐き気もまったくなかった。それどころか彼女はよく眠れるようになり、健康状態も回復したのである。そして彼女はこの新しい薬を大いに賞賛したのだった。

——ジョン・C・ガン（一八六一年）

読者の皆さんはもう、ノシーボ効果（ラテン語で「私はあなたに害を与える」の意）がどんなものかご存じだろう。

ネガティブな期待を抱けば、健康に悪い影響を与える可能性が高まることである。

ガン博士はずいぶん昔に、「ティンクトゥーレ・オピイ *Tincture Opii*」という名前の物質をとると具合が悪くなるという彼の患者の予想だけで、本当に症状が現れたこと——しかもその反応は、同じ物質を別の名前で与えたときには症状が現れなかった以上、摂取した物質の実際の化学的組成とはまったく関係がないことに気づいた。ノシーボ効果とはいったい何なのだろう?

パティの大きな恐怖

ある冬の寒い朝、三児の母で三七歳になるパティは、目をさますと膣からの出血に気づいた。これは妙なことだった。生理は一〇日前に終わっていたし、周期はいつも規則正しい。友人たちに、この世で絶対確かなことは、いつか死ぬことと、税金をとられることと、私の生理が始まる日にちだけよ、といつも冗談を言っていたほどなのだ。二日後、出血はおさまるどころか増えていたので、パティはかかりつけの婦人科医パルッチ博士に電話をかけた。

パルッチ医師は温かい人がらで知性的で愛想がいいので、パティは大いに信頼していた。ただ連絡をとるのが大変だった。患者の数が多いので、直接彼女と話すことがなかなかできないのだ。診察室の看護師のひとりシーラ・ガリソンは、かかってくるすべての電話の門番役をつとめており、その権力の座を楽しんでいる（ように見えた）。シーラは電話口でまず、当然のようにパティにいくつか質問をした。めまいや息ぎれはある？　吐き気は？　汗が出たり寒気がしたりする？　シーラの態度があまりに無頓着なので、パティは不安だった。そんなやりとりを五分ほどした後、パティはもっとはっきりした意見を聞かせてもらえまいかとシーラにたのんでみた。「あなたは何だと思う？」

「そうねえ。単なる生理不順ってこともあるし、最悪の場合はがんかもしれないしね」

「がん」ですって？　パティはその言葉に息をのんだ。彼女は大学を出たばかりの二〇代前半のころ、子宮内膜症の手術を受けていた。手術はうまくいったが、医師から、手術をしたことで不妊とがんの可能性はいくぶん高まったこと、その危険は年齢を重ねるほど高まることを告げられていた。目の前がまっ暗になったまま、パティは電話を切った。暗い考えが頭にしのびこんでくる。「きっと何でもないんだわ。ただ生理が不順になっただけ。でももしかして、大変なことの前兆だったらどうしよう？　ああ、もしがんだったら？　ポールや子供たちはなんて言うかしら。私はどうやって耐えていけるの？」　シーラとの会話を思い出すたびに、彼女はますますうろたえた。

二時間待ってもパルッチ医師の診療所から折り返しの電話はなかった。パティはもう一人のかかりつけの医師で、ホリスティック（全人的）医学の要素を診療にとり入れている内科医のグローバート博士に訊いてみようと決心した。幸いグローバート医師はすぐに電話に出てくれ、パティはまずそれだけで救われた気がした。彼は適切な質問をいくつかして、パティの答をじっくりと聞いた。「うーん……あなたの年齢だと、更年期の前ぶれではないな」。彼は考えこむ様子だった。「でも、女性のからだはいろいろなことに驚くほど影響されるんですよ。トラウマとか仕事とかストレスとかね。最近なにかストレスを感じていないですか？」

「そうですねえ……」

医師がさらに促すとパティは、このごろ疲れきっていること、三人の子育てで、洗濯物は次から次へと出てくるし、食事のしたくにいろいろな用足しと、自分の時間が全然ないと感じていることを認めたのだった。夫のポールは協力的ではあるものの、彼女のために何をしたらいいかわからない様子なのだ。

「あなたはリラックスする必要があるようですね」。グローバート医師は助言した。「でも誤解しないでください――あと二、三日様子をみて出血がひどくなるようなら、絶対にパルッチさんのところへ行ってください。でもとりあえず私の言うことを聞いてみてくれませんか？　今日一日を自分だけの休日にするんです。山へハイキングにでも行って、何もかも忘れなさい。この件が落ち着いたら、一度私のところへ診察にきて、もっとゆっくり話しましょう。いいですね？」

「わかりました。お時間をさいていただいて、ありがとうございました、先生」

パティは電話を切ると、深い安堵のため息をついた。彼女はまさに、こういう会話を必要としていたのだ。信頼する誰かに、元気づけるような声で大丈夫だよと言ってほしかったのだ。彼女はその日、言われたとおり長い散歩に出かけた。そして翌朝目ざめてみると、出血は止まっていた。これは単なる偶然だろうか？　回復にどんな要因が作用したか本当のところはわからない。それはパティも承知していたが、それでも彼女は、思いやりをもってよく話を聞いてくれる医師に電話したおかげだと考えたかった。

医療の呪い

パティは一日のうちに、医療に関係する二つの非常に異なった体験をした。第二のグローバート医師との体験は、意味づけ仮説のよい実例である。彼との電話でパティは、話をよく聞いてもらうこと、思いやりを示されること、ストレスの多い生活をそれまでより自分でコントロールできることを実感した。私たちの仮説にしたがえば、この変化が彼女の体内の製薬工場に作用して出血を止めさせたと考えられる。しかしグローバート医師がたまたま急患で診療所を留守にしていたら、そしてパティがその日相談できたのがあの看護師シーラ・ガリソンだけだったとしたら、どうだろう？　何が起こっていただろう？

パティがアンドルー・ワイル博士のいう「医療の呪い」の犠牲者になっていたことは十分ありうる。ワイル博士は、医療関係者が口にする、ほとんどの場合まるで悪気のない言葉を、原始的な文化における呪いと同じだという。そうした文化をもつ地域では、強い力をもつ魔術師に呪いをかけられたと信じた人は、本当に病気になり、死んでしまうことさえあるのだ。確かに、シーラとの電話を終えたときパティが感じた絶望感は、「ブードゥーの死の呪い」をかけられた人が即座に感じる気持ちと似通ったものだったろう。

ノシーボ効果とプラシーボ反応とのつながりは何か？

ノシーボ効果について広範な研究を行なったロバート・ハーン博士は、本当のノシーボ効果とプラシーボ効果の副作用とを区別する重要性を強調している。エイドリエンヌとバーニスの例を見てみよう。

かりにエイドリエンヌが、第5章に出てきたルパレロ博士の喘息《ぜんそく》の実験（九三〜九四ページ）の被験者だとする。彼女は呼吸が楽になる薬を与えられたが、逆にこれは呼吸を苦しくする薬だと告げられる。すると彼女はゼイゼイいって、咳をしはじめる。一方バーニスは、膀胱炎《ぼうこうえん》に効く新しい抗生物質の実験で、本人には知らせずにプラシーボのグループに入れられたとする。バーニスはプラシーボを飲むことで膀胱の症状はよくなったが、吐き気を感じるようになる。そして吐き気について尋ねられると、新しい薬のせいだと決めこんでいる。なんといっても吐き気は薬の副作用としてごくありふれたものだ、と彼女は思っている。

ハーンの定義では、エイドリエンヌの例は本当のノシーボ効果である。彼女は悪くなることを予想し、実際にそうなった。反対にバーニスの場合は、よくなることを期待し、実際、全体としてはよくなったのだが、その過程で副作用が出た。ハーンに言わせれば、エイドリエンヌのような例——ポジティブなプラシーボ反応のまったくの裏がえし——だけをノシーボ効果とよぶべきなのである。

幸い、エイドリエンヌのノシーボ効果もパティの場合と同じようにすぐ消えてしまった。それならノシーボ効果が長引いたらどうなるのだろう。

ノシーボ効果で死ぬことはあるか?

アンドルー・ワイル博士がノシーボ効果を「医療の呪い」と呼び、魔術師の絶対的な力を信じている文化における「ブードゥーの死の呪い」にたとえていることは前の項で書いたとおりである。どうやらブードゥーの社会では、自分に死の呪いがかけられたと聞いた人の中には、本当に病気になって死んでしまう人がいて、その原因は西洋医学ではわからないようなのだ。ブードゥーの死の呪いについては、一九四二年に生理学者ウォルター・キャノンがはじめて科学的事実として報告したのだが、今日では多くの批判をあびている。原始的な文化に詳しい人類学者たちは、西洋の科学者はロマンチックな話にだまされているだけで、そうした話はじつは伝説にすぎないと言っている。

ブードゥーの死の呪いが本当にあると信じられていたころ、アメリカの科学者たちは心臓について研究し、深刻な精神的ストレスが論理的に心臓の拍動に致命的な異常を引き起こす可能性のあるメカニズムを発見した。そして、科学者が患者を厳密な監視下におき、注意深く記録したケースの中に、少なくともひとつは、ノシーボ効果による死と思われるものがある。それは第1章で見たラウン博士とミセスSのケースである(一九~二〇ページ)。ミセスSの「略語による死」は純粋なノシーボ効果だろう。

ノシーボ効果には他にどんな実例があるだろうか。ハーン博士はいくつかの医学論文を検討した中から、工場や事務所や学校でしばしば起こるいわゆる集団ヒステリーの例を挙げている。

ノシーボ効果と医学的な集団ヒステリー

医学的な集団ヒステリーの例はけっこう多く、報告されていないものもあるようだ。次に挙げるのは、典型的な例である。

■イースト・テンプルトンの毒物事件

一九八一年五月二〇日の朝、マサチューセッツ州イースト・テンプルトン一〇二番地で、小学生たちはバスに乗りこみ近くの高校へと向かった。その晩高校で開かれる恒例のスプリング・コンサートに、合唱隊として参加するリハーサルのためである。到着後小学生たちは、他の学校からきた三〇〇人の生徒と講堂で合流した。

三〇分ほどリハーサルが進んだとき、突然数人の子供が床に倒れた。のどと腹をおさえ、吐き気や腹痛や呼吸困難を訴えている。教師は倒れた子供たちを外へ連れだしたが、講堂内の子供が次々と倒れたので、ついに消防署に連絡した。結局四一人の子供に最初のグループと同じような症状が出たが、さらにめまい、衰弱、目のかゆみ、失神などが加わっていた。子供たちは病院に運ばれ、検査を受けて、異常はないからコンサートに出るのに支障はないと言われた。興味深いことに、倒れた子供はひとりを除いた全員がイースト・テンプルトン小学校の子供たちだった。しかし事件はこれだけでは終わらなかった。

その夜の本番で、合唱隊の最前列にいた女の子が倒れ、朝と同じような連鎖反応が始まったのだ。ただし今回は、手足の麻痺という症状が加わっていた。本番中に二九人の子供に症状がでた。彼らは大急ぎでまた病院に運ばれた――しかし当直医は、全員が医学検査にもレントゲン検査にも血液検査にも異常はなかったと報告したのである。それでも、重症の一五人は吐き気がおさまらず、一晩を病院ですごしたのだった。

二日後、救急治療室から出された追加報告では、運びこまれた子供たちのうち一三人の尿に殺虫剤やプラスチックに含まれる化学物質(n―ブチルベンゼン・スルホンアミド)がごくわずか検出されたということだった。集団的な毒物中毒の可能性が疑われたため、保健所は詳しい調査をはじめた。その結果、驚くべきことがわかった。

尿検査では、症状が出なかった子供たちの多くからもn―ブチルベンゼン・スルホンアミドが検出された――そして結局その物質は、尿を採取するプラスチック容器の内側から出たものとわかったのだ。ガラス容器で採取した尿には化学物質の痕跡はなかった。

最終的に、子供たちに現れた症状と結びつく要因はひとつしか考えられなかった。それは、最初に倒れた仲間を見たということである。しかしテンプルトンの住人の多くは、子供たちは何か毒物にさらされたのだといつまでも信じていた。

この事例は最終的には医学雑誌に報告され、今いったとおりの事実が活字になって公表された。医学的な集団ヒステリーは、事業所でも数多く報告されている。今度はいくつかの例を再構成した物語で、そうした事例に共通するものを見てみよう。

ある工場あるいは事務所で、数人の社員が嫌な臭いを感じる。なんらかの有毒ガスがもれる事故があったという噂が流れはじめる。その間に、一人か二人が気を失ったり、ひどい頭痛や吐き気を訴える。やがて他の社員たちも全員が頭痛や吐き気を訴えはじめ、気を失う者もでてくる。その日の終わりには三〇人も四〇人もが同じ症状で地域病院の救急治療室にいるかもしれない。その後徹底的な調査が行なわれ、臭いのもとが特定される。それは不快な臭いではあるが、人体にはまったく無害だったことがわかる（ハーンによれば、集団ヒステリーの信頼できる報告で、最終的に九〇〇人以上がまきこまれた事例があるということだ）。

調査が終わってみると、最初に具合が悪くなった数人の社員はもともと健康状態に問題があり、そのために症状が出たのであって、「ガス」とはほとんど無関係だったという場合が多い。他の社員たちは、自分も臭いを感じているときに仲間が具合が悪くなったのを見て、「ネガティブな予想の連鎖反応」に加わったのである。当然、具合が悪くなった人が多ければ多いほど、大変なことが起こっているという暗示も強く働き、さらに多くの人が倒れることになる。

ノシーボ効果は本当にあるという証拠はこれで十分だろう。今度はそれをどう評価すべきか考えてみよう。

私たちの意味づけ仮説が正しいとすれば、パティにグローバート医師が接したようなやり方で患者が扱われれば、ポジティブなプラシーボ反応が起こるだろうと予想できる。患者が、医師や看護師は話をよく聞いてくれないとか、説明が十分でないとか、思いやりがないとか、自分は無力だとか感じたら、ノシーボ効果が起こる可能性がある。ということは、複雑であまりに機械的になりやすい現代の医療システムにおいては、ノシーボ効果は決して珍しいものではないはずである。

ノシーボ効果に独立した名前を与えるべきか？

実際に「ノシーボ効果」を独立した現象とみるべきだろうか？　この答は、それをもたらす身体的なメカニズムがこれから先、明らかになるかどうかにかかっている。すでに見たようにハーン博士は、ノシーボ効果を心のレベルで見れば、多くの研究者がプラシーボ反応をもたらすと考えているメカニズムと同じもの、つまりある人の期待あるいは予想によって起こると考えている。次の章では、プラシーボ反応をもたらすと思われるいくつかの化学的経路を検討するつもりである。将来の研究によって、ノシーボ効果をもたらす経路がプラシーボ反応を起こすものとまったく違うことが証明されれば、まったく別の反応に別の名前をつけるのは当然ということになるだろう。

しかし私自身は、二つの化学的経路はほとんど同じだろうと推測している。というのは、これから検討する化学的経路はどれも、そこで作る治療物質をたくさん作ることもあれば、十分作らないこともあるからだ。パティのケースでは、どちらの電話のときも同じ化学的経路――ストレス経路――が彼女の反応にかかわっていたと私は確信している。シーラ・ガリソンとの電話のあとはストレス物質が増加し、グローバート医師と話したあとは減少したのだと思う。そうだとしたら、私は両方にひとつの言葉、「プラシーボ反応」を使うことを主張する。私たちはプラシーボ反応の定義を、シンボル的な意味が変わることでからだに変化が起きることと考えているのだから。この定義では、変化は良くても悪くても当てはまるのである。

これから先の章では、ノシーボ効果の概念はあまり必要ではない。これから先、私たちの興味の中心は自分の健康を高めるために何ができるかなのだから、当然ネガティブな変化よりもポジティブな変化のほうがずっと大切なのである。しかしノシーボ効果が重要なことにかわりはない。それは期待がからだに変化を起こすことの、科学的な証明のひとつなのである。

第9章　意味づけからからだの変化へ——生化学的経路

ネズミが私の人生を生きるとどんなことになるか、それがわかる実験を考案した人は今まで誰もいない。

——アシュリー・ブリリアント

これまででプラシーボ反応は、私たちが期待することと過去における治癒の経験によって起こりうることがわかった。そうした期待や記憶が、病気という経験に私たちが与える意味を介して私たちの心に作用することもわかった。病気について私たちが自分や他者に語る物語は、病気という状況に意味を与える主要な方法である。ここでそろそろ心身をつなぐ経路を最後までたどって、プラシーボ反応の科学的な全体像を描くべきだろう。

体内の経路——一連の原因と結果を表わすのに科学者がよく使う言葉である——については、すでに少し紹介した。この章では、病気という体験がもつ意味の変化に始まり、私たちの気分やからだの機能の変化にいたるそうした経路に注目する。これらの経路が活性化した結果として生産される生化学物質は、私たちがこれまで一般向けに「体内の製薬工場」と呼んできたものを、科学的に言いかえたものである。

科学はまだ、プラシーボ反応を説明する唯一の経路というものを発見してはいない。プラシーボ反応の不確実性や多様性からみて、あるときはこの経路、またあるときは別の経路で作用すると考えるのがいちばん妥当だろう。どうやら私たちの体内の製薬工場は、棚に多種多様な生化学物質をストックしているようなのだ。私はこの章で、すでにわかっている三つの心身相関的な治癒の経路を挙げ、それぞれの経路の特徴を指摘しようと思っている。こうした特徴こそ、プラシーボ反応がいかにして体内の製薬工場を始動させるかを科学的に説明する手がかりになるからである。

プラシーボ反応の経路を考えるにあたり、脳の解剖学的構造と脳の化学作用についての最新の考え方を見ておこう。まず古典的な還元主義［生命現象は物理的、化学的にすべて説明できるとする説］と最新の神経科学との比較から始める。

意味と脳化学

還元主義は、あるものを構成する小単位——理想的には分子や原子のレベル——の行動を実際に測定して理解できないかぎり、本当に理解したことにはならないと考える。還元主義的思考は科学や医学の多くの分野で支持されてきたが、なかでも近年多くの実りをもたらしている分野に精神医学がある。「生物学的精神医学」の旗の下、多くの医師は意味や意識について考察することをやめ、もっぱら脳内の化学物質に興味を集中させている。

生物学的精神医学は、まさに時流にのった感がある。これまで長いあいだ、精神分析学者たちは、統合失調症、うつ病、躁うつ病などの深刻な精神疾患患者に「対話療法」を試みてきたが、限られた成果しかあげてこなかった。一九五〇年代以後それらの疾患の治療に新しい薬が導入されるようになると、旧来の「対話」療法との違いは歴然としていた。分子レベルの治療は、対話療法よりはるかに強力で満足すべき成果をあげたのである。「患者が何を考えているかとか、この経験が彼にとってどんな意味があるかとか、そんなことは忘れてしまえ。脳のどの部位でどの分子がうまく機能していないかをつきとめて、それをうまく直せばいい」と精神科医が考えたとしても、責めるわけにはいかない。

生物学的精神医学が流行し、近年それが成果をあげているという事実（うつ病の薬プロザックなど）が大衆的なメディアで喧伝されているからこそ、現代の神経科学の最先端はそれとは別の方向に向かっていることをぜひとも指摘しておかなければならない。さらに、生物学的な精神医療に批判的な研究者は、事実を注意深く検証すれば、現代の精神病薬の多くがプラシーボより効くという証拠は実はどこにもないと主張していることも忘れてはならない。現代のこの種の神経科学は、確かに還元主義と同じように脳スキャンや脳のプロセスの正確な解剖学的部位や分子の行動に興味を抱いている——しかし、それと同時に意味や意識も無視してはいないのである。

還元主義者にとっては、プラシーボ反応はこれまでも、そしてこれからも謎だろう。乳糖（ラクトース）を錠剤にして飲んだところで、私たちの知識が及ぶかぎりでは脳にもからだの他の部分にも、測定できるような生化学的な影響はないはずなのだ。どうして乳糖の錠剤が痛みを緩和するはずがあろうか？　しかし最新の神経科学にとっては、プラシーボ反応が起こらないことのほうが不思議なのだ。なぜなら、プラシーボ錠剤を飲むことに患者がなんらかの意味づけをすれば、次のような一連の現象が起こるからである。

一、患者の考え方が変われば、脳内の化学作用も変化を受ける。意識と脳の化学作用には相互関係があるからだ。

二、脳内の化学作用が変化すれば、脳と身体の他の部分をつなぐ生化学的経路も変化する可能性がある。

三、脳と身体をつなぐ経路に変化が起これば、それらの経路の影響を受ける身体の組織も変わる可能性がある。

四、生化学的な影響を受けて身体の組織が変化すれば、治癒が起こるかもしれない。

ここでひとつ疑問が残る。そういう生化学的な経路のいずれかを特定できるのだろうか？　前にも述べたように、希望のもてそうな経路は三つある。「もてそう」と言ったのは、患者がプラシーボ薬を飲んだり他の方法でプラシーボ反応が誘発されたりしたときに、それらの経路が変化したという証拠はまだ少ないからである。残念なことにこれまで私が取りあげてきた研究は、この生化学的経路を測定していないのだ。したがって意味づけやシンボル的な意味についての理解と生化学とを直接結びつけるデータは事実上存在しない。デイヴィッド・マクレランド博士によるマザー・テレサのビデオを使った実験は、興味深い例外なのである。しかし、この三つの経路はその他の精神的あるいは意識的プロセスに影響されやすいという、一般的な証拠ならある。私たちがついに意味と生化学とをつなぐのに必要な実験をするときがきたら、この三つの経路をまず調べるべきだろう。

エンドルフィン経路

一八〇〇年の医師に広く使われていた薬と、現在使われている薬とを比べてみれば、両方のリストにのっている薬はほんの少しだろう。その数少ない中のひとつは、アヘン系の麻酔性鎮痛薬である。何十年も科学的な研究をしてきたにもかかわらず、医学は激しい痛みを緩和する薬としてモルヒネやそれに類するアヘン誘導剤にまさるものを発見できないでいる。

最近になって、アヘン誘導剤のような薬品がどのようにしてからだの細胞に作用するかがわかってきた。細胞の外側を包んでいる細胞膜は、化学的に非常に複雑な構造をしており、レセプターという特殊な部位をもっている。そしてレセプターを構成する分子は、その細胞に近づいてくる他の分子のパターンとぴったり合うようになっている。レセプターは細胞表面に他の分子を置くための「駐車スペース」と考えてもいい。ただしそれぞれのレセプターはどんな「車」でも停められるわけではなく、ある特定の分子の「車」しか停められない。

体内を漂ってきた分子は適合するレセプターの近くにさしかかると、ちょうどジグソーパズルの二つのピースが合うようにぴったりとはまりこむ。細胞上の特定のレセプターにはひとつの特定の分子しかつながらない。またある特定の分子に適合するレセプターは、特定の細胞にしか存在しない。だからある化学物質——薬品であれ、ホルモンであれ、体内で分泌される他の伝達物質であれ——は特定の細胞に作用し、それ以外の細胞にはなんの影響も与えないのである。

細胞外からきた分子がレセプターに結合すると、細胞内の化学工場は新しい物質を作りはじめる。そしてその物質が、今度は細胞自体の機能を変化させる。つまり外からきた分子は、実際に細胞の中に入りこまなくてもその細胞の行動を変化させることができるのだ。ふつうは一定の時間が経過すると、細胞のレセプターは外からきた分子を解放し、分子はふたたび漂っていく。こうして分子が離脱すると、体内の化学工場は停止し、細胞はもとの状態にもどるのである。

いろいろな細胞の細胞膜にあるレセプター部位によって、からだはそのすべての組織や器官の機能を調整している。からだには移動するさまざまな伝達物質があり、それがいろいろな細胞内の化学的プロセスのスイッチを入れたり切ったりする。そしてレセプターと分子の適合により、メッセージは正しい細胞にだけ伝達されるのである。今では、医師の処方する薬の多くが効くのは、それが細胞膜のレセプターに結合するからだということがわかっている。多くの場合、薬の分子がたまたまからだの細胞に合う伝達物質の分子と非常に似た形をしているときに、これが起こる。薬の分子の形がジグソーパズルの形に合って、細胞膜に結合できるわけだ。モルヒネのような薬はこのケースである。それについて説明しよう。

まず最初に、人間の脳細胞に、特にモルヒネやそれに類する化合物に適合するらしいレセプターがあることが発見された。このレセプターの位置によって、なぜモルヒネ類が痛みの緩和に非常に有効かの説明がついた。さらに研究が進むと、からだにこうしたレセプターが存在する理由がわかった。からだは、化学構造がたまたまモルヒネとそっくりで、同じ細胞レセプターに結合する伝達物質を、みずから作っていたのだ。この「体内モルヒネ」物質は、「エンドルフィン」と名づけられた。

その後の研究により、脳組織内のエンドルフィンは痛みの緩和と関係していることが明らかになった。過度に分泌されると、麻薬を摂取したのと同じような陶酔感や高揚感さえもたらすことがわかった。ランニングやウェイトトレーニングをする人はエンドルフィンの分泌による高揚感を感じ、そのせいでランニングやトレーニングが一種の中毒になるのだという意見もある。

科学者たちはエンドルフィンが作られる脳内の部位をつきとめており、中脳水道灰白質と延髄腹内側部が特に重要だとしている。ラットの中脳水道灰白質に電気刺激を与えると、そこの細胞が分泌するエンドルフィンが増えた。そしてそのラットは覚醒したまま腹部の手術を受けても、痛みを感じる様子はなかったという。しかし人間を対象にエンドルフィンの研究をしようとすると、実験上ひとつ問題があった。それは医学者が血液脳関門とよぶものである。わたしたちのからだのほとんどの部分は、わりあい緊密に血流とかかわりあっている。たとえばある患者が心臓発作を起こしたことがあるかどうかは、静脈に注射針を入れて循環している血液を採取し、それを検査すればわかる。心筋がダメージを受けると特定の化学物質が放出され、それが血液に入って全身を循環するため、どこの血液を採取しても簡単に検査できるのだ。

ところが脳は、おそらくは安全上の理由から、他の部分よりしっかり保護されているため、脳内の分子がからだの血流に入ることは非常にむずかしく、血流内を循環している化学物質が脳組織に入って影響を与えることはさらにむずかしい。エンドルフィンはおもに脳組織内で作用しているので、血液内のエンドルフィン濃度を測定して、どれくらいの量のエンドルフィンが放出されているかを推定することもむずかしいわけだ。ラットを使った実験なら、ラットの脳組織のサンプルをとってエンドルフィン濃度を知ることができる。しかし誰にでもわかるように、人間を対象にした実験では普通はそんなことは不可能だ。そういうわけで、エンドルフィンの研究の多くはおそろしく遠回りな測定法に頼らざるをえないのである。

プラシーボ反応とエンドルフィンを関連づけようとした最初の実験が、まさにそうだった。カリフォルニア大学サンフランシスコ校のジョン・レヴィン、ニュートン・ゴードン、ハワード・フィールズの三人は、すでに他の研究で明らかになった事実を利用することにした。ナロキソンとよばれる薬はモルヒネの拮抗薬で、モルヒネの効果を妨げたり止めたりする。この薬の分子はモルヒネのジグソーパズルの形に十分似ているために、細胞のモルヒネ・レセプターにしっかり結合できる。しかし、モルヒネと結合したときと同じ化学作用を細胞内に起こすほどには似ていない。そのためナロキソンの分子は、痛みを消すための行動を細胞に促すのではなく、モルヒネのための駐車スペースを横どりすることでモルヒネの作用を妨げる。患者がモルヒネの過剰投与によって死ぬ危険があるときには、これは非常に有効だ。ナロキソンを一回注射すれば、数分のうちにモルヒネの過剰投与による症状は消えてしまう。

　エンドルフィンの化学構造はモルヒネの化学構造とそっくりであるため、ナロキソンの影響も同じように受けるものと考えられる。少なくともレヴィン博士たちが今から二〇年ほど前に実験した時点ではそう考えられていた。ナロキソンはすでに多くの実験によって、モルヒネの強力な拮抗剤であることが証明されていたのだ。そこでレヴィンたちもある実験を思いついたわけである。

　レヴィンたちのチームは、親知らず（第三大臼歯）を抜歯して痛みのある患者をあつめ、プラシーボの注射をした。そのうち一部の被験者にはナロキソンを注射した。予想どおり、多くの被験者はプラシーボを注射したあと痛みがやわらいだと報告した。しかしナロキソンの注射を受けた被験者たちは、他の被験者よりずっと早く痛みがぶりかえしたと報告した。この結果から見ると、プラシーボがどんな効果をもたらしたとしても、それはナロキソンによって打ち消されたと考えられる。レヴィン博士たちはこれを状況証拠として、プラシーボによる痛みの緩和は脳内にエンドルフィンが分泌されたことによって起こることが証明できたと報告した。

　この報告は、すべてが確認できたのではないにしても、大きな反響を巻きおこした。なぜならこの発見は、初めてプラシーボと体内のひとつの生化学的経路とを結びつけ、少なくとも理論的には、プラシーボが効果をもたらす理由に説明をつけたからである。しかし彼らの発見は過大評価されたふしがある。論評の多くに「ついにプラシーボの作用がわかった」と書かれていたのである。

　すでに見てきたように、プラシーボは痛みの緩和だけでなく、もっとずっと多くのことをする。ほんの一例を挙げるだけでも高血圧患者の血圧を下げ、糖尿病患者の血糖値を下げ、ときには悪性腫瘍の退縮さえも起こすようなのだ。現在のところエンドルフィンがそれらすべてに関係していると信じる根拠はないから、エンドルフィンと痛みの緩和が結びついたからといって、すべてのプラシーボ反応を説明したことにはならない。

医学評論家はこの点にはあまりふれていないが、レヴィンたちの研究にはもうひとつ限界がある。エンドルフィンがプラシーボによる痛みの緩和に関係していることがわかっても、プラシーボを与えられた患者にエンドルフィンの放出が起こる人と起こらない人がいることの説明にはなっていないのである。この違いを理解するためには、それぞれの患者が痛みの経験およびプラシーボを与えられることにどんな意味づけをしているかを把握する必要がある。プラシーボ投与後の患者ひとりひとりのエンドルフィン濃度を測定することができ、そのデータを各人がその体験に付与した意味についてのデータと照らし合わせることができたなら、そのとき初めてプラシーボが——少なくとも痛みの緩和について——どう作用するかに確固とした説明がついたと言えるだろう。エンドルフィンだけを見て意味づけやシンボル的な意味を見なければ、私たちは物語の半分しか読んでいないことになる——半分でも興味深くて大いに心をそそられはするが、それでもまだ残りの半分があるのだ。

レヴィンのチームや他の研究者たちによるその後の実験により、事態はさらに錯綜した。第一に、追加実験をしたところ、プラシーボのあとにナロキソンを注射しても痛みの増減に一貫したパターンは見られなかった。第二に、ナロキソンそのものが当初考えられていたより複雑な物質で、エンドルフィンの作用に影響しなくても、それ自体で痛みを悪化させる力があるらしいことが追加実験からわかってきた。こうした実験結果は、ナロキソンに対する反応を見ることでエンドルフィンの作用がわかるという前提に疑いを投げかけるものである。

もっとも有望な仮説は、いくつかの異なったエンドルフィンの経路あるいはシステムの発見からもたらされた。今では、少なくとも五つの異なったタイプのエンドルフィンと三種類のエンドルフィン・レセプターがあると見られている。エンドルフィン・レセプターの一部は脳内に群がって存在している。それらのレセプターと結合する薬をとることで痛みが緩和されるわけだ。また別のレセプターは脊髄の各所に存在し、これが発見されたことで脊髄麻酔や硬膜外麻酔が効くことに説明がつく。

いずれにせよ、エンドルフィンが作用するシステム自体が非常に複雑だということである。単にプラシーボはエンドルフィン経路のスイッチを入れて痛みを緩和すると言うだけでは、科学的な説明としてはまったく不十分なのだ。いつの日か、このプラシーボ反応はこのエンドルフィン分子がこのレセプターに結合することで起こり、あのプラシーボ反応はあのエンドルフィン分子があのレセプターで活動して起こる、とわかるようになるのかもしれない。

第6章に出てきたニコラス・ヴァウドゥリス博士による腕の痛みの実験を思いだしてほしい（一一八〜一二〇ページ）。後にガイ・モンゴメリーとアーヴィン・カーシュ博士も使用した実験法である。モンゴメリーとカーシュは、エンドルフィンについてわかっていることを考えあわせると、その作用は局所的ではなく全身的であるように見えると述べている。ならば、もしエンドルフィンの放出をうながすことでプラシーボ反応が起こるのなら、右腕と同じように左腕にも、からだのどの

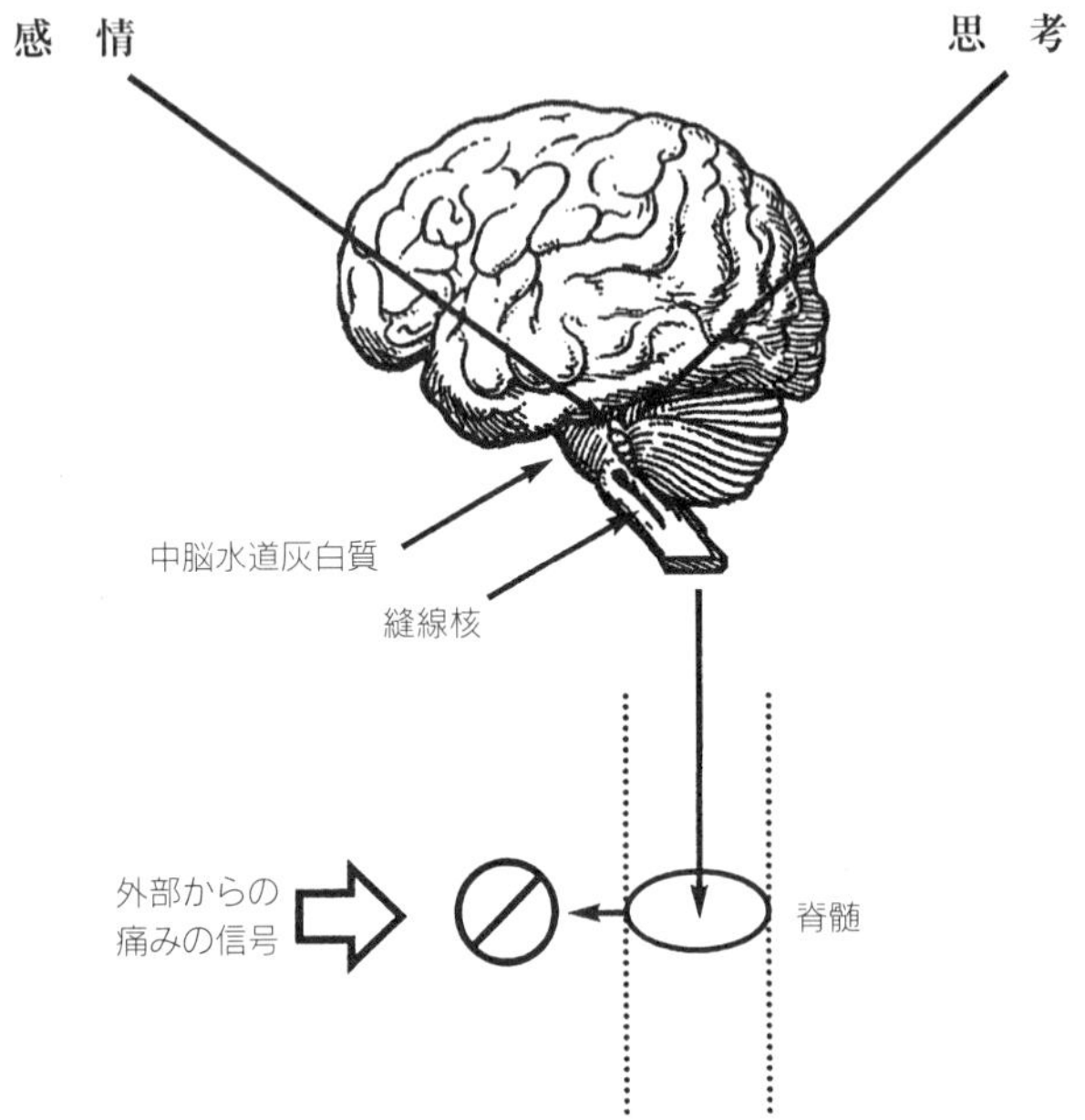

エンドルフィンを分泌する脳細胞は、中脳水道灰白質、縫線核近辺の延髄腹内側部などにある。中脳水道灰白質は、感情と思考をつかさどる他の脳中枢と密接なつながりをもつ位置にある。中脳水道灰白質と縫線核とのあいだは、いくつかの神経細胞によって直接つながっている。縫線核から出る細胞は脊髄を下行し、脊髄内のエンドルフィンを分泌する部分にまだ連なっている。これらの神経経路を作動させ、エンドルフィンを分泌することで、脊髄（普通なら身体各部からの痛みのメッセージを脳まで伝える）に達しようとする痛みの信号は弱められたり、くい止められたりする。

部分にも影響が及ぶはずだ。そこから彼らは、自分たちの実験ではプラシーボは痛みを軽減させたが、それがエンドルフィンの放出によるということはあり得ない、と結論している。被験者の反応はプラシーボのクリームを塗った箇所に限定されていたからである。

もうひとつの可能性がある。エンドルフィン・レセプターのあるものは脳内に、またあるものは脊髄に集中している。私たちが左腕の痛みが軽減することを期待し、右腕には期待していないとすれば、脊髄の左側は刺激されてエンドルフィンを放出するが、右側は刺激されないだろう。この考えは、エンドルフィン経路は科学者たちの言う下行性神経経路だという意見を補強する。つまりこれは、エンドルフィン経路は脳に始まり、脊髄を通って下行し、最終的には末梢神経を通って身体表面の特定の部位に影響を与えるという考えである。動物実験では、脊髄内部の神経経路の一部を切断すると、脳内のエンドルフィンは痛みを緩和できないことがあった。エンドルフィンによる痛みの緩和のあるものは脳内に起源してすぐさま全身に及び、また別のエンドルフィン経路の効果は局所的なのではないだろうか。

プラシーボとエンドルフィンの問題に対する最善の答としては、少なくともプラシーボによる痛み緩和の一部と、おそらくは不安や息切れへのプラシーボの効果は、プラシーボがエンドルフィンの放出をうながすことで起こるのではないかと強く思われる、といったところだろう。しかし厳密にどのエンドルフィン経路が関与し、脳や神経系のどこで作用しているかは依然として謎である。

最近のある研究は、おそらくエンドルフィンの作用を裏づけ、プラシーボ反応の複雑さを示すいちばん良い証拠をもたらしたといえるだろう。イタリア、トリノのマルティナ・アマンツィオ博士とファブリッツィオ・ベネデッティ博士は、心理学実験室でプラシーボによる痛みの緩和についての非常に複雑な実験を行なった。期待と条件づけを用いた実験をした二人は、どちらもなんらかのプラシーボ反応をもたらすが、二つを組み合わせることでさらに強い反応が起きることを発見した。

アマンツィオ博士らは、期待だけで起きたプラシーボ反応はナロキソンを注射することで完全に打ち消されたと報告している。そしてナロキソンを単独で投与した場合は、被験者の痛みの強さは変化しなかったという。また条件づけだけで起きたプラシーボ反応の場合は、無条件刺激として与えた薬の種類によってナロキソンへの反応が異なっていた。モルヒネを使って条件づけをすると、プラシーボ反応はナロキソンの投与で打ち消される。モルヒネなどアヘン属の薬品とは別の鎮痛薬であるケトロラク（商品名トラドール）を使って条件づけをすると、条件づけによって起こったプラシーボ反応はナロキソンの影響を受けなかった。

そこで彼らは、プラシーボによる痛みの緩和が期待だけで起こった場合は、エンドルフィン経路の活性化が原因だろうと推測している。そして条件づけによって起こったプラシーボ反応の場合は、それをもたらす経路を厳密に特定するのは条件づけに用いた化学物質の種類ということになる。

次に、私たちの心身に大きな影響を与える第二の仕組み、ストレス経路について考えてみよう。

ストレス－リラックス反応

ストレス経路は、二〇世紀の医学が生化学と心との相関関係を見出したもっとも古い例である。

それにもかかわらず、この経路とプラシーボ反応を直接結びつけた研究はほとんどない。意味の変化とからだの状態の変化とをつなぐ可能性のある生化学的経路を調べようと思ったら、ストレス経路を無視することはできないはずだ。その理由は次のとおりである。

・生化学的ストレス経路が精神状態に強く影響されることは、過去数十年間で明らかになっている。

・生化学的ストレス経路が以下のような多くの疾病の経過に関係していることもわかっている。高血圧／動脈硬化／心臓発作／骨粗鬆症《こつそしょう》／記憶の減退／早い老化／胃潰瘍／線維筋痛症（慢性の痛みを伴なう）／慢性疲労症候群／湿疹／感染症へのかかりやすさ

したがって将来「プラシーボ反応研究所」が設立されて、この現象のあらゆる側面を何から何まで徹底的に研究する日がくるとしたら、ストレス経路は体内の製薬工場で主要な役割をはたす有力な「容疑者」として、絶対に研究対象のひとつになるだろう。

当然、ストレス経路はその人が経験するストレスの強度によってスイッチが入ったり切れたりする。ここでまず、ストレスの基本的な定義を統一しておく必要があるだろう。というのも現在、私たちはストレス経路を研究した先駆者である過去の生物学者たちの見解とはまったく違う考え方をしているからだ。私たちにとってのストレスは、職場で上司にどんな目にあわされたかとか、どっちが車を使うかでティーンエイジャーの子供と口論したとか、実に多岐にわたるものである。しか

し今あげたような例は、からだの反応ではない。からだにストレス反応を起こすかもしれない外部からの信号である。生物学者はそこを厳密に区別するために、こうした外部からの信号や出来事を「ストレス要因」とよぶ。したがって「ストレス」という用語は、ストレス要因にさらされたときにからだに起こる変化だけを指すわけである。

ストレス経路を詳しく見てみよう。

・脳内の扁桃体や海馬といった部位は、心の変化に非常に敏感である。それらの部位は大脳皮質の思考中枢ともつながっており、私たちがある出来事をどう考えるかは——私たちがその出来事に付与する意味やその出来事について作りあげる物語も含めて——そうした心の中枢部位に影響を与える。

・扁桃体、海馬などの部位は脳の視床下部と密接につながっている。視床下部は前に説明した血液脳関門の外に位置しているため、非常に重要な交差点になっている。つまり、血流中を循環している他の化学物質——外部からの物質も含む——は視床下部に影響を与えうるのだ。したがって視床下部は、私たちの精神状態と外部要因の両方にきわめて敏感に反応する。

・視床下部はストレス要因から刺激を受けると、いくつかの働きをする。そのひとつは、副腎皮質

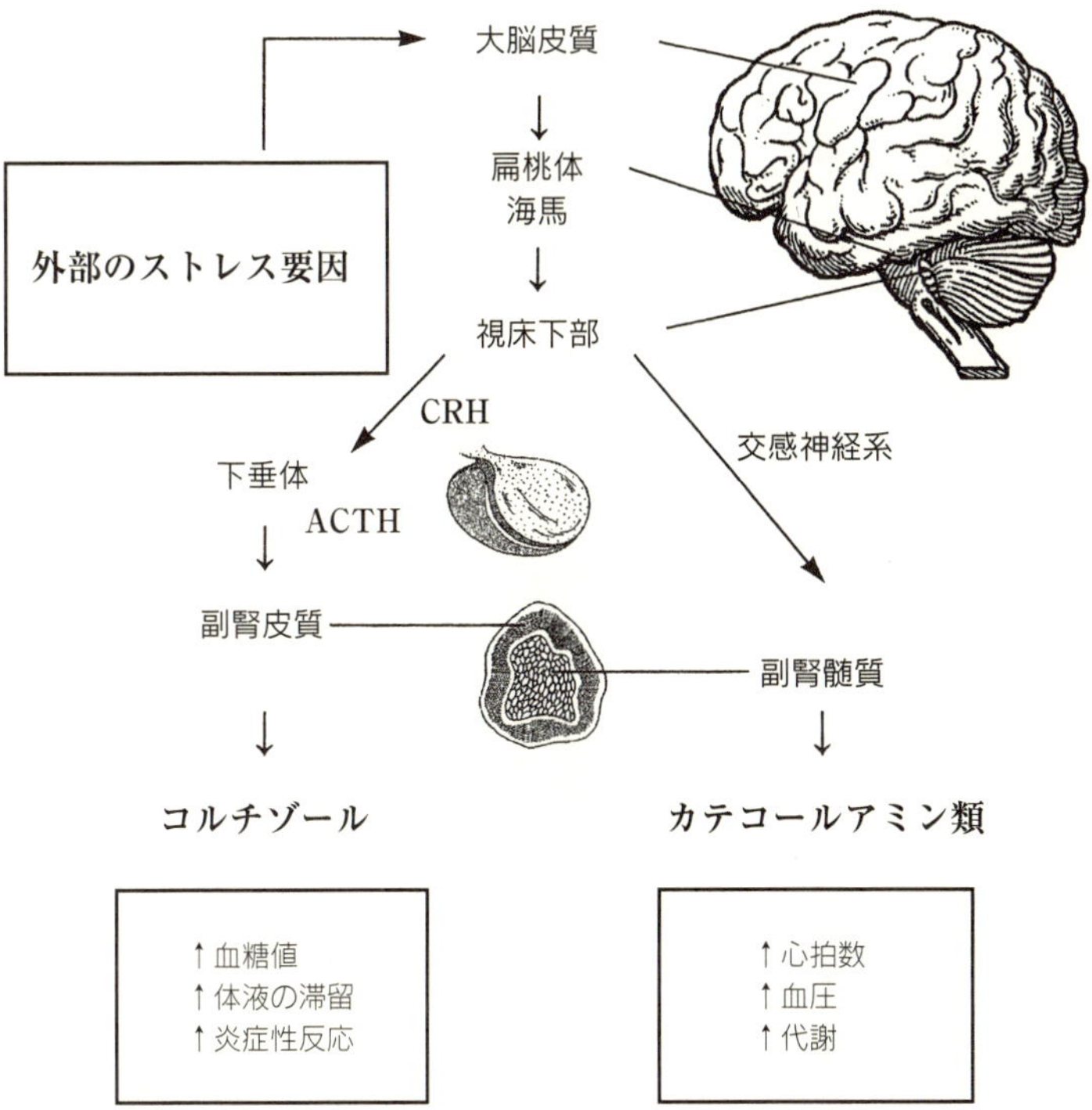

ストレス－リラックス反応

大脳皮質は外部からのストレス要因を認識すると、扁桃体、海馬を経由して視床下部まで神経インパルス［電気刺激］を送る。これらは感情に関与する脳の部位である。視床下部からはふたつの経路が出ている。一方の経路では副腎皮質刺激ホルモン放出ホルモン（CRH）が分泌され、それが下垂体を刺激して副腎皮質刺激ホルモン（ACTH）の生産をふやす。ACTHは副腎の外側部分すなわち副腎皮質に作用してコルチゾールの生産を増大させる。視床下部から出るもう一方の経路では、交換神経系を経由して副腎の内側部分すなわち副腎髄質に神経インパルスを送り、カテコールアミン類を生産させる。逆にコルチゾールやカテコールアミン類の量が少なくなると、“リラックス反応”が起こる。

刺激ホルモン放出ホルモン（ＣＲＨ）の生産をふやすことである。

・ＣＲＨはわずかの距離を移動し、視床下部のすぐ下で脳にぶらさがっている下垂体の前葉にいたる。

・下垂体の前葉はＣＲＨに刺激されて副腎皮質刺激ホルモン（ＡＣＴＨ）を作る。

・ＡＣＴＨは下垂体から血流にのって、腎臓の上にある副腎までの長い旅をする。

・副腎の外側部分（副腎皮質）はＡＣＴＨの刺激によりコルチゾールというステロイドホルモンを作る。

・コルチゾールは人間の主要なホルモンのひとつで、さまざまな細胞に重大な影響を与える。たとえば血糖値の上昇、体液中の塩分濃度の維持、炎症や免疫反応の抑制などの作用をする。体内の経路は枝分かれすることがあり、ストレス経路にも重要な枝道がある。

・ストレスを感知した視床下部はＣＲＨの生産をふやすと同時に、交感神経系という神経経路に送る電気信号を強める。交感神経系は人体の自律神経系の一部で、私たちが気づかないうちに自動的に行なわれる心拍、呼吸などを調整している。ある出来事に付与された意味は、脳の高次中枢で意識的に認知もされるが、この経路を通してからだの無意識的な作用にも変換されるのである。

・交感神経系の神経経路は副腎の別の部位、内側の副腎髄質に至っている。そして副腎髄質を刺激してカテコールアミン類のホルモンを生産させる。なかでもいちばん有名なホルモンはアドレナリンである。

・カテコールアミン類のホルモンは心臓と血管に強く作用し、心拍数の増加、血圧の上昇、呼吸回数の増加、全身の代謝促進をもたらす。

・交感神経系は筋肉系のネットワークにも影響を与え、広く筋肉の緊張と硬化を引き起こす。これは短期的には「闘争か逃走か」反応にそなえるものだが、長期化すると、腰痛や緊張性頭痛など筋骨格の痛みを倍加させる。

何十年も前に、ストレス経路は動物にも人間にも「闘争か逃走か」反応を起こさせるものと立証されている。アドレナリン濃度が高まると心拍数があがり、血圧が上昇し、呼吸数が増し、汗が出てくる。一方でコルチゾール濃度が高まると、血液中により多くの糖分が供給され、より大きなエネルギーが得られる。基本的にストレス反応は、動物や人間が危険に出会ったとき、戦うかすばやく逃げるかするための準備をととのえるために、必要な作用をするのである。それとは正反対の、ハーバート・ベンソン博士が「リラックス反応」と名づけたものは、アドレナリンその他のカテコールアミン類の濃度が平常以下に下がったときに起こる。

私たちは不安やパニック発作に関連する身体症状があることを知っているし、慢性的な不安症の人はほとんどの場合カテコールアミン類の濃度が高い傾向にあることもわかっている。そういう人たちのからだは、普通の人なら高い覚醒状態を招く量のカテコールアミン類ホルモンを分泌している。ただ彼らのからだは、これが正常だからいつもこの状態を保っておこうと考えているようなのだ。さらに、慢性的にカテコールアミン濃度の高い人はある種の疾患、特に心臓発作や高血圧、潰瘍性の疾患にかかりやすいこともわかっている。

ベンソン博士はその著書『ベンソン博士のリラックス反応』で、いくつかの簡単なエクササイズをすれば、不安を感じている人もそうでない人もカテコールアミン濃度を大幅に下げることができ、そうした疾患を防ぐことができると書いている。博士は多くの文化にごく普通に見られる行為、たとえば多くの宗教儀式などは、じつはこのリラックスのエクササイズの一種だとし、人類の文化が一〇〇〇年以上かけて、過度のストレスの危険から私たちを救うためにいかに進化してきたかを語っている。

ディーン・オーニッシュ博士も、重い冠状動脈性疾患をもつ人が、さらに心臓発作を起こすのを薬を使わずに防ぐ方法——それどころか閉塞した冠状動脈を開通させる方法まで——を紹介している。オーニッシュ博士のプログラムにはいろいろな要素――たとえば極端な低脂肪食と適度な運動の組み合わせ――が含まれ、どれもおもに血中の脂肪に作用する。血中の脂肪濃度とカテコールアミン濃度はある程度連動しているのは確かだが、博士はその他にも適度な運動（これは共通）、ヨーガ、瞑想、社会的サポートなどがストレス経路に作用するとみてプログラムに採用している。したがって全体として見れば、脂肪低下とストレス低減のプログラムといえる。

オーニッシュ博士は研究を始めた時点では、心臓疾患をもつ患者を一堂に集めたのはプログラム全体にとっては付随的なことだと考えていた。ただひとりひとりに食事療法とヨーガを個別に説明するより、全員を集めて一度に指導したほうが効率的だという理由でそうしたのである。しかし後になって、グループで活動すること自体がプログラム成功の非常に重要なポイントだと信じるようになった。

体内の製薬工場を始動するには、社会的なサポートが大切だということはすでに述べた。オーニッシュ博士をはじめとする医学者たちは、社会的サポートがあげた劇的な効果と社会的孤立が招く心臓疾患の危険を実証して、それを裏づけている。社会的に孤立した人は、好ましい社会的サポートのある人と比べて二倍から四倍も心臓疾患で死亡する率が高いということだ。

ここに挙げた研究全体を振りかえってみて、ストレス経路とプラシーボ反応とをつなぐ謎の鎖をさがす手がかりは見つかっただろうか？

第一に、社会的な孤立の例から、意味づけ仮説のいたわりと思いやりという要素はこの生化学的経路と特に密接にかかわっていると考えられるのではないか。出産に立ち会うドゥーラ（産婆）の話やショー博士とインド人の同僚の例を思いだせば（一三五〜一三七ページ）、ひとりぼっちにされた女性たちのストレスがいかに高まり、物静かで相手の心をも穏やかにしてくれる付き添いの存在がどれほど劇的にストレスを低減したか、容易に想像できる。分娩時にカテコールアミン濃度が高いと分娩時間が長引いて胎児への血流が減少し、合併症の危険が高まることは研究により明らかになっている。

第二に、ストレス経路と関連があるとされている疾患に起こるプラシーボ反応を調査するときは、特にコルチゾールとカテコールアミン類の濃度を測定して、それを低下させたのはプラシーボ反応に固有の作用かどうかを知る必要がある。

また、非常に多くの疾患がストレス経路との関連を証明されていること、ストレス経路とプラシーボ反応とのつながりは明らかなこと、この二つはプラシーボ反応がなぜこれほど多様な状況に効果を及ぼすのかを説明する根拠になるかもしれない。

第三に、ある人が病気や症状に付与する意味と、放出されるコルチゾールやカテコールアミン類の量と、結果としての体調の変化とのあいだのつながりについて、さらに研究を進めることができるかもしれない。ストレス反応が意味づけに対して非常に敏感なことはわかっている。パティと「医療の呪い」の事例で、看護師が出血はがんのせいかもしれないと言ったとき、パティは極端に強いストレス反応を起こし、頼りになる内科医と話したときには大いなるリラックス反応を経験しただろうことは想像にかたくない。

同じように、もしある症状を前途に立ちふさがる危険とか破滅の予兆とみなしたら、私たちは強度のストレス反応を起こすだろう。同じ症状でも別の意味づけをしてちょっとした厄介事とみなせば、ストレス反応の強度はまったく違ってくるだろう。結局これは、いろいろな症状が、プラシーボや医師その他の人たちとの出会いから得た安心によく反応する理由を解明する手がかりになるかもしれない。

これまで多くの研究で、プラシーボ反応をいちばん起こしやすいのは、最初に医師の診察を受けるとき、適度に不安を抱いている人だと言われてきた。不安が強すぎる人も、まったく不安を感じていない人もそれほど反応しないという。プラシーボ反応の身体面での要素のひとつはコルチゾールとカテコールアミン類の減少だと考えれば、これは当然のことだろう。最初からその量が少ない人の場合にはプラシーボ反応は起きても感知できないほどのものだろうし、極端に多ければプラシーボ反応によって減少した量だけでは症状を軽減するには足りないだろうからだ。

精神神経免疫学的経路

精神神経免疫学（PNI）は比較的新しい研究分野で、心身医学に興味をもつ人々のあいだに大きな興奮をもたらしたものである。現状での私の印象としては、この学問によって、精神と感情の変化は免疫系を変化させうることがほぼ間違いなく証明されたと言っていい。これから証明しなければならないのは、そうした変化は本当に重大な意味があるのかどうか、いいかえれば、それを利用して病気を起こしたり予防したりすることができるかどうかである。その可能性は高いが、これまでのところ予備的な研究が行なわれただけで、結論は出ていない。

精神神経免疫学という呼称は、一九八一年に出版された本のタイトルとして初めて登場し、その後ロバート・エイダーが発展させた。エイダーといえば、第6章でその条件づけ理論に言及した研究者である（一一〇～一一二ページ）。この言葉は免疫系とその他の身体機能との関係をよく表わしている。それまで免疫系は、からだの他の部分のほとんどから独立したものと考えられていた。そしてそれが存在する理由はただひとつ、体内に侵入して病気を起こす異物を発見し、攻撃することだとされていた。

従来の説では、正常に機能する免疫系はウイルスのような異物の出現とともに活性化すると見られていた。その説にしたがえばこうなる。免疫機能に異常が起きて、慢性関節リウマチなどの自己免疫疾患に見られるようにからだそのものの健康な組織を攻撃するのは、多分最初はウイルスなり他の異物なりの侵入に過剰反応したことがきっかけだろう。そうでなければ、きっと自分の身体組織を攻撃するのはまったく偶然のことで、コントロールすることはできないのだろう。とにかく、これだけは確かだ――からだの他の部分に働いている調整システム、特に意識的なものは、免疫系に対してはまったく無力だ、と。

精神神経免疫学が教えてくれたのは、免疫系の大いなる独立は神話にすぎないということである。免疫細胞やそれに類する物質が作られるさまざまな身体組織には、神経終末がたくさん到達していることがわかった。免疫細胞には神経系に変化が起こることによって放出される分子のレセプターが存在している。免疫細胞の上に自分のレセプターつまり駐車スペースをもつそれらの分子（神経

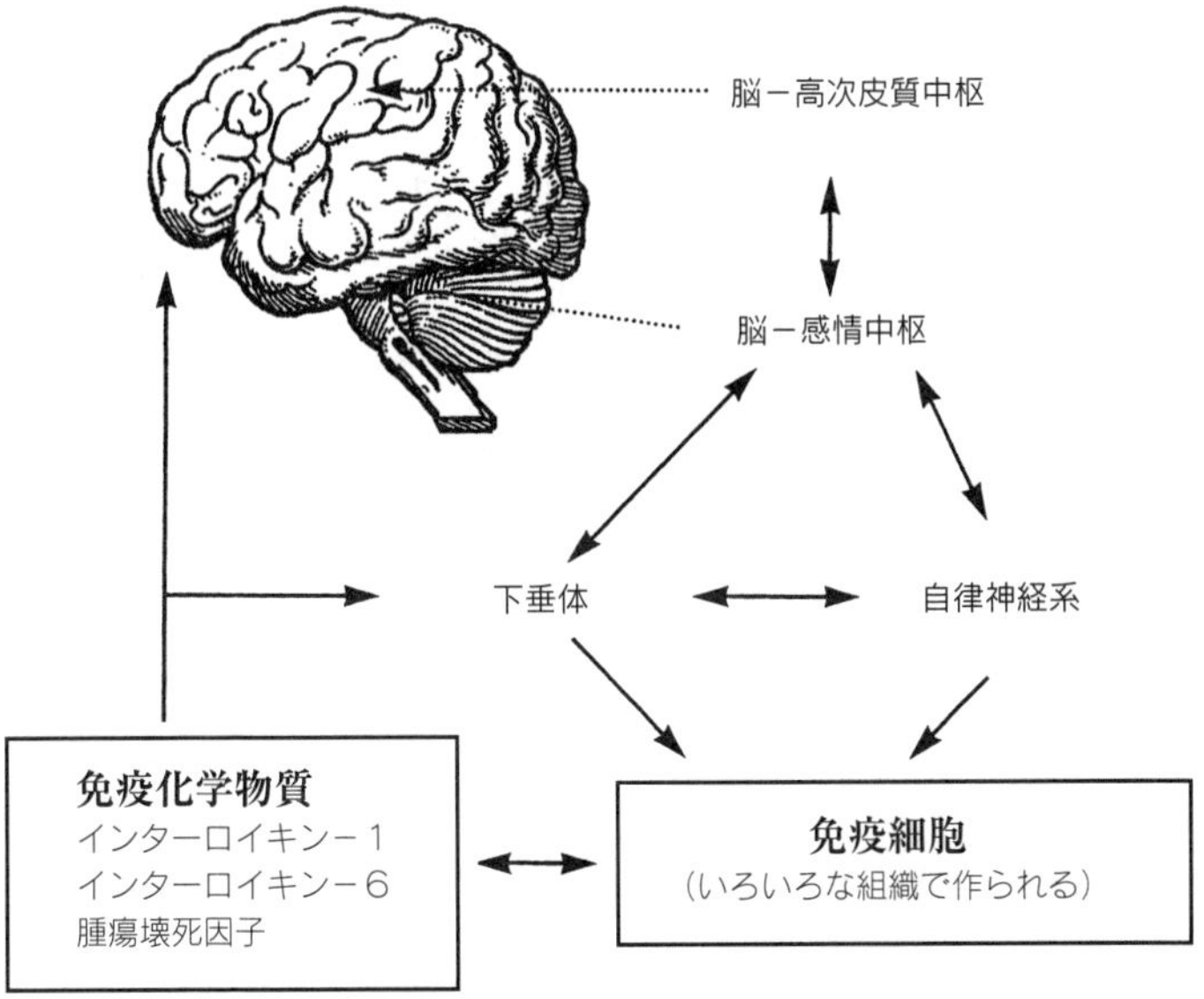

精神神経免疫学的経路

免疫系とその他の身体システムとを結ぶ経路の概略図。免疫細胞は感覚器官として働き、身体および外部環境の状態についてのメッセージを脳に送る。それを受けた脳は、一部はこの章で解説した別の経路を利用して、免疫細胞の生産と機能に影響を与える（Figure 1.2, Alan Watkins, “Mind-Body Pathways,” *Mind-Body Medicine: A Clinician's Guide to Psychoneuroimmunology*, edited by Alan Watkins, New York: Churchill Livingston, 1997 を一部改変）。

ペプチド）の一部は、まさに精神状態の変化につれてその量が増減するのである。

神経系と免疫系との情報交換は、双方向的である。神経刺激の変化が、からだがつくる免疫細胞その他の物質の種類や量を変化させるだけでなく、何かが免疫系に刺激を与えれば、それに応じて神経系も変化するのだ。これを証明する次の実験を見れば、精神神経免疫学がどんな研究をするものか、その一端がわかるだろう。

「ニューカッスル病ウイルス」というウイルスは、一般にラットには特に病気を起こさない。実際、このウイルスに感染したラットは、何事もなかったかのようにふるまう。そこである研究者たちはラットにこのウイルスを投与して二、三時間たってから、そのラットの神経系のいくつかの場所でストレスホルモンの濃度を測定してみようと思いたった。するとその結果は、ストレスを感じる環境下――足に電気ショックを与えられるというような環境――におかれたラットの場合とよく似ていた。

かりにラットがニューカッスル病ウイルスに感染するとしても、ホルモンの変化は感染症の症状が現れるよりも何時間も前に起こっている、と研究者たちは指摘した。そしてその理由を、こう説明した。ウイルスの侵入に対する免疫系の最初の行動は――彼らはそれをインターロイキン－1という免疫化学物質の放出だと推測している――ラットの神経系に、何かストレスになる異常が起こっているというメッセージを送ったにちがいない。そこでからだの他の部分は警戒のレベルを高めたのだ、と。視床下部は、免疫系からの信号に特によく反応するようである。

からだには、免疫系を最適の状態に保つための、理想的なストレス反応のレベルがあると主張する学者もいる。視床下部と下垂体が作る物質が少なすぎると、自己免疫疾患にかかりやすくなる。反対にいつも多く作りすぎていると、中毒やパニック障害やがんのような慢性状態におちいりやすくなる。こう主張する学者たちはさらに、ある個人にとっての、視床下部‐下垂体がつくるホルモン量の理想的な設定値は、遺伝的に決定されていると言う。こう考えると、ある人の精神状態、ライフスタイル、遺伝的な性向のすべてが、誰がどんな病気にかかりやすいかを左右する理由が説明できるのではないか。

愛する人の死、ひどいうつ病、離婚などストレスを招きやすい人生の変化に遭遇した人は病気になりやすいように思われるが、精神神経免疫学的に考えればその理由も説明できそうである。この分野は、プラシーボに関連しそうな経路としてこの章でみた三つの経路すべてがまじわる交差点なのである。つまり、エンドルフィンの放出もコルチゾールとカテコールアミン類の濃度も、ストレス要因となる変化に対するからだの自然な反応の一部でもあるわけだし、そうした物質は精神神経免疫学的なフィードバック・システムの一部として免疫機能に作用することもできるし、逆に免疫系の変化によって自分が変化することもある。どうやら私たちは、謎の一部を解くための確固とした理論を手に入れたようだ。それは、この章で挙げた三つの経路は、本当は互いにつながりをもつ、ひとつの大きな経路だということである。

いくつか興味をそそられる手がかりを手にしたわけだが、ここで少し立ちどまって考える必要がある。というのは、精神神経免疫学はめざましい発展をとげつつはあるが、まだ当初のもくろみほどには成果をあげていないからである。この項の最初に書いたように、ある人の神経系の変化や、精神状態あるいは行動の変化のいろいろに対応する免疫機能の変化を測定するのは、比較的簡単なことだとわかっている。しかしそうした免疫系の変化と、人間が実際に病気になったり治ったりすることとを結びつけるのは、思ったよりむずかしいのである。

かりにある治療計画を立て、それが実際に患者の役に立ったとしても、それが精神神経免疫学的経路を通して作用したことを証明するのは非常にむずかしいだろう。この困難を示すひとつの実例を挙げよう。UCLAのフォージー・I・フォージー博士らのチームは、悪性黒色腫の手術を受けたばかりの患者をケアする非常に優れた心理学的手法を開発した。その六週間のカウンセリングとサポートグループによるケアによって、患者は手術後の療養にもがんの治療にもうまく対処できた。それればかりかサポートグループの会合に出席した患者は、それをしなかった対照群の患者よりも平均して生存率が高かった。これを見れば、サポートグループに加わった患者たちは、変化した免疫機能が心理的なサポートと生存率の上昇とを結びつけたことを立証するための、理想的な被験者グループになると思えるのは当然だ。

実際フォージー博士たちは、六週間のプログラムが終わったときと、六カ月たったところで被験者の免疫機能を調べ、非常に興味深い発見をした。六週間後ではどちらかというと散発的な免疫機能の変化がいくつか見られただけだったが、六カ月後にはかなりの変化が見られたのである。六カ月後の変化の中には、がんの転移を防ぐのに特に重要だとされている免疫細胞、ナチュラルキラー細胞の増加もあった。そこで彼らは、六週間のプログラムの効果は長期的なものだと考えた。

しかし、ひとつ問題があった。こうした免疫機能の変化とがんの進行の目安となる重要な測定値との直接的なつながりを証明できなかったのだ。たとえば六カ月後にナチュラルキラー細胞が増加していた被験者たちは、確かに再発することは少なかった。ところがそれは生存期間の長さとは統計的に結びつかなかったのである。そこでフォージー博士の結論は、非常に慎重なものになった。博士は、有効なサポートグループ活動を実施し、その効果は長期間続いたが、その心理学的サポートによる変化が免疫系を介して病状の特定の変化を招いたという直接的なつながりは立証できなかった、と報告したのである。

このように謎の一部は、少なくとも今のところは未解決のままである。フォージー博士のチームが証明できなかったつながりを、いつか別の実験が証明してくれることだろう。

この章の目的を考えれば、何が証明され、何が証明されていないかにあまりこだわる必要はない。結局のところ私たちは今、プラシーボ反応を説明できそうなつながりをリストアップしているだけなのだから。私たちが周囲で起こっていることをどう感じ、どう考えるかに影響されて免疫系が変化するという事実は、プラシーボ反応が作用するひとつの方法について、有望な手がかりを与えてくれる。少なくとも、免疫系は心の作用とは無関係なものと考えるのではなく、明らかに心や神経系と相互に影響し合うようにできていることを覚えておく必要がある。

今後の研究——画像化技術の有望性

現代の最新の神経科学は、重要な事実を二つ立証している。第一は、心になんらかの変化が起これば、それに応じて脳内の化学作用も変わるということ。脳内の化学作用が変化すれば、最終的にはからだの他のプロセスの機能の変化につながることは十分に考えられる。第二は、前に書いたように、私たちの感覚器官はつねに周囲からの信号――刻々と変化する風景、音、臭い――を浴びせられていることである。

健全な生活を送るためには、たんなる雑音である大部分の信号を無視して、ほんとうに重要なわずかの信号に注意を集中させる多くのフィルターを、生まれつき備えている必要がある。人間の脳は、注意を向ける信号を選ぶにあたって特に意味と関係に焦点をあてるように作られている。自分に起こったことを説明するための意味づけをするとき、あるいは医師などの治療者との関係のように継続中の重要な人間関係があるとき、それに関する信号は優先的にからだの感覚器官にとらえられる。人間のからだには周囲から意味のある信号を拾いだし、それをからだの作用に変換して治癒をもたらそうとする能力があらかじめ組みこまれているらしい。

プラシーボ反応の研究は、いろいろな方法を使って多くの分野で続けていくべきだが、次に大きな進歩をもたらすのは、脳の画像診断だろう。陽電子放射断層撮影法（PET）と特殊な磁気共鳴映像法（MRI）によって、医学者は人間の脳の内部を「見る」ことができるようになった。

医学者はこの技術によって、ある特定のときにその人の脳のどの中枢が化学的にもっとも活性化しているかを目で見ることができる。つまり、脳のどの細胞がせっせと電気信号を発しているかがわかるのだ。スキャンされる人はその前後も最中も覚醒状態にあるから、そのときその人が何を考え、どんな気持ちでいるかをたずねることも簡単にできる。これによって脳の解剖学と脳化学を、スキャン中にその人に送られた信号だけでなく、その人の思考や感情とも関連づけることができるわけである。

これらの画像診断の利用法はまだある。期待理論について論じたとき、心理学者たちがそれに関係していると考える二つの脳回路の話をした。周囲からの情報を取り入れるボトムアップ回路（「看護師さんが今、私に注射した」）と、過去の体験から得た情報を保持しているトップダウン回路（「注射をされれば、たいてい病気は治る」）である。患者が投薬された直後、あるいは治癒をうながす信号を外界から受けた直後に脳のスキャンをすることができたら、どちらの回路がどこで作用しているか思いをめぐらす必要はなくなるだろう。私たちはこの目ではっきりと、どちらの回路が活性化しているか見ることができるだろう。そして一〇人の被験者のうち五人にプラシーボ反応が起こったとしたら、その人たちと反応を起こさなかった人たちの画像に違いがあるかどうか、見比べることができるだろう。

そのような画像は、他にも貴重な手がかりを与えてくれそうである。脳内の異なった部位の細胞は、それぞれ違う化学物質を分泌することがわかっている。画像の上のある部位が光ったとしたら、それはその部位で神経ペプチドなどの化学物質がつくられ、今まさに分泌されているしるしかもしれない。するとそれは、後に起こるプラシーボ反応をどの化学経路がもたらすかを知る手がかりになるだろう。たとえば、中脳水道灰白質はエンドルフィンの分泌に深くかかわる部位のひとつだと前に述べた。もし脳の画像で、中脳水道灰白質が化学的に特に活性化しているのがわかったら、何であれその後に起こるからだの変化はエンドルフィンがもたらしたものだという、有力な状況証拠になるだろう。

最終的には、画像化による実験はその人の脳内の出来事や化学経路と、その人の物語あるいはその人が与えた意味とを結びつけることができるだろう。私たちはついに、ある人の病気についての物語と、それがもたらす脳の活性化と、放出される化学物質と、からだの治癒という最終段階とをつなぐ完全な道筋をたどることができるようになるかもしれない。

プラシーボ反応と体内の製薬工場について知りたいことはまだたくさんあるが、私たちがより早く回復するための方法も含め、謎に筋の通った答をいくつか提出するには十分な知識を得た。今後の研究によってさらに多くのことが明らかになるだろうこと、それを利用すれば治癒を促進できるだろうこともわかった。しかし今後の研究が最大の成果をあげるためには、それがプラシーボ反応に似ているだけの別の身体プロセスではなく、間違いなくプラシーボ反応を扱っていると断言できなければならない。そのためには、プラシーボ反応とまぎらわしい他のプロセスを知る必要がある。次章ではそれを調べてみることにしよう。

第10章　プラシーボ反応とまぎらわしいもの

患者を三つのグループに分け、第一のグループは治療せず、第二のグループにはプラシーボを与え、第三のグループには試験薬を与えるとする。すると多くの場合、プラシーボを与えられたグループは治療なしのグループよりいい結果つまりずっと高い治癒率を示し、おそらく試験薬グループとほとんど同じか場合によってはそれ以上の治癒率を示すだろう。

——ウジェーヌ・F・デュボワ（一九四六年）

理論編から実践編に移るにあたり、これまでプラシーボ反応を調べるうちに出会ったひとつの問題にもう一度ふれておきたい。それは、プラシーボ反応は決して、私たちのからだが治癒する唯一の原因ではないということだ。したがって私たちがプラシーボ反応だと思うものが、じつは別の要因が作用したものだという可能性はつねにある。プラシーボ反応と他の治癒要因とを混同してしまったら、体内の製薬工場を利用するいい方法が見つかったと確信をもって言えるはずがない。だからプラシーボ反応とまぎらわしいものを、ここですっかり挙げておくことは、私たちにとって非常に有益だと思われる。

まず次の事例から始めよう。

ホーソーン効果

一九二七年、産業心理学者エルトン・メイヨーたちは、ウェスタン・エレクトリック社のイリノイ州シセロにある支社で工場組織についての大規模な実験を行なった。彼らは工場をどう変えればいちばん生産性があがるかを知るために、女性労働者たちの賃金、労働時間、休憩時間、組織、監督者の数を計画的に変えてみた。それぞれの結果を細心の注意を払って記録したにもかかわらず、出てきたデータは彼らを困惑させるもので、矛盾する結果まであった。

そこでメイヨーたちはデータをもう一度分析しなおし、新しい発見に到達した。彼らが検討の指標として試した変化は、どれひとつとして労働者たちの行動に本当の、あるいは持続的な効果をもたらさなかったようなのだ。確かに女性労働者たちの生産性は向上し、全体として変化を与える前よりも満足し、仕事にも適応していた。しかしよくよく検討してみると、そうした改善はただ単に、研究者のチームが彼女たちを見まもり、行動を記録していたという事実がもたらしたもののようだった。彼女たちは特別に注目されたことにプライドを感じ、その結果として生産性が向上したのである。

この実験はホーソーン工場というところで行なわれたので、実験対象として注目されることで起こるポジティブな効果は一般に「ホーソーン効果」とよばれるようになった。

プラシーボ反応とまぎらわしい、いろいろな要因を研究しておくことには、前にも少しふれたように、もうひとつ意義がある。これをしておくことで、プラシーボ反応について書かれたものを読むと必ず目にする批判に反論できるのだ。その批判とは、この本でこれまで言ってきたこととは反対に、そもそもプラシーボ反応は謎でもなんでもなく、作り話だというものだ。

プラシーボ反応は作り話？——少数派の意見

過去五〇年間にプラシーボ反応について研究したり書いたりしてきた多くの研究者のうち、大多数はその現象は現実にあると結論している——その厳密な範囲の定めかたや、作用の説明の仕方には違いがあるとしても。ところが、プラシーボ反応の実在を認める大多数の研究者は目をくらまされているだけだ、と主張する人も一部にはいるのだ。この少数意見は無視していいような気もするが、かりにも科学的な探究をしようというなら、反対意見を簡単に捨てさってはいけないだろう。本当に科学的な態度というのは、自分の主張したい理論を裏づける証拠だけでなく、それに反する証拠も同じくらいの熱意で追求するものである。この本はプラシーボ反応と体内の製薬工場についての証拠——存在を証明するものも否定するものも——をすべて検討することを、おもな目標にしているのだ。

ドイツ、フライブルク大学の研究チームを率いるグンファー・キーンレ博士とヘルムート・キーネ博士は、最近プラシーボ反応について懐疑的な論文を発表した。この二人の説を特に取りあげるのには二つの理由がある。彼らは他に類のないほど完全な似非《えせ》プラシーボ反応のリストを挙げており、しかも、かつてないほど包括的かつ詳細な分析によってプラシーボ反応の仮面をはぎとろうとしているのだ。彼らが拙速な結論を出したとがめることは誰にもできない。二人は一六七の参考文献をあげ、プラシーボ反応について議論の余地のない証拠を求めて約一〇〇〇件もの研究論文をていねいに調査したと言っている。そこでまず、この本でも何度か出てきたヘンリー・ビーチャー博士の研究について、キーンレとキーネがどう言っているか見てみよう。

■背景——ビーチャー論文への批判

医学者のあいだにプラシーボ反応への認識が広まったのは、一九五五年にビーチャー博士が発表した論文『強力なプラシーボ』がきっかけだったことはよく知られている。キーンレとキーネは、その論文に立ちかえることから彼らの懐疑的な検討をはじめ、疑いを裏づけるいくつかの根拠を見つけた。

あとになって見てみると、ビーチャーの論文では慎重さよりも熱意がまさっている、というのが二人の感想である。彼らは、ビーチャーは一五件の論文——いずれも、ビーチャーは強力なプラシーボ反応の証拠を提供しているとみなした——の検討で多くの誤りを犯していると言う。ビーチャーは一五件のうち一〇件を明らかに間違って引用し、多くの似て非なるものを本当のプラシーボ反応と混同したと言うのだ。結局キーンレとキーネは、ビーチャーの論文とそれに引用された一五件の研究だけが根拠だというなら、プラシーボ反応が実在すると結論づける証拠などひとつもないことになると主張した。

ビーチャーが犯したような誤りは、現代的な研究方法が芽ばえたばかりの一九四〇年代、五〇年代にはよくあったことだ。キーンレとキーネはさらに論を進め、こう問いかける。最近の数十年でプラシーボ研究の信頼性は高まったか？　彼らの答は「ノー」である。

今度は、キーンレとキーネが比較的最近の論文に見つけたと主張するいくつかの誤りを見てみよう。彼らは、どれもがプラシーボ反応とまぎらわしいものを本物と取り違えていると言っている。

■病気の自然経過と自然治癒

第2章でプラシーボ反応の歴史を振りかえったときに見たように、一九世紀になっても、砂糖やパンくずの錠剤で病気が治ったとしたらそれは病気の自然な経過のせいであって、思考や感情の影響を受けたわけではないと考えられていた。プラシーボ反応について現代的な二重盲検ランダム化比較試験を行なってデータを得たとしても、同じ誤りをする危険はある。もともとこの種の試験は、プラシーボ反応と病気の自然経過との区別は考慮に入れていないからである。

そうした実験では、試験に供された薬の化学的特性による効果を、それ以外の要素すべてと区別することしかできない。ランダム化比較試験の目的を考えれば、プラシーボ反応も病気の自然経過も、まとめてゴミ箱に捨てればいい余分なものなのだ。この理由から、キーンレとキーネは病気の自然経過を似非プラシーボ反応リストの第一に挙げ、ビーチャーが一九五五年に検討を加えた普通の風邪についての論文を引用している。

それによると、プラシーボを投与された患者の三〇パーセントは六日後に回復している。二人は――私から見てももっともなことだと思うが――これはプラシーボ反応というより風邪の自然治癒率である可能性のほうがずっと高いと主張する。私ならもう一歩進んで、普通の風邪なら六日後には三〇パーセントより高い回復率を示すはずだから、これはむしろノシーボ反応だと言いたいところである。

病気の自然経過とプラシーボ反応とを確実に識別するための理想的な医学実験を計画するとしたら、ふつうどんな実験を思いつくだろうか？　三つ以上のグループが必要なのは間違いないだろう。通常の薬のグループとプラシーボ・グループだけではだめだ。三グループ――通常の薬のグループ、プラシーボ・グループ、治療しないグループ――による実験はいくつかある（本章の冒頭に紹介したデュボワ博士の実験のように）。プラシーボ・グループと治療なしのグループを比べることで、回復がプラシーボ反応によるものか病気の自然経過によるものかの識別ができるだろう。

第四のグループが必要だという研究者もいる。通常の薬を投与されながらも、それを知らない患者――朝のコーヒーにこっそり（！）薬をまぜるとかして――のグループである。もちろん、かりに貴重なデータが得られるとしても、こんな実験は倫理的に許されないだろうが。

こうした三グループ以上による実験で問題なのは、普通の二グループによる対照試験と比べてずっと複雑でむずかしいものになることだ。しかも通常の薬についての情報は、ほとんどあるいはまったく増えない。ただ病気の自然経過とプラシーボ反応についてのデータが得られるだけなのだ。ところがほとんどの実験は、なによりも薬の有効性を知りたい人たちによって行なわれる。三グループ、四グループを使う実験に、製薬会社が余分な金と時間をつぎこむとは思えない。そういうわけで、プラシーボ・グループに回復効果が見られたとしても、それが本当にプラシーボ反応なのか、病気の自然経過なのかを識別できるような直接的なデータは得られないケースがほとんどなのである。

■ 症状の変化は何がもたらしたか

ちょっとした症状――急な吐き気とか筋肉の一時的な痛みとか――は誰でも経験するし、たいていは無視してしまう。ただ私たちが実験の被験者になっていて、薬の副作用らしいものはなんでも細かく記録しておくようにと言われていれば、そうした純粋に偶然の症状を、そのとき飲んでいる薬のせいのように報告するだろう――本当はプラシーボを飲んでいるとしても。キーンレとキーネは、プラシーボによる副作用が報告されるのは、ほとんどの場合これが原因だと主張している。

■ 中間値への復帰

このむずかしそうな言葉は、わかりやすく言えばこういうことだ。変化に一定の許容限度がある生物学的測定値――たとえば血圧や心拍数など――を継続的に観察すれば、あるときに許容限度の上限または下限にいる被験者は、時間の経過とともに自然に平均的な「正常値」に向かう傾向がある。同じように、はじめ中間値を示していた被験者は次の測定では値を上下に変化させているだろう。今このときに中間値を示している被験者を無視して、異常に高いか低いかの被験者だけを見れば、次の測定では「正常化」が起こったという誤った認識をしてしまうだろう。

一例を挙げてみる。現在の血圧が一五〇-九五の人を一〇〇人選ぶとする。知ってのとおり、これはかなり高い血圧だ。一時間後にもう一度測定してみると、大部分の人の血圧は下がっているだろう。ところが血圧が一二〇-八〇の人を集めて一時間後にもう一度測定すると、その中の何人かはきっと一五〇-九五になっているだろう。被験者全員を見れば、特に何かを予測させるパターンなどない、バラバラの変化に見える。しかし最初に異常に高い血圧の人だけを見て、正常な血圧の人を無視すれば、全体的として血圧は正常化する傾向があったという結果が出るだろう。

かりに二度の血圧測定のあいだに、「高血圧」を示した一〇〇人の被験者全員に砂糖の錠剤を与えたとしたらどうだろう。一時間後には多くの人の血圧は一二〇-八〇に下がっていることだろう。そのときあなたは、かなりの数のプラシーボ反応が起こったと考えるのではないか？　ところが本当は、偶然の変化（人間の血圧の自然な変動のひとつ）を目撃しただけなのだ。

■ホーソーン効果と病院効果

先ほど見たように、ホーソーン効果というのは、ただ誰かがじっと観察し、行動を記録しているだけで、見られている人たちの行動や能率が改善される傾向のことである。医学研究のうえでこれと似たものに病院効果がある。医学実験の被験者は単に「本物の」薬やプラシーボを投与されるだけではない。医師たちによる細心の注意が払われているのだ。被験者は実験に参加するにあたって求められるあらゆる特徴をもつと診断されたうえで、いろいろな身体機能を定期的に測定される。そのためにふつうの人よりひんぱんに病院を訪れるし、測定や検査も徹底的に行なわれる。ちょっとした疾患も早めに発見され、効率的に治療される。しょっちゅう病院を訪れるために、被験者自身もふだんより健康に気を配るようになる。このように病院が何から何まで面倒をみることで、プラシーボを投与された被験者の健康状態は改善され、結局それがプラシーボ反応と誤解されることになるのだろう。

■協力的な被験者

患者が医師の機嫌をとろうとし、被験者に志願した人が研究者を喜ばせようとするのは自然なことだ。そう考えれば、患者あるいは被験者には、権威ありげな人間が聞きたがっていそうなことを言う強い心理的な傾向があると言える。痛みの程度を調べる実験で、被験者の口頭での報告だけが測定手段であるような場合には特に、研究者を満足させようとする被験者は実際にはそうでなくても痛みが軽減したと言うだろう。この場合、被験者の報告は、本当にプラシーボ反応が起こったときの報告と似たものになる。

■プラシーボ・グループに対する「本当の」治療

キーンレとキーネは、プラシーボに関する実験の少なくともいくつかでは、プラシーボ・グループは実際にある種の投薬を受けており、たとえなんらかの改善が見られてもそれは投薬のせいであって、シンボル的な意味とか期待によるものではないと主張している。科学者がそんなミスを犯すなんて、あり得ないと思うだろう。プラシーボ・グループに本物の薬を与えて、それに気づかないほど馬鹿な科学者がいるわけがない。ところが状況によっては、プラシーボを投与することと、まったく治療しないことを両立させるのは至難のわざなのだ。

たとえば、皮膚病の患部につけるクリームの二重盲試験を考えてみよう。プラシーボクリームにはその病気に効く特定の化学物質は含まれていないかもしれない。しかしその外見や感触が被験者をだますほど本物のクリームに似ていたとしたら、少なくとも皮膚につけたら気持ちがいいのではないだろうか？　そしてその気持ちのよさが、皮膚になんらかの改善をもたらすのではないだろうか？

プラシーボ反応の存在を広く印象づけてきた似非プラシーボ反応として、キーンレとキーネが挙げたものは、以上でほぼすべてである。私たちは、プラシーボ反応を追究する真摯な科学者として、そのひとつひとつに実験上の混同を起こす可能性があることは認識しておかなければならない。

プラシーボ反応の存在を否定する証拠にはどれだけの根拠があるか？

キーンレ、キーネ両博士の目的は、プラシーボ反応の報告はすべて、これまでに挙げた偽物のどれかであり、プラシーボ反応の存在を立証するものは何もないと私たちに納得させることである。

二人は、彼らの仮説に反する証拠があることは認めている。ルパレロの実験（第5章の喘息患者の実験、九三〜九四ページ）などに関しては、二人も喘息の場合はプラシーボ反応があるかもしれないと言っている。そう認めながらも大急ぎで、喘息は特殊な疾患だと断言して例外あつかいしている。喘息患者は彼らに特有の理由で、暗示によって症状が悪化する可能性があるから、暗示によって改善しても驚くにはあたらない、と二人は主張するのだ。そしてこの特殊な例だけを根拠に、他の病気にもプラシーボ反応はあり得ると推測するべきではないと警告している。

　心がプラシーボ反応を介して身体機能を変化させることのできる病気がたったひとつだけあるなんて、そんなことが信じられるだろうか？　私にはとても信じられない。

　彼らは論文のいくつかの箇所では、科学的データを非常に細心に検討している。しかし別の箇所では、自分たちに都合のいい定義を採用して議論を展開している。二人は狭義のプラシーボ——いわゆる偽薬——を投与しない場合は、何ひとつとしてプラシーボ効果とよぶことを認めていない。私が意味づけ仮説や体内の製薬工場で説明しようとしているからだの変化のほとんどすべてを、彼らは「心身効果」と呼ぼうとしている。そして、その効果は非常に強力だと認めている。キーンレもキーネも、心がからだに及ぼす力を否定したり、過小評価したりするつもりはまったくないのだ。その点で彼らは、私がこの本で主張してきたこととほとんど同意見なのだが、それにもかかわらず、本当のプラシーボ反応は存在しないと言い張るのである。

　この種の定義上の論争を解決するのは、事実上不可能だ。私としては、プラシーボ反応は、他の形の心身相関的な治癒反応と密接につながっているという考え方をとりたい。それは私の広範囲な定義に合う考え方である。心身相関的な治癒全般の力を認めておきながら、プラシーボ反応の証拠を否定するのは矛盾ではないだろうか？　心が、たったひとつの場合——見せかけの薬や治療によって心が影響される場合——をのぞいて、他のあらゆる状況でからだにそれほど強い力を及ぼすということが、あり得るだろうか？

プラシーボ反応についての支配的な見解では、それを他の心身相関的な現象と結びつけて考えている。その見解をとれば、他の心身相関的な反応の強力な証拠を、プラシーボ反応の力を証明する間接的な証拠とみなし、その逆も成り立つと考えていいことになる。この点で私は、多数派の見解は、プラシーボ反応と他の形の心身相関的な治癒とを別個のものと考えるキーンレとキーネの見解よりも、はるかに説得力があると思う。

キーンレとキーネがとったのは、統計学者が「メタ分析」とよぶ手法である。つまり人の研究を研究するやり方だ。誰かがまず何かを研究する。それからメタ分析をする者はいくつかの研究をならべてみて、それらの結果全体を研究対象とし、なんらかの傾向を探るのである。これは第4章でダン・モアマンが、三一件の潰瘍に対するシメチジンの効果の研究を再検討した手法と同じである（八二〜八五ページ）。

現在プラシーボ反応を研究中の非常に有能なメタ分析のチームのひとつに、アムステルダム大学のチームがある。彼らは最近、見つけることのできたすべての、三つ以上のグループを用いて病院で行なわれたプラシーボのランダム化比較試験を分析した。前に述べたように、これはプラシーボ反応と、それといちばんまぎらわしい自然経過とを区別するのにもっとも適した実験法である。チームの研究者たちに言わせれば、分析の結果は明らかに、プラシーボ反応は実在し、しかも測定可能であることを示していた。

本書の残りの部分では、私の経験から見て治癒に結びつくと思われるいろいろな実践や活動を紹介するつもりである。私が紹介することにはどれも、しっかりとした裏づけがある。裏づけの証拠のほとんどは、これまでの理論編に挙げてある。

二つの異なるタイプの治療法として、私はすでに西洋医学と代替医療の両方を挙げた。プラシーボ反応はこの二つの治療法とどんな関係にあるのだろう？　次章では、この両者をつなぐ接点としてのプラシーボ反応および「体内の製薬工場」を検証する。

第11章　接点としての体内の製薬工場――西洋医学と代替医療をつなぐもの

ここで西洋医学にとって真に問題になるのは、患者が代替医療に頼ることにどう対処するかではない。それよりむしろ、T・S・エリオットの言葉を借りるなら、情報の中に私たちが見失った知識を取りもどすために、代替医療から何を学ぶかである。

――フランク・ディヴィドフ（一九九八年）

プラシーボ反応と体内の製薬工場は、西洋医学と代替医療との接点、あるいは合流点になっている。この状況は非常に望ましいものである。なぜなら西洋医学は今、ベンジャミン・フランクリンがメスメリズムの正体をあばくために初めてブラインド・テストによる実験をしたとき以降のどの時代と比べても、代替医療にもっとも高い敬意を払い、強い関心を抱いているからだ。

この二つの医療を比較するとき、「西洋医学」のラベルのついたものと「代替医療」のラベルのついたもののどちらも非常にひろい範囲の手法を含んでいることを忘れてはならない。ラベルから想像する内容を超えたものを含んでいることも多いのだ。西洋医学の極端な例を見れば、麻酔をかけられて面倒な質問がいっさいできない患者こそ理想的な患者だと考える外科医がいるかもしれない。その対極には、心とからだのつながりを重視し、患者が医療のあらゆる面に積極的にかかわることが不可欠だと考える西洋医学の医師がいるだろう。それと同じで代替医療のラベルの下にも、非常にホリスティック（全人的）な方法を用いて、患者との人間関係を築くことに多くの時間をさく治療家もいれば、患者に薬草の錠剤が入ったビンをポイと投げ与えて「これを飲みなさい」と言うだけの治療家もいるかもしれない。これほどの幅をもつ二つの医療を一般論で語るのと、特定の代替医療（または西洋医学）の治療家や治療法をこまかく評価することとは、まったく別の話になる。

あなたにピッタリの治療法

ある人類学者が、カイロプラクティック療法士とその患者たちを対象に、療法士たちはなぜこれほど患者に頼りにされているのかを調べようとした。そしてカイロプラクティック療法士とその患者たちは、どちらも労働者階級の人が多く、その点で町の同じ地区で開業している西洋医学の医師の大部分と違っていることに気づいた。さらに世界を機械にたとえると患者にわかりやすいようで、からだの状態を説明するのに、カイロプラクティック療法士たちは西洋医学の医師たちよりも機械的なイメージを用いていることもわかった。

この説明の仕方には「二重の利点」があった。患者にわかりやすいだけでなく、療法士は同じ階級の仲間だということが伝わるのである。それでカイロプラクティック療法士は、西洋医学の医師よりも患者と強い絆をむすぶことができたのだ。

ものの道理のわかる医師なら、これほど明白な調査結果を無視することはできないだろう。それにもかかわらず、西洋医学とよばれるものとそれ以外の療法とのあいだには、うんざりするほど長い対立の歴史があったのだ。一九五〇年代、六〇年代になっても、アメリカ医師会はカイロプラクティック療法士をきびしく批判するキャンペーンを行なっていた。連邦独占禁止命令が出されるにいたって、ようやくこの攻撃は終わったのである。今ではこの敵意は急激に消えつつある。

代替医療に目をむける西洋医学

西洋医学が代替医療に好意的な目をむけるようになったのはなぜだろう? ひとつには、アメリカの医師もアメリカ社会の一員だということがある。社会全体が、代替医療は見かけどおりの魅力と実力があると考えれば、最終的には医師もその影響を受けざるをえない。西洋医学の医師がひとつ、あるいはそれ以上の代替医療を学び、患者によってはその療法を治療に取り入れることは、もう珍しいことではないのである。

アメリカの医学界が、患者が選択する権利と自由を認めるようになったことも、代替医療の市民権の獲得に影響している。自分の患者が代替医療の治療家に相談した場合、西洋医学の医師は二つの道をとることができる。その事実に気づかないふりをするか、あるいは患者と率直に話し合い、代替医療についての情報を得て、どうしたら西洋医学と代替医療が力をあわせて最善の効果をあげられるかを考えるか、である。

後者の道を選べば、結果として医師は代替医療についてよく知ることができる。このような交流がいったん始まれば、代替医療に全般的な不信を抱き、それを蔑視する態度をとりつづけることはずっとむずかしくなる。その効果を目の当たりにすればなおさらのことである。

いずれにせよ、西洋医学の医師たちは自分の科学的な能力、好奇心、技術、研究に誇りをもってきた。結局のところ代替医療を無視すること――その方法や効果について研究することさえ拒むこと――は非科学的だと彼らが気づいたのは当然のことなのである。

国立衛生研究所に代替医療局が創設されたのは、医学界の要請というよりは議会に対する一般からの圧力のためだった。この部局は今ではセンターに格上げされ、代替医療の研究をより権威あるものにし、西洋医学の研究予算に比べればずっと少ないとはいえ、少なくともいくばくかの予算を、医療現場でこの二つの手法の相乗作用を推進する道を探るために確保している。

現に、つねに研究の第一人者として代替医療的な治療法を提唱してきたアンドルー・ワイル博士は、将来の流れとしては彼が「統合医療」とよぶもの――お互いに尊敬し、教え、情報を交換し合う西洋医学と代替医療の実践者たちが二つの手法を区別なく利用する医療――になるだろうと予言している。そして、それによってついに、個々の患者の個々の状況に何が効き何が効かないかを見きわめることができるだろう――いかなる患者も、たまたま一方の手法を信奉する医師にかかったからという理由だけで、効果的な治療を受けられないということは断じてないだろう——と博士は言う。ワイル博士の偏見のない主張がいかに魅力的であるかは、博士が開くアリゾナ大学の講座に参加する医師がどんどん増えているという事実が証明している。

この偏見のない新しい傾向は、プラシーボ反応と体内の製薬工場についての評価と有効性にどんな影響をもたらしているのだろう?

西洋医学と代替医療におけるプラシーボ反応の位置づけ

二つの医療の交流のおかげで、プラシーボ反応はついに接点としての正当な位置づけを獲得することになった。どちらの医療も必然的にシンボルとしての影響力をもち、患者が自分が病気であること、あるいは健康であることに与える意味に影響を及ぼすことを思いだしてほしい。意味づけが変化することで体内の製薬工場が始動し、治癒が早まることはこれまでに見てきたとおりである。二つの医療がともにこのシンボル的な特質を受けいれることができれば、どちらもそれを治癒に利用できるはずだ。

プラシーボ反応を、二つの異なった医療がともに利用できるものとして話を進めよう。西洋医学と代替医療の違いについてのこんな一般論から始めるのがいいだろう。それは、現在の代替医療の多くは、ほとんどの西洋医学よりもプラシーボ反応に頼って成果をあげる度合いが高いということである。

こんなことを言うと、まるで私は代替医療を退けようとしているように聞こえるかもしれない。しかしそう感じること自体、私が前に注意しておいた落とし穴——プラシーボ反応を治癒をもたらす手段としてポジティブにとらえず、旧態依然のネガティブな意味に左右されるという落とし穴——にはまることなのだ。そうではなく、私はただ重要な事実を指摘したいだけである。それは、代替医療と比べ西洋医学は近年ずっと、おもにプラシーボ効果によって成果をあげる治療法を排除しようとする姿勢が強かったという事実である。つまり西洋医学は、二重盲検ランダム化比較試験の結果を絶対的な真実と受けとめ、そこから必然的に、この比較試験でなんらかの治療法がプラシーボと同程度にしか効かないことがわかったら、その治療法を失敗とみなしてきたということだ。

皮肉なことに、この考え方は西洋医学がその領分の一部を代替医療に譲りわたす結果を招いた。西洋医学では治すことのできない病気があり、その状況をなんとかしようとすれば、患者個人のクォリティ・オブ・ライフ（生活の質）の問題が大きくかかわってくるということだ。慢性的な痛みや関節炎に苦しむ患者は、多くの場合代替医療に頼ろうとする。それはまさに、西洋医学は彼らにほとんど何もしてやれないからなのである。

代替医療は二重盲検ランダム化比較試験には特に関心がなかったか、あるいは単にそういう試験をする財政的その他の手段をもっていなかった——この点は急速に変化しつつあるが。そのおかげで代替医療は、プラシーボ反応に大きく頼る治療法を排除してこなかったのである。

西洋医学の医師による数えきれないほどの診療に欲求不満をつのらせたあげく、代替医療に助けを求め、はるかに大きな精神的な支えと理解を得ることができたという患者の報告を聞けば、代替医療は——他にどんな利点があるにせよ、それに加えて——西洋医学の枠内ではプラシーボ刺激に反応しない患者の体内にプラシーボ反応を解き放つ、並々ならぬ力をそなえた手段となりうるのではないかと思うはずだ。西洋医学の医師の治療だけでは体内の製薬工場を十分に開発できない患者もいる。しかしそういう人の製薬工場でも、代替医療の場で、その治療家が送りこむメッセージにはもっとよく反応するかもしれない。

厳密に言って代替医療のどの特徴が、体内の製薬工場を始動させるこれほど強い力をもつのか？その点については、意味づけ仮説が特に有益な理論を提供してくれる。

代替医療と意味づけ仮説と体内の製薬工場

意味づけ仮説によれば、患者が熱心な聞き手に自分の物語を語り、いま何が起こっているのか、そしてそれをどうしたらいいのか納得できる説明を与えられ、介護者の思いやりといたわりを感じ、病気や症状を自分がコントロールしていると感じられるとき、プラシーボ反応はもっとも起こりやすいことになる。

代替医療の中には、こうした要素をもたらすのに非常に適したものがある。その効果があまりに大きいので、代替医療に批判的な西洋医学の医師でも、代替医療から学ぶべきことが少しはあると言っているほどだ。

治癒をもたらす要素の筆頭に挙げられるのは、納得できる説明である。前に述べたように、自分を悩ませている問題にどんな説明を求めるかは人によって違う。自分は科学的思考をする人間だと思う人は、西洋医学の説明を好み、代替医療の理論はすべて迷信として退ける。反対に代替医療の説明のほうがとっつきやすいと思う人もいる。そういう人は西洋医学は専門用語ばかりでわけがわからないと感じ、それは医師が自分の権威を保ち、患者に主導権を与えないためだと考えている。

少なくとも一部の患者にとっては、代替医療の説明のほうがわかりやすく、病気に対処する方法として有効だろう。さらに初めは西洋医学のほうがいいと思っていた患者でも、回復がみられないと、結局は別の説明を求めたくなるだろう。新しい希望を抱かせてくれるというだけでも、それは意義があるかもしれない。

ハーバード大学医学部のテッド・カプチャック、デイヴィッド・アイゼンバーグ両博士は、その非常に入念な論文で、ほとんどの代替医療に共通するいくつかの信念を挙げている。それらは今、多くの人にとって各種の代替医療が魅力ある説明となっている根拠でもある。ここにその信念を挙げてみよう。

・自然あるいは自然なものは健康にいい。そういうものにはなんらかの効能がある。自然なものはからだにいい。自然界の力はすべて私たちの味方だ。

・よく使われる言葉に「生命力」と「エネルギー」がある。西洋医学は一九世紀に唱えられた「生気論」、つまり動植物には固有の生命力があるという信念を退けている。無生物に適用される物理的化学的法則にしたがってすっかり説明できないかぎり、生物を完全に理解したことにはならない、というのがその主張だった。この「生気論」的な信念を退けたことで、西洋医学は、多くの人にとってなぐさめとなり、大きな意味をもつはずの比喩をみずから捨ててしまったのである。

・代替医療は非常に科学的である。ただそれは、西洋医学が認める科学とは別種のものなのだ。まじめな話、代替医療とその治療法についての本は大量にあり、その一部を学ぶにも何年もかかるのである。代替医療の科学は、医学者が本物の科学としてひいきにしている物理学や化学よりむしろ、現代地質学や古生物学――研究室で実験しようとするのではなく、世界をありのままに描写する――に似ていると言われている。

・多くの代替医療の理論にはスピリチュアルな要素が組みこまれているが、現代の私たちの社会は、スピリチュアルなものとの結びつきを取りもどそうと懸命になっている。それが証拠に、健康を維持するためのごく日常的な行為も、儀式的な色彩をおびることがある。たとえば健康を維持し、あるいは病気を締めだすためにハーブティーを入れたりすることがそうだ。こんなありふれた日常の行為でも、くりかえすうちに、救いとか不完全な肉体に対するスピリチュアルなものの勝利とかいう意味合いをおびていくかもしれない。次に挙げる例はまさに核心をついていると思う。

■ダラリンのチキンスープ

わが家の子供たちがまだ小さかったころ、妻のダラリンは風邪を撃退するために、お手製のチキンスープという昔ながらの治療法を用いたものである。大きくなっても息子のマークはあいかわらず、病気のときにはチキンスープがほしい、それもママが作ったのがいいと言っていた。これはある意味では、条件づけによる治癒反応を肯定する証拠だろう。しかし視点を変えれば、意味づけされた儀式を通して母と子が結びついたとも言えるのではないだろうか。

ここで、代替医療が利用している私たちの意味づけ仮説のもうひとつの要素――いたわり――について考えてみよう。触れるというのは、もっとも基本的かつ原始的ないたわりの表現である。私たちは赤ん坊のとき、触れられることで愛されていると感じることができた。西洋医学では、触れるという動作は非常に限られた局面でしか行なわれず、しかも多くの場合は痛みをともなう。ある種の代替医療――カイロプラクティックやマッサージ治療など――ではセラピストは患者に大いに触れるし、触れることが治療の中心になっている。こういった治療では、いたわりのメッセージはずっと強く伝わるだろう。

さらに代替医療の治療家は比較的ゆったりと構えており、ひとりひとりの患者により多くの時間をかける。たとえばホメオパシーは他の代替医療とちがって独自のランダム化比較試験を行なってきたが、その結果から、ホメオパシー療法の中にはプラシーボよりも優れた効果をあげたものがあると結論している。ただしこれは、ホメオパシーがプラシーボ反応を利用しないという意味ではない。

一般的なホメオパシーの治療では、患者の症状を事細かに知ることが重視され、そのためにはひとつの症状について三〇分も話し合うこともある。そのような診察を受ければ、患者は「普通の医者で、私の頭痛（喘息でも腰痛でもアレルギーでもいいのだが）の話だけにこんなに時間をかけた人は今までいなかった。このホメオパシーの先生は、本当に私のことを気にかけてくれているにちがいない。この人なら、私のことをよく考えて、ぴったりの治療法を選んでくれたにちがいない」ときっと思うことだろう。このように治癒に適した状況になれば、体内の製薬工場も治癒のプロセスに手を貸さずにはいられないはずである。

今度は意味づけ仮説のもうひとつの要素、主導権について考えてみよう。代替医療といってもさまざまである。一方の端には、どんな西洋医学にも負けないほど患者が治療者に対して受け身で、ただ治療を受けるだけのもの——鍼や指圧など——がある。しかし、食事やライフスタイルの変更を中心にすえる療法や、瞑想、イメージ誘導など多くの代替療法は、患者により大きな主導権を与えたり、治療への主体的な参加をうながしたりする。これは多くの患者にとって、代替療法ならではの大きな魅力となっている。治療が「される」ものだとしても、主導権をもっているという感じは西洋医学の場合より強いだろう。

この社会は、私たちを代替医療から遠ざけ、西洋医学へ向かうのを後押しするようにできている。そもそも代替医療を利用しようと思えば、たいていの人は多かれ少なかれこの流れにさからって泳ぎ、少しばかり余計に自分の運命に対する主導権を行使しなければならない。まず治療家を見つけだし、とまどうほど多くの療法の中からひとつを選び、しかも多くの場合は自費で支払わなければならない。しかしそれをする人は、安易に「大勢にしたがって」手近な開業医や病院に行かなかったという理由で、より主導権をもっていると感じられる。

流れにさからって泳ぐ必要がなく、日常的に身近に代替医療に出会う人はどうだろう？　それは代替医療が、その人の文化なり共同体なりに昔から存在する慣習だったり、医療として広く普及していたりする場合である。ヒスパニックの多く住む地域にいるラテン系の女性であれば、ほとんど無意識のうちに、西洋医学の医師にかかる前に地元のクランデラ［ラテンアメリカの女性呪術医］を探しだすだろう。彼女はそうすることで、人生の主導権をにぎっている気がするにちがいない。彼女が見つけたクランデラは有名な女性で、彼女と同じ文化的信条や慣習を尊重している。

それに対して、西洋医学の医師はスペイン語を話さないかもしれないし、彼女の日常生活のいろいろな面について知らないこともありうる。医師はクランデラより怖い感じがするかもしれない。というのも、アメリカに住む多くのエスニックの人たちにとって、医師にかかること、特に病院に行くことは、主導権を譲りわたし、身近な家族や友人の支えを捨てて「自然でない」世界に足を踏みいれることを意味するからである。

治癒における自然

カプチャック博士とアイゼンバーグ博士は、多くの人は代替医療のほうが西洋医学よりも自然だという理由で、代替医療だけに頼ろうとすると見ている。しかし「自然」が意味するところを厳密に定義するのはむずかしい。「自然」という言葉がもつひとつの側面としては、その治療法が私たちにとって気楽で馴染みがあるように見えるということがある。からだに対するその治療の影響は、何もしなくてもからだが勝手に行なうプロセスに非常に近いと信じているのだ。自然な治療は「からだにやさしい」が、そうでない治療は「からだに負担を強いる」という考え方である。それが根底にあるために、私たちはある治療法を自然だと思えば思うほど、それが処方されたときに自分が主導権をもっているように感じ、自然でないと思うと、自分と自分のからだに対する主導権を譲ったように感じるのだろう。

代替医療に懐疑的あるいは批判的な人にとっては、こうした考え方はまったく非論理的に映る。前にも書いたとおり、彼らは自然界にはドクニンジンや砒素などの物質も存在するし、研究室で作られたビタミンの化学構造は自然に存在するビタミンと同じだと得意げに指摘する。彼らの誤りは、患者にとっていちばん大切なレベル——シンボルのレベル——での議論をしていない点にある。シンボルのレベルでは、自然という概念と主導権をにぎるという概念は論理的に結びついているのだ。シンボルのレベルでは、代替医療は、主導権をにぎっているという実感を間接的になんとなく生みだすのである。実際の医療のレベルでは、そうした治療は自己コントロールにつながるだろう。なぜならその種の治療は、ライフスタイルを変えるなどの、患者が自分でできる方法を用いるからである。

まず手術を受け、続いて化学療法を受けているがん患者を思い浮かべてほしい。今その人は体力をつけ、がんの再発を防ぐためにハーブ療法と食事療法をしている。毎日決まった時間に錠剤かカプセルを飲み、決められた食べ物をとっている。この人は基本的に、自分の一連の治療を完全にコントロールしている。おそらく代替医療の治療家には相談していないかもしれない。何かの本かインターネットで、このハーブと食事による治療法を見つけたということもありうる。そういう意味では、自分のからだの面倒をみるというのは、しろうとにもできることなのだ。

代替医療的な方法を使うことで、患者は自分が治療の主人公だと再認識することができる。そうなればがんそのものも、かなり単純で自然な方法で対処できるということで、大した脅威ではなくなるのである。

がんを取りのぞくのに私のからだをメスで切り開き、有害な化学物質で私の血液を攻撃するしか方法がないとしたら、がんは実におぞましく、とても私の手には負えないもの——私のからだを外部の大きな力にゆだねるしかないもの——である。しかし、自然な方法でがんをからだの外に追いだすことができるとわかれば、がんによって引きおこされる恐怖は大幅に低減されるし、その瞬間から自分の運命は自分でコントロールできるという気持ちが強くなる。がんは今までとは違う「意味」をもつのだ。それによって今度は、体内の製薬工場でがんと闘う物質が生産される可能性が高まるのである。

代替医療を論理的に利用する

代替医療がどのように利用されているかを初めて大々的に調査したのは、ハーバード大学医学部のデイヴィッド・アイゼンバーグ博士のチームで、その結果は一九九三年に発表された。全米から無作為に選んだ成人を対象に行なったこの調査で、三四パーセントの人が前年になんらかの代替医療を利用したことがわかった。それどころか、同じ時期に一次医療機関（家庭医、一般内科医、一般小児科医）を訪れた患者数よりも、代替医療の治療家のもとを訪れた患者数のほうが多いと、博士たちは算定している。

さらに博士は、アメリカ人が代替医療に支払った費用は、あらゆるタイプの西洋医学の医療機関に支払った費用に匹敵すると見積もっている。これは控えめに言っても、代替医療がこれほどまでに普及しているとは思ってもみなかった多くの医師にとって驚くべき調査結果だった。またこの調査は、多くの保険維持機構や医療センターが、人々が喜んで支払おうとするかなりの金額の分け前にあずかろうとして代替医療に関心を抱くという結果も招いたのである。

アイゼンバーグ博士の研究は、代替医療を利用する人々が何を考えているかについては、あまり多くを明らかにはしていない。そこでスタンフォード大学医学部のジョン・アスティン博士は、その問題を明らかにするための全国的な調査を開始した。

アスティン博士が行なった書類によるアンケート調査では、調査対象者の約四〇パーセントがなんらかの代替医療を利用したことがあり、特に多かったのはカイロプラクティック、生活習慣と食生活の改善、運動、リラクセーションだった。人々がこういったものに頼った主な理由としては、不安症、慢性疲労、筋肉の緊張、関節炎、頭痛があげられた。

このアンケートでわかったところでは、代替医療を利用する傾向にあるのは次のような人たちだった。

・教育程度の高い人
・自己啓発的な心理学に夢中で、新しいことを試したがる人
・世界観が一変するような大きな経験をしたことのある人
・自分の健康状態に不満を感じている人
・ホリスティック（全体論的）な健康哲学をもっている人（心、肉体、スピリチュアルなものの重要性を信じている人）
・西洋医学の治療が効かない不安症、慢性痛、腰痛など特定の症状を抱えている人

このリストからわかるように、アスティン博士の基本的な疑問に対するもっとも適切な答は、人は何よりも生活や健康についての自分の信条に合うという理由で、代替医療を選んでいるということである。西洋医学に対する不満や主導権をもちたいという欲求は、代替医療の利用と強い関係はなかった。現にアンケートに答えた人の大半は、西洋医学の代わりにではなく、西洋医学に加えて代替医療を利用していたのである。

この調査結果から、私たちは何を学ぶことができるだろうか？　二つのことが浮かびあがってくる。第一に、人は自分に効くと思うものを利用するということ。西洋医学が問題を解決してくれるのなら、西洋医学を使う。ほとんどの人が代替医療に頼る問題というのは、まさに西洋医学ではほ

とんど効果があがらない問題なのである。その意味では、代替医療に頼る例のほとんどは、賢明で論理的な選択だと思われる。まるで洗脳され、あるいは目をくらまされたようになって、奇妙で常軌を逸したものを求める行動とは正反対である。代替医療についての「正確で科学的」な情報を提供するとして広く推奨されている批判的ウェブサイトのひとつ「クワックウォッチ Quack-watch」［ニセ医療ウォッチング］などの方が、むしろこうした態度に陥っている。

アスティン博士の調査結果のおかげで、西洋医学で簡単に治療できる病気なのに、患者が代替医療に傾倒するあまり診断が大きく遅れ、自分たちの所を訪れるときには手遅れになっているのではないか、という医師たちの不安も解消することができた。

人は自分の信条や価値観に合った医療を求めているというアスティン博士の結論は、治療行為の選択が非常に論理的で思慮深いものだということを示している。何が私たちの体内の製薬工場をいちばん効果的に活性化するかを説明するには、「十人十色」という言葉がふさわしいのかもしれない。

代替医療と西洋医学の接点

なぜ代替医療が体内の製薬工場を刺激する効果的な方法なのかを説明するために、私はこれまでどちらかというと西洋医学に厳しい書き方をし、西洋医学はランダム化比較試験を、病気とその治療を知るための唯一の正当な方法として崇《あが》め奉《たてまつ》っていると強調してきた。しかしここで、世間一般も代替医療の治療家たちも西洋医学の欠陥として見てきたその点に、西洋医学の医師たち自身も次第に気づきはじめたことを言っておかなければならない。代替医療が体内の製薬工場を刺激する方法としてこの章で挙げてきた要素の多くは、現代の医師が患者を治療するにあたっての、もっとも人間味と思いやりのある方法として、最近では多くの医学部で教えられていることなのだ。

患者との話し合いにもっと時間をかけること、前向きな人間関係を築く努力をすること、普通の診察の一部として患者に触れるという行為を適切に使うこと、患者の身体的・心理的な面だけでなくスピリチュアルな面にも心を向けること——将来の医師たちの教育でこうしたことが次第に注目されてきている。私の書き方が、代替医療の治療家だけがこうした治療家としての理想的な資質をもっているような印象を与えていたとしたら、それは大きな間違いである。

進歩的な医学教育者たちが正しいとしたら、この章で取りあげてきた代替医療の諸要素は、代替医療だけでなく、あらゆる医療の理想を示すことになるだろう。こうした医療の理想型は、プラシーボ反応と基本的・日常的な患者の世話とをたやすく結びつけ、そうすることで患者に多くの主導権を取りもどさせるだろう。そうなれば代替医療と西洋医学の実践者はどちらも、訪れた患者に「あなたの体内の製薬工場が病気を治すために、私はどんなお手伝いができるでしょうか？」と話しかけることができるだろう。

患者自身の内的な治癒プロセスの始動を助けようとするのは、崇高な目標である。しかし「人に魚を一匹やれば一日養うことになる。魚の捕り方を教えてやれば一生養うことになる」という有名な格言を忘れてはならない。私たちがここまでの一一の章で何か学んだとすれば、それはプラシーボ反応を起こさせるにはたくさんの方法があること、その多くは特別な技術や訓練を必要としないらしいことである。とにかく、母親が私たちのたんこぶやすり傷にバンドエイドをはって、あるいはチキンスープを作ってできることなら、どうして私たちにできないわけがあろうか？

いよいよ、プラシーボ反応の理論について学んできたことを使って体内の製薬工場を稼働させ、私たちの治癒に役立てることを考えるときがきた。次章ではまず、自己治癒を助けたり邪魔したりする要素をいくつか挙げて、それを促進したり克服したりする方法を考えようと思う。

第12章　体内の製薬工場を邪魔するものを取りのぞく——欲求と許し

そして私が（……）私自身の無知と愚かさと心の中の悪魔にあわれみを感じることができるようになるにしたがって、他の人が愚かさを私に見せるときにも、自分に対するのと同じ愛とあわれみをもつことができるようになる。それができるようになると、私も人も解放感を味わうことができる。

——ディーン・オーニッシュ

「治りたいと思いなさい」。こんなアドバイスは当たり前すぎて、聞いた人は怒るかもしれない。病気の人で、健康を願わない人がいるだろうか？　誰だって病気より健康がいいはずではないか？　ところが実際には、必ずしもそうではないのだ。それに、そもそも欲求は治癒にどんな影響を及ぼすのだろう？

欲求が私たちの健康にはたす不可欠の役割

治癒への欲求について間接的に示唆している初期のプラシーボ研究のことは、すでに紹介した。第二次大戦中の負傷兵の反応を調査していたヘンリー・ビーチャー博士は、兵士たちの感じる痛みの種類と強さに大きな違いがあるらしいことに気づいた（一二六～一二七ページ）。欲求がこの項のテーマになっている以上、治療を受けていた兵士たちがどれくらい回復を望んでいたかが問題なのだ、と思われることだろう。

回復するということは――前にも書いたように――ふたたび前線に送りかえされ、死に直面することと避けがたく結びついていた。そのような状況で、普通の人間がいったいどれほど強く回復したいと望むだろう？　もちろん意識的なレベルでは彼らは忠実で愛国的な兵士であり、国のために義務をまっとうしたいと思っている。しかし彼らの潜在意識の中では回復したいという欲求がごく弱かったとしても、彼らを責めることができるだろうか？　体内の製薬工場についてのこれまでの話からみて、潜在意識に回復への欲求がなければ、それがからだの回復度に直接の影響を与えるだろうことは容易に想像できる。

第5章で見たように、その後ドナルド・プライス、ハワード・フィールズ両博士はプラシーボによる痛みの緩和実験のデータを概観し、プラシーボの効果を予測するには、被験者について二つのことを知る必要があるとした。回復を期待しているかどうか、そして回復を望んでいるかどうか、である（一〇五～一〇六ページ）。

期待と欲求

　期待を対象にした研究は数多く行なわれてきたが、欲求となるとごくわずかである。研究者も、痛みのある患者は全員が回復したがっていると単純に思いこんでいたからだろう。しかし欲求に関して行なわれたわずかな研究では、プラシーボに対する反応は欲求の強度によって変化すること、そして期待の程度と欲求の程度を数学的に組み合わせれば、それぞれを単独で見るよりもプラシーボ反応の発生を予測しやすいことが確認されている。

　回復への欲求が欠けていたために、体内と体外の両方の薬品の効き目を妨げた驚くような実例を見てみよう。

■薬の効き目に抵抗した患者

　この話はプラシーボ反応についての学会で、ベドフォードのマサチューセッツ復員軍人病院の精神科医ゴードハード・イーペン博士が報告したものである。博士はそこで、ひとりの統合失調症の患者（ここでは「ロドニー」とよぶ）を担当した。ロドニーは二五歳くらいで、精神病の症状が重く、暴力的だったため、裁判所命令によって入院させられていた。彼はイーペン博士が話をしようとしても、怒ったように口を閉ざしたままだった。

ロドニーの治療には抗精神病薬ハロペリドールが使われていた。これは彼の症状のほとんどをコントロールするはずで、少なくとも無気力でぼうっとした状態にはするはずだった。ところが、看護師たちは間違いなく注射していると証言しているにもかかわらず、ロドニーにはまったく効果が見られなかった。

イーペン博士は毎日ロドニーのもとを訪れ、今の治療がどれほど彼のためになるかを辛抱づよく説明しようとした。それが無理でもせめて、ロドニーが治療を拒んでいる理由だけでも知ろうとした。ロドニーはそのたびに悪態をつき、話し合いを拒否した。こんな状態が五、六週間続いた。投薬の量をふやしても、薬の効果はいっこうに現れなかった。

そうこうするうちに、驚くような出来事が二つ起こった。まず、ロドニーがイーペン博士に口を開いた。彼は「あのな、先生。あんたは毎日俺のところへ来て、いつも丁寧に扱ってくれた。俺がひどい態度をとっても、一度も怒らなかった。だから考えたんだ——ためしに、あんたのやり方でやってみてもいいんじゃないかってね。薬を飲むよ。もう注射しなくてもいい」

次の驚くべき出来事は、ロドニーがハロペリドールによって非常に穏やかになったことだった。一晩のうちに、敵対的で闘争的だった彼がまるで無気力になったのだ——注射をやめて経口薬をとっただけなのに。この時点で彼は大量の薬を処方されていたのだが、医療スタッフはそれを減らさなければならなくなった。さらに彼はパーキンソン病患者のような手の震えを見せはじめた。これはハロペリドールなどの強い精神安定薬を、特に長期間にわたって大量に投与したときによく見られる副作用だったが、それまでの五、六週間は同じ薬を投与されていても、ロドニーに震えは見られなかったのである。

あとになってロドニーはイーペン博士に言った。「注射されているあいだはずっと、俺はあの薬と闘っていたんだよ。あんたも、ここのやり方も、何もかも憎らしかった。俺は薬の効き目がやってくるのを感じることができたから、それと戦って追い出してやった。けっこう大変だったけどね。薬を飲むのならいいって言ったときは、効き目がやってきても何もしないで、薬の好きにさせておいたのさ」。そのとき以後、ロドニーはハロペリドールによって目覚ましい回復をとげた。たいていの患者はハロペリドールを摂りはじめてから完全に効果が現れるまでにはかなりの期間が必要なのに、彼は一週間後にはすっかりよくなったのである。

ロドニーのケースは一般的とはいえないが、示唆に富んでいる。幸いなことに、回復したいという欲求にこれほど極端な抵抗をする患者は、めったにいない。ロドニーがみずから解釈してみせた彼の精神状態と、イーペン博士が外から観察した状態とは非常によく一致しているので、この事例は体内の製薬工場の働きについて、ひとつの手がかりを与えてくれるかもしれない。言ってみればロドニーは六週間のあいだ、体内の製薬工場に薬の処方を伝えつづけていたようなものなのだ。「ハロペリドールの解毒薬」の処方を、である。

第9章で取りあげたナロキソンは、モルヒネおよびエンドルフィンの強力な拮抗薬だった。ある人にモルヒネを過剰に投与し、五分後にその人にナロキソンを注射すれば、即座に、まるでモルヒネの投与はなかったかのような状態になる。ロドニーには体内の製薬工場に働きかけて、ハロペリドールに対してナロキソンと同じ働きをする何か自然の拮抗薬を自分に投与させる能力があったらしい。その働きかけを止めたとたんに、彼に与えられていたハロペリドールは効果を発揮できるようになったのである。

ロドニーの事例をみると、回復したいという欲求がほんの少し欠けているだけでも、体内の製薬工場による治癒を促進することはできず、むしろそれを妨げるのではないかと考えざるをえない。健康を回復するために体内の製薬工場をフル稼動させようと思えば、回復したいとできるだけ強く願うことが必要なのだ。そうは言っても、心とからだの結びつきを重視するあまり、それが望ましい結果を一〇〇パーセントもたらす秘策だと思いこむ落とし穴にはまらないよう気をつけなければならない。

「裁いて責める」落とし穴にはまらないために

私が「裁いて責める」態度と呼んでいる落とし穴は、がんのような病気がよびおこすみじめさを何倍にも強めてしまう。これは、病気が悪化して死んでしまうような患者は、きっと回復したいという気持ちがなかったのであり、そのために病気に負け、みずから悪化を招いたのだと決めつけることである。私は心身相関的な医学を断固として支持しているが、それと同じくらい断固としてこの態度を拒否する。ここで言うのは、喫煙などの望ましくない生活習慣を自分の意志で続けて病気を悪化させた人のことではなく、「欲求の欠如」だけが治療の失敗の原因のように言われる患者のケースについてである。

私がこの本で提供したいのは希望をもたらすアドバイスだ。あなたは今、何か健康上の問題を抱えていて、回復したい、あるいは病気をコントロールしている今の状態を維持したいと思っている。今のところ私には、あなたはこうすれば病気が治ると断言することはできない。この状況で、うしろを振りむいてあなたを裁くこと、つまり始めからの成りゆき——あなたの体調の衰えとか——を知ることから始めて、本当はあなたの努力が足りなかったなどと言って責めるのは、まったく私の本意ではないのである。

　裁いて責めることほどむなしい態度はない。これは二つの理由で大きな誤りを生むことになる。第一に、これは責める人の自己保身になりがちである。多くの場合、責める人は心身相関的な治療の実践者や提唱者である。彼らの治療法が必ずしも完璧ではないと認めるかわりに、患者を責めて自分の優位を感じたり、それを人に見せかけたり——最悪のケースではもっと金もうけをしたり——しようとしているのだ。

　責めている人自身が、責められている人と同じ病気で苦しんでいることもある。その場合、責める人は死をおそれ、「治療がうまくいかない人」と自分とのあいだにできるだけ距離をおきたいという強い心理的な欲求を感じている。私たちのほとんどは、無意識のうちに同じことをしている——たとえば同じ年ごろの人が死んだと聞いたときなどに私たちはこんな反応をする。「私は死なないさ。私は週に五回もジムで運動しているんだから」。内心でおびえている人にとって、死んでしまった人と距離をおくには「私は心からよくなりたいと思っているし、そのためにがんばっているんだ。あの人はいつもネガティブな考え方をしていたから、自分から悪い結果を招いたに決まっている」と言うのはいい方法だろう。こうして人を責めれば、一時的には気分が晴れるかもしれない。しかしその安心は、非現実的な思いこみと、同情や理解の決定的な欠如を代価にしたものである。

「裁いて責める」ことを私が拒否する第二の、そしてもっと深い理由は、がんのような病気の大半に対するからだの反応は複雑だということである。ある人のがん細胞は成長がおそく攻撃的でないかもしれないし、非常に悪性のものかもしれない。放射線照射や化学療法に特別に強く反応するかもしれないし、逆に強い抵抗力をもっているかもしれない。その人自身のからだの抵抗力は強いかもしれないし、別の病気のせいで弱まっているかもしれない。家系的にからだが丈夫ということもあるし、同じようながんで多くの親族が若くして死んでいる家系ということもある。こうした要素のすべてが心身相関的な治癒力と結びついて、病気との闘いに決着をつけるのである。回復したいという欲求の強さだけが結果を左右するというのは、実際の状況をはなはだしく単純化したものである。

ここに挙げたような要素の多くは、自分ではどうにもならないものだ。自分の力で少しでも回復するためには、自分でコントロールできる病気の側面に目標をさだめるほうが賢明である。前向きの姿勢をとれば、病気から回復したいという欲求は強く浮かびあがってくる。しかし、謙虚さと他者への共感を忘れないようにしよう。他者の人生ががんなどの深刻な病気の転移や再発ですでに苦しめられているときに、それはあなた自身のせいだと言ってその人の不幸をさらに増すのはやめようではないか――特にその発言に科学的な根拠がないときには。

人を責めないということを肝に銘じておいて、最初の問いにもどろう。病気になったら、誰でも自動的に回復を願うのではないだろうか？　だとしたら、回復への欲求はすでに最大限まで高まっているのではないだろうか？

回復への欲求の欠如

この章の目的は自分の治癒であって人を責めることではない。ということで、勇気をふるって厳しく自分を振りかえってみよう。そうすれば、回復したいという私たちの欲求はいろいろな心の動きと連動していて、そうした心の動きがプラシーボ反応が最大限に働くのを妨げることもあるとわかるだろう。それに気づけば、体内の製薬工場との連絡をもっと密にできるはずだ。

長いあいだ慢性病とつきあっている人が、その病気を中心にすえて生活するのは普通のことである。これはまったく当然の適応といえる――たとえば糖尿病患者が必要な食事制限をし、体重を落とすために定期的に運動するのを生活の一部とするようなことである。こうして病気に合わせた生活を始めると、私たちは多かれ少なかれ病気によって生活を規定されるようになる。病気が自分の一部になるのである。すると最後には、そうした自分の一部を捨てることを恐れるようになるかもしれない。

キャロライン・メイスは広く読まれているその著書『チャクラで生きる――魂の新たなレベルへの第一歩』（邦訳、サンマーク出版）の中で、そのような状況をわかりやすく説明している。

私が思うには、病を恐れるのと同じくらい、癒されることを恐れている人も実はたくさんいるのだ。（……）たとえば病気は、ふつうなら望めないような注目をまわりから集める強力な手段となりえる。そう考えてみると、病気は何かを得るための手段として魅力的にさえ見えてくるのだ。また、病気が、人生を大きく変えなければいけないというメッセージを伝えていることもあるだろう。人生のあらゆる側面で、人は何よりも変化をこわがる。そのため、病気よりも変化のほうを恐れてしまい、必要な変化を起こすのを先延ばしにするというパターンにはまり、それが病気となって現れることもある。

メイスに言わせれば自己評価の低い人は、罪悪感、失敗したという気持ち、それに恥の感覚さえ、病気の出現で正当化されたりうまく釈明できたりすると考える。というのも、結局のところ、病人はこの世間で人並みのことをするとは期待されないからだ。さらにメイスは、このようなもっともらしい言い訳は、失敗を認めて自分を非難するレベルを越えて、心の奥底にある対人関係についての感じ方にも影響を及ぼすことがあると指摘している。

心に傷を負った人にとって、健康になって自立することは孤独と無防備を意味する。この壮絶な自立――ひいては孤立――への恐怖が、多くの人にとって治癒を妨げる核心にあるのだ。メイスは次のような例を挙げている。

■病気にしがみつく人

五〇代の女性メグは、長いあいだ腰と脚の痛みに苦しみ、さまざまな治療を試したものの効果はみられなかった。さらに悪いことに、結婚したいと思っていた相手とも別れることになってしまった。つきあっていた相手は、どうやらもっと金持ちの女性がいいと思ったらしい。それでも、別れたボーイフレンドは毎日メグのもとを訪れていた。メグは痛みのせいであまり動けず、他に毎日の暮らしを助けてくれる人もいなかったからである。

そこで、健康になるというのは彼女にとって、彼が自分のところを訪れる理由がもうなくなることを意味しているのか、と訊いてみた。メグの返答はあまりにすばやく、おそらく彼女自身も自分の口にした言葉に気づいていないとしか思えないほどだった。「健康になんかなったらだめだわ。あの人、私から離れて、だれかほかの人を見つけてしまうもの。そうしたらどうすればいいの？」

メイスの書いたことを私なりに解釈すれば、メグの体内の製薬工場が彼女の腰と脚の痛みに対処するために力を貸すことは、とてもありそうにないということになる。さらにつけ加えれば、メグの体内の製薬工場は二つの相反するメッセージを受けていたと思われる。表に出ているメッセージは、痛みがなくなって、痛みのせいで今できないことをできるようになりたい、というものだ。しかしもっと深い、意識下からのメッセージ――メグにとってはこちらの方がより本心を表わすものなのだが――は、痛みは失うことのできない彼女の一部だと訴えているのである。痛みがなくなったら、彼女はひとりぼっちで無力になってしまう。そこで体内の製薬工場は、彼女の心の奥深くから発せられる真のメッセージにしたがうことにし、痛みを緩和するためには何もしないことにしたのである。

今度は、このような意識下のメッセージがあなたの治癒を妨げていないかどうか知るには、どうすればいいか考えてみよう。

いろいろな欲求

実をいえば、メグのように感じている人のほとんどとはいわないまでも、かなりの人はメグのように事実を認めたりはしないのである。自分の感じていることに気づけと言うだけでは駄目なのだ。それでも、次のような問いをあなた自身に問いかけることで、あなたが体内の製薬工場に実際に送っているメッセージについての手がかりを得ることはできる。答えるさいには、自分を厳しく振りかえると決めたことを忘れないでほしい。

一、あなたは直接的にではないにせよ、大した人間ではないと言われて育ったのではないか？　そのせいで病気のままでいたいという隠れた欲求を抱いたかどうかは別にしても、それについてカウンセリングを受けようと思うと、気分がよくなったり、体調がいいように感じたりはしないだろうか？

二、自分に問いかけてほしい。いま抱えている健康上の問題（偏頭痛でも腰痛でも何でもいい）が突然、完全に消えてしまったら、自分の人生はどうなるだろうかと。私たちが教えられてきたところでは、これに対する「正解」は、「もちろん、大喜びだ。そうなったら私の人生はすばらしいものになる」である。だからこう問われたら、多分この答を思いつくだろう。

しかし、もし自分の内なる声にじっと耳をかたむけるなら、「正解」が口をついて出る前に一瞬のためらいがあることに気づくだろう。そのためらいの一瞬に、いくぶんかの疑い、恐れ、不安を漠然と意識するかもしれない（メグのように正直に、しかもあれほど雄弁に真実を口走る人はそれほど多くはない）。このためらいこそ、健康になりたいという私たちの欲求は純粋なものではなく、病気にしがみつきたいという欲求なり必要性なりと混じりあっていることを示す、大きな手がかりかもしれない。この一瞬の感情に注意を集中すれば、「解決のきざしが見える」のではなかろうか——自力で解決できるかもしれないし、セラピストの手を借りる必要があるかもしれないが。

三、今あげたような「もし～だったら、どうだろう？」という一般的な質問で成果がなかったら、もう少し具体的な質問をする必要がある。

(a)「私の病気が、自分がすることとその結果にどの程度責任をもつかに、なんらかの役割をはた

していると したら、それはどんな役割か？」

(b)「親しい家族や友人との私の接し方、彼らの私への接し方に私の病気がなんらかの役割をはたしているとしたら、それはどんな役割か？」

自分にこのように問いかけ、それに対する答を注意深く、底の底まで考えたら、もう一度、「もしこの病気がなかったら」という一般的な質問を自分に問いかけてみるのだ。あなたが自分に正直なら、「そうなったら、この五年間うまく先延ばしにしてきたあの計画を本気で完成させなくちゃならない」とか、「そうなったら家族に無視されて、私はひとりぼっちになってしまうだろう」という答えが出るかもしれない。しかし、こういう答が、あなたは本当はどんな感情に動かされているかを知る手がかりになるのだ。

こうして自分の気持ちの中にあるものを残らず見ていけば、病気と健康についての相反する欲求の元を突きとめることができるだろう。次に、その欲求の対立がごく自然で些細なものかどうかを見きわめる必要がある。このような問題に矛盾する感情を抱くのは、おそらく人間なら誰にでもあることだ。場合によってはその矛盾が大きすぎて、カウンセリングが必要になることもあるだろう。いい聞き手であり、じっくり話をしてくれる医師や治療家なら、すばらしい相談相手になってくれるだろう。特に自分がこうしたネガティブな状態にあることを自覚しながら、どうやって変えたらいいかわからないようなときには。

相談した結果、相反する欲求のせいで本当に治癒が妨げられていることがわかったら、その医師なり治療家なりはあなたに適した心理学者やカウンセラーを紹介してくれるだろう。私の経験から言うと、このような問題を自力で完全に解決するのは非常にむずかしいと思う。

カウンセリングが始まれば、あなたは本当に治癒のための作業をしているという自信をもつことができる。健康に対するカウンセリングの効果にあなたが明るく前向きな期待をもつことで、カウンセリングが成功する可能性はさらに増すはずだ。

欲求について考えたことで、私たちの思考プロセスが（たとえ意識下であっても）体内の製薬工場の働きにどんな影響を与えるかのヒントがまた得られた。今度は、私たちの健康に大きく影響する思考のもうひとつの形、寛容さについて考えてみよう。

寛容さと体内の製薬工場

一見したところ、寛容は回復したいという欲求とはあまり関係なさそうに思われる。しかし病気のままでいたいという隠れた欲求が、体内の製薬工場に正反対のメッセージを送る可能性について、私たちはいま議論したところだ。反対のメッセージを送ってしまうもうひとつの感情が、寛容さの欠如なのである。

■オクラホマシティの出来事——憎しみから癒しへ

一九九八年の秋、バッド・ウェルチは新聞のインタビューにこたえて、爆弾テロの犠牲者の父親である彼が、爆破犯人の死刑に反対の声をあげるにいたった経緯を説明した。

バッドの二三歳の娘ジュリー・マリーは、一九九五年四月一九日、オクラホマシティのアルフレッド・P・マラー連邦ビルにあった社会保障局で、スペイン語の通訳として働いていて、爆破事件の一六八人の犠牲者のひとりになった。のちに犯人としてティモシー・マクヴェイが逮捕され、有罪となった。

八人兄弟の三番目だったバッド・ウェルチは、高校を出て、三〇年以上ガソリンスタンドを経営してきた人で、カトリック教徒であり、死刑には一貫して反対してきた――少なくとも彼はそう思っていた。その知的で自尊心をくすぐる見解は、愛する娘の死によって吹き飛んだ。事件後、彼が犯人について口にできたのは、「電気椅子にかけろ」という言葉だけだった。怒りが大きすぎて、裁判の必要性さえ認められなかった。やり場のない怒りは日を追うごとに高まり、ティモシー・マクヴェイとテリー・ニコルズが爆破犯として告発されるにいたって、バッドは次第に体調をくずしていった。彼は一日に三箱の煙草を吸い、浴びるほど酒を飲んだ。

一月のある寒い日、とうとう彼は出かけていって古いニレの木の下に立った。それは、マラー・ビルの近くにあって爆風の中を生き残った唯一のものだった。彼は、ジュリーが暑い日には好んでこの木の下に車を停めていたことを知っていた。

「自分がどんなにみじめかってことを考えはじめました」彼は後になって語っている。「［容疑者が］裁判にかけられて刑を執行されたあと、どうしたら心が癒されるのか知りたかった。その答を出そうと二週間も三週間も悩みました。そしてついに気づいたのです。そんなことでは全然癒されないと。刑が執行されても、ジュリー・マリーは帰ってこない。復讐、憎しみ、怒り——ジュリー・マリーはそういうもののせいで死んだのです」

その後バッドは、テレビでマクヴェイの父ビルを見た。「私と同じように平凡で、地味な男性でした。でも私には彼の痛みが見えた。他の人には見えなかったかもしれないが、私には見えたのです」。ついにバッドは、ビル・マクヴェイと会う手はずをととのえてもらった。そして自分が娘を失ってうちのめされているように、息子の運命にうちのめされている男を見たのである。この会見のあと、バッドは別人のようになった。彼は人前に出て話をするようになり——それまでずっと避けてきたのに——マクヴェイの死刑判決に寛大な措置を求めたのである。彼は言っている。「ビルに会ってからの私は、それまででいちばん神の近くにいるような気がしました。私が人生でしてきたなかで、いちばん満足感を与えてくれることでした。それがどれほどの平安をもたらしてくれたか、口では言い表わせません」

ここで、バッドの話の中で特に健康にかかわる点を見てみよう。はじめ、バッドの体調は悪化の一途をたどっていた。酒と煙草の問題だけでなく、血圧は間違いなく高かったろうし、実際に潰瘍ができていたかどうかはわからないが、その危険は十分にあった。彼の話の様子では、ストレス経路の全開を示す兆候がひとつ残らず見られるから、心臓発作を起こしていても不思議はなかった。

反対に、生まれ変わったバッドはずっと健康そうだ。そうなった理由の一部はもちろん禁煙し、酒量を減らしたことだが、少なくともいくらかは彼の生化学的経路が自己破壊モードでなく健康モードのほうにセットされたことも影響していたはずである。バッドが経験したこのプロセスを、私は真の精神的な解放、寛容さと呼びたい。

保健医学の分野で昨今注目を集めているもののひとつに、健康と精神活動とのつながりがある。研究者たちは、祈りや信仰が実際に健康状態に影響を与えることを明らかにしつつある。これから研究が進めば、何十年か先には人間の体内の製薬工場の働きと精神生活とのつながりが、いくつも発見されると私は確信している。とりあえず今のところは、送ろうとする治癒のメッセージを体内の製薬工場に確実に受けとめさせるためのひとつの方法として、寛容さだけを取りあげる。許そうとしないとき、人に何が起こるか見てみよう。

寛容の欠如と健康

たいていの人は、過去にひどいことをされた相手に山ほどの恨みや憎しみさえ抱いて、毎日を暮らしている。なぜかと問われれば、恨みや憎しみのいかにも正当な理由をいくつも挙げられる。自分には非はなく、全面的に相手が悪いことをいくらでも証明できる。そして、たいていはこう言う。

「あんなことをした奴を、許せるはずがないでしょう」

多くの人にとっては、このような恨みは人生のわずかな部分を占めるだけで、怒りにすべてを忘れるということはない。この程度の寛容さの欠如について、それと取り組むのがいかに重要かという話は、精神生活の助言者の人たちにまかせておこう。私が関心をもっているのは健康にかかわることであり、私はバッドの例のように最大級の怒りが現実に健康を害するおそれがあり、病気の回復の深刻な妨げになるということに興味をひかれるのである。

私たちがそのような場合に決まって口にする言葉は、逆だと思う。私たちはまるで何もかも相手の問題であるかのように、許すこと――あるいは、許したくないことと言うべきか――について話す。許すこととは、相手の行為が悪辣《あくらつ》非道だったことを否定するようなことだと考えている。私たちは、悪いことをすれば報いがあるべきだと思いたがる。そして許すことは、悪者をその報いから逃れさせることのように感じる――それでは倫理システム全体を否定することになってしまう。確かにそのとおりである。

ここで置き去りにされているのは、寛容とは相手の問題ではなく、自分の問題だということである。健康についていえば、私たちが貯めこみ、念入りにつのらせてきた憤懣《ふんまん》のせいで、自分が毎日どれほどの重荷を背負うはめになっているかに気づくかどうかが問題なのだ。現にバッド・ウェルチは、どこへ行くにも数百キロの重荷をかついでいたようなものだ。彼の冠状動脈は痛めつけられたことだろう。それもこれも、ティモシー・マクヴェイが言語に絶する暴挙に走ったせいである。バッド・ウェルチは自分でも気づかないまま、マクヴェイのせいで自分の命を縮めることで、マクヴェイを「罰しよう」としていたのである。

しかし、マクヴェイを罰する以上に、自分に対してひどいことをしていることに、バッドはついに気づいた。そしてティモシー・マクヴェイを罰しているつもりが、じつはマクヴェイについていちばん許せないと思っていることを、自分がするはめになっていることに気づいた。そのときやっと、彼の寛容と癒しのプロセスが始まったのである。彼はマクヴェイがどんな人間だったかを考えることをやめ、そのかわりにバッド・ウェルチはどんな人間になりたいのかと自問しはじめた。その過程で、彼は人生の主導権を取りもどしたのである。

私たちの体内の製薬工場が治癒を促進するには、体内で治癒を促進する化学的経路を利用しなければならない。すでにみたように、化学的経路のひとつはストレス－リラックス経路である。体内の製薬工場から有効な薬がその経路に届くとき、その道は通行しやすいものであってほしい。血圧をあげ、免疫系の活動を妨げる余分なストレスホルモンを運ぶために道が渋滞していては困るのだ。そんな渋滞が起こったら、体内の製薬工場はその務めをはたすことができないではないか。

どんなセルフヒーリングのプログラムにも、「自分のこれまでの人生で、今もって許すことのできないことはありますか？」と問うことで、寛容さについて考える内容がある。意識的にそれを認めないかぎり、あなたは怒りの重荷を負いつづけ、そのおかげで手に入るはずの健康を手にできないのではないだろうか？

些細なことを気にする

バッド・ウェルチを苦しめた犯罪は本当に凶悪だった。しかし私たちが許せないと思っている行為の多くはそれほど重大なものではなく、実際あまりにも些細なことなので、許すことが問題になるとは思いもよらないほどである。シドの例を見よう。

■シドの頭痛

これは故ハイラム・カリー博士が語った話である。カリー博士の専門は神経学で、家庭医療ではなかったが、長年、サウスカロライナ州チャールストンで全国的に知られた家庭医療のトレーニング・プログラムの責任者を務めていた。その任期も終わりに近づいたころ、博士は自分のトレーニング・プログラムをありふれた病気の患者のために使いたいと考え、頭痛を対象に選んだ。彼はこう言っている。「医学生でも脳腫瘍の診断はできる。研修医は偏頭痛を診断できる。だから私は、自分の時間をすべて緊張性頭痛についやすのだ」。博士はその地域の、他の医者では解決できない頭痛に悩む患者にとって、最後の頼みの綱になった。そして自分の成功の理由として、ひとりひとりの患者にじゅうぶん時間をかけ、頭痛に関する話をとことん聞こうと努めたことを挙げている。

患者の中に、シド（仮名）という会計士の男性がいた。彼は四年近くのあいだ毎日のようにひどい頭痛に苦しみ、日常生活にも支障がでていた。ふつうの頭痛治療にはほとんど効果がみられず、いろいろ検査をしてみたが結果はすべて陰性だった。

カリー博士はシドと頭痛についての話し合いを始めてすぐ、ほとんど毎日、シドが仕事からもどったときに頭痛が起こることを知った。そして、それが求めていた「決定的証拠」ではないかと思った。仕事のストレスから頭痛に苦しむ人は多い。その場合は仕事場に着いたときは何でもないのに、帰るころまでには頭が割れるほどの痛みが始まっているものだ。家庭にストレスがある人も多いが、その場合は帰宅するまでは何ともなくて、一時間か二時間家にいるうちにものすごい頭痛が始まる。

シドの場合はそのどちらにもあてはまらなかった。カリー博士がいくら問いただしても、仕事にも家庭にも大したストレスの原因は見つからなかったのである。それでも詳しく訊いてみると、仕事場を出るときは痛みはないが、家に着く前に強い痛みが始まるようだった。

そこで博士は、仕事場から家までの道筋をシドにひとつひとつ話してもらった。シドの家は仕事場から六ブロックほどしか離れておらず、彼は好んで歩いて行き来しているということだった。どうやら頭痛は、彼が家の敷地の入り口に近づき、庭に足を踏み入れる瞬間に起こるらしい。

わけがわからないまま、カリー博士はそこに飛びついた。「シド、歩道から家の敷地に入る瞬間、目の前に何が見える？」

「見えるのは——木です！」シドは怒りに顔を赤くして、吐き捨てるように言った。

カリー博士はのちにこう語っている。「特別な技量がなくても、その木のことを聞きだすのに苦労はいらなかったよ」。シドの話によると、その木は五年ほど前に隣人が植えたものだった。それは馬鹿でかい木だった。しかも境界線を六、七〇センチも越えて、シドの家の敷地に入りこんでいた。シドは隣人の目をぬすんで、自分でそれを測ったのだ。「あの野郎」彼は吐き捨てた。「うちの敷地にあんなでかい木を、断りもなく植えやがって！」。木の話を口にしたとたん、シドの頭痛がはじまった。木が植えられた日からずっと、明らかに彼は煮え立つ思いを抱きつづけていたのだ。

「それで、お隣さんの言い分はどうなんです？」と博士はたずねた。

「知りませんよ。そんな話はしたことがないから」

「ええっ？　何ですって？」

「だって先生、波風を立てたくないじゃないですか。私はお隣さんの立場を尊重しているし、むこうにも尊重してもらいたいんです。私なら、言われなくても自分のものは自分の土地の中におさめておきます。あちらもそうするのが当然でしょう。とにかく、人の土地にあんな馬鹿でかい木をドシンと植えていくような男なんですよ。どうしてそんな奴と話し合わなきゃいけないんですか？」

カリー博士は頭痛を治すためにひとつの指示を与えて、シドを家に帰した。それは、必ず隣人と木のことを話し合い、二週間後にもう一度来て結果を報告するように、という指示だった。次に現れたシドはまったくの別人になっていた。

「カリー博士」シドは満面に笑みを浮かべて言った。「どうなったかお話ししても、きっと信じられないですよ。言われたとおりお隣さんと話したんです。気は進まなかったけど、とにかくやりました。どうなったと思います？　彼は、木が境界を越えていたことを知らなかったんですよ。境界の位置を勘違いしていたんですね。しかも、彼はその場で、木を切ってしまうと言いだしたんだ！

あの馬鹿でかい木を、何のためらいもなく！　でも、そんなことはさせられませんよね。あれほどの大木だし、いたんでいるわけじゃないし。こんなことで木を切っちゃいけない。だからね、私はもちろん彼に言いました。いいから木はそのままにしておきなさいって。そうしたら彼はまた謝って、もっと早く言ってくれればよかったのにって言ったんです」

「言うまでもないだろうが、シドの頭痛はその話し合いのあとすっかり消えて、二度とぶりかえさなかった」カリー博士はこう話をしめくくった。

自分を許すことを学ぶ

自分を振り返って治癒を妨げるようなネガティブな気持ちがないかどうか確かめるとき、忘れてならないのは、自分に対する寛容さが欠けていないかということである。病気になった人の自然な反応のひとつとして、自分を責めることがあるからだ。

前にも言ったように、自分で自分をコントロールしているという気持ちは健康な生活に不可欠であり、なまけている体内の製薬工場に活を入れるひとつの方法は、病気に直面したときに自分が人生の主導権をにぎっているという気持ちを取りもどすために、なんらかの行動をとることである。だが残念なことに、主導権を自覚した結果として、こうしておくべきだった、病気になったのは運が悪かったせいだけではない、と考えてしまうことがある。

短期的に見れば、「自分のせいで病気になった」という気持ちは主導権の自覚の現れであり、健全な心の動きと解釈することもできる。しかし、病気になったせいで人生をめちゃめちゃにしてしまった私は大馬鹿だと、何カ月も何年も自分に腹を立てつづけていたらどうなるだろう。最後には、私を傷つけた他の誰よりも、自分に対して大きな怒りを感じるようになってしまうのではないだろうか。そうなったら、つもりつもった（しかも多くの場合まったく無意識の）怒りは、体内の製薬工場による治療を妨げる巨大な障壁を作りだすだろう。主導権を意識することで始めのうちこそ少しばかりの助けが得られるかもしれないが、長期的に見ると、それっぽっちのポジティブな効果は大量の怒りに打ち消されてしまうだろう。そんなとき、病気になった自分を許すことを学ぶのは、他人を許すことを学ぶのと同じくらい大切になってくる。

たとえば、チャックは糖尿病で薬を飲む必要があり、喫煙は糖尿病患者にとって自殺行為だと知っており、運動しなさいと何度も言われてきたとする。ところがチャックは薬を飲むのをしょっちゅう忘れ、禁煙しようと思ったこともなく、一日中ソファでだらだらしているとする。何年か後にはチャックに、長期間治療を怠った糖尿病患者に見られる症状、たとえば腎臓とか目の障害が現れることは想像にかたくない。みじめな状態になったチャックが、過去の行ないに罪悪感をもち、自分を責める様子を目に浮かべてみてほしい。

チャックが自分を責め、するべきことをしなかったと罪悪感をもつとしても、それは当然の反応である。彼がしたことと最終的な結果とには明らかに直接のつながりがあるのだから。私が裁いたり責めたりするなと言うのは、こういう完全に無責任な行動を容認してのことではない。

しかしここで、チャックの例を視点を変えてみるとどうなるか。糖尿病でからだにダメージを受けたチャックは、大いに反省している。彼にどんなアドバイスをすればいいだろう？　いつまでも過去を思い返して、くりかえし自分を責めろと言えばいいのだろうか？　自分の馬鹿さ加減に腹を立てろと言えばいいのだろうか？　それとも前を向いて、残りの人生を今より健康にすごす――少なくともこれ以上のダメージを重ねることのないようにする――ために今なにができるか考えなさいと言うのがいいのか？　私はチャックに前向きに生きてほしい。とにかく、自分に腹を立て、自分はどうしようもない負け犬だと思っていたら、今より健康になる方向に進むことなどありえない。

チャックのような極端な例でも、ある種の自己寛容は治癒（部分的ではあるが）の重要な一要素なのである。

次に挙げる例は、他者への寛容さと自分への寛容さがじつは密接に結びついていたという話である。

■チャドの慢性的な痛み

四〇歳のチャドは一〇代のころ車にはねられ、脊髄損傷による麻痺が残った。それ以来、車椅子の生活をしている。彼は長年、ストレスの多い仕事を懸命にこなしてきた。重いうつ病を発症したあとチャドは、妻の収入と彼自身の障害年金で家族が暮らしていけることに気づいた。彼は無理をしすぎていたようだと素直に認めて、仕事をやめた。「スーパー障害者」になろうとしていた、と彼はそのとき述懐している。そして、それがうつ病になった原因のひとつだろうと考えていた。

二年前、チャドは両腕に痛みを感じた。麻痺した脚を補うために酷使してきた腕だ。始めはたんなる腱炎だと思われたが、薬や手術や痛みの専門家による助言を受けてもなかなか治らず、かえって悪化するようだった。そもそもの原因が何であれ、腕の痛みは慢性化し、チャドはそれを抱えたまま生きていくしかなかった。

チャドのかかりつけの家庭医であるホームズ博士は、チャドの痛みには心理的要因があるのではないかとつねづね考えており、少量の抗うつ薬の投与で改善を見せてはいたものの、うつ病が再発することを危惧していた。いずれにせようつ病の改善も大幅なものではなく、あいかわらず痛みのほうは深刻だった。そのうちにホームズ博士は、何年か前にチャドを診たカウンセラーの言葉を思い出した。「彼は私が今まで会った人の中でも、いちばん大きな怒りを抱えている人のひとりだと思う」という言葉である。

そこでホームズ博士がチャドと怒りについて話し合ってみると、実に多くの感情がほとばしり出てきた。チャドはホームズ博士に向かって初めて、彼をはねて下肢を麻痺させた運転者に今もどれほどの怒りを感じているか、口にすることができたのである。しかもその男は法的責任をのがれ、結局は裕福でなかったチャドの父がリハビリの費用を負担することになったが、十分なことはできなかったという。「あのろくでなしは絶対に許せない」とチャドはいきり立って言った。「この世にどうしようもなく卑劣なことがあるとしたら、それは自分の責任から逃げることでしょう。私はいつも責任をはたそうとしてきたし、子供たちもそういうふうに育てたいと思っています。そんな私がどうしてあいつを許せますか？　それじゃ子供たちに、責任をはたそうがはたすまいが大したことじゃないと言うようなものです」

ホームズ博士はカウンセリングをさらに数カ月つづけた。チャドの心の準備ができないうちに無理強いすることのないよう、カウンセリングの合間をあけることには十分注意を払った。博士はやさしく、チャドの怒りと痛みとの明白な関係を突きとめようとした。チャドが運転者に対する怒りを発散できなかった原因の一端には、仕事をせず妻の収入に頼っている自分自身が許せないことがあるのではないだろうか？　本当は自分の行動に対する怒りあるいは嫌悪に直面したくないために、「無責任」という非難を運転者に向けているのではないだろうか？

ホームズ博士がこうした考えのきざしを初めてチャドに抱かせることに成功したときチャドが口にした言葉は、とても活字にすることはできない。彼は数週間いきりたっていたが、その後のカウンセリングでは実際に泣くことができ、一家の大黒柱でなくなったことのつらさと、何年もたっているのにいまだに「女房が外で稼いでいるのに家でぼけっと座っている」自分をひそかに責めていることを認めはじめたのだった。

自分に対する気持ちを認めることができて初めて、チャドは運転者を許すこと、それまで貯めこんでいた怒りを洗いながすことに取り組むことができた。そしてついにそれを成し遂げたとき、チャドはホームズ博士に、急にからだが「軽く」なった感じがすると驚きをこめて語ったのである。さらに数カ月後には、チャドが必要とする鎮痛薬の量があまりにも少なくなったために、二人そろってびっくりすることになった。

寛容さは体内の製薬工場を手助けする超強力な治癒の手段となりうるのだ――ただし、それが本物ならば。

真の寛容さのむずかしさ

今日では寛容さという概念は、心身相関的な活動をするサークルや自助活動のサークルに広く普及している。人生相談のコラムニストとして有名なアン・ランダースは、毎年寛容さについてのコラムを書いていたほどである。寛容さがこれほど喧伝されていること自体、それがなかなかうまくいかない状況を説明していると私は思う。奥深くに隠された感情や態度が変わっていなくても、口先で人を許すのはたやすいことだ。チャドの例とは反対に、シドが隣人とその木に抱いた不満は、気づいてしまえば表面的なものだった。本当の状況に面と向かったら、彼はすぐに心から許すことができた。許すことを知るために、何年もカウンセリングを受ける必要はなかった。

しかし反対に、シドの隣人がチャドの場合の運転者と同じくらいひどいことをしたとしたら――それも非常に陰険な動機からわざとやったとしたらどうだろう。シドはアン・ランダースのコラムを読んで、その男を許すのはいいことだと思い、ランダースのすすめる「言葉」を口にだして言ってみることさえして、一時的に気分がよくなるかもしれない。でもそれで本当に許したといえるのだろうか？　一カ月後、いまだに頭痛がなくなっていないことを知り、自分のしたことは形だけで、心の奥底の本当の気持ちには届いていなかったと思い知らされるのではないだろうか。

私は、五回も六回も人を（あるいは自分を）完全に許したと思いながら、最後にやっと気持ちと態度が根本的にがらりと変化した患者を何人も知っている。寛容さの欠如があまりにも深く沈潜している場合、カウンセリングはしばしば問題の根底にまで到達する必要があるのだ。

欲求と寛容と意味づけ

この章では、回復することへの相反する気持ちと、寛容さの欠如が体内の製薬工場の効率的な働きを妨げやすいということを学んだ。ここで私たちの意味づけ仮説にしたがい、こうした要素が意味づけとどうかかわっているかを考える必要がある。健康でありたいという欲求の前に立ちふさがる相反する気持ちを取りのぞくことができれば、私たちは病気の治療がもつ意味を変えることになる。治療は、私たちが他者から受けたいと熱望している注目を奪うかもしれないから、あるいは、必要であると知りながらも避けてきた重大な変化に立ちむかわざるをえなくなるからという理由で、今までは脅威だった。しかし心から回復したいと望めば、治療にはもうポジティブな意味しかなくなる。

寛容さは特定の病気や治療の意味とはあまり関係ないかもしれないが、私たちの人生の意味とは大いに関係がある。寛容さは、私たちがどんな人間になりたいかということと関係がある。私たちの人生の主導権をにぎるのは誰かという問題とも関係してくる。皮肉なことに私たちは、人を許すことを拒めば拒むほど、人生の主導権とその意味を他者に譲りわたすことになるのだ。

次の章では、どのように病気についての自分の物語を織り上げていけば、健康のために体内の製薬工場の働きをもっと高めることができるかを考えたいと思う。

第13章　物語を通して意味づけを深める

「どうか、ひとつだけ覚えておいてください」アナグマが言った。「物語には命があります。物語が自分の中に生まれてきたら、大切にしてやるように。そして誰かに物語を聞きたいといわれたら、語って聞かせなさい。食べ物よりも、物語のほうが必要なときがあるものです」

――バリー・ロペス（一九九三年、『カラスとイタチ』邦訳、アスラン書房）

健康のためにプラシーボ反応と体内の製薬工場を利用する次のステップは、それらのプロセスはあなたが病気とその治療に与える意味に大きく影響される、ということをつねに忘れないでいることである。あなたはすでに、ポジティブな意味にはいくつかの要素があることを知っているはずだ。納得のいく説明、他者が示す思いやりといたわり、病気とその症状に対して自分が主導権をもっていると感じることなどがそれである。そしてもうひとつ、途方にくれるような、あるいは脅威となるような出来事に意味を与えるもっとも基本的な人間の営みとして、私は「物語を織り上げていくこと」も挙げておく。

物語を織り上げていくこと

■ティムの発疹とティムの上司

かつて私といっしょに医療実習を受けたビル・ハンキンズ博士が、好んでした話がある。それは「ティム」という名の三四歳の患者の話で、彼は皮膚にできた厄介な発疹のために二、三カ月のあいだに数回、ハンキンズのところへやってきたという。始めのうち、ティムの状態はハンキンズをいらだたせた。その発疹はどんな病気の症状とも結びつかず、彼が処方した一般的な皮膚病の薬は、ティムが訴えるしつこいかゆみを一向に軽減しなかったからである。三回目か四回目の診察のとき、ハンキンズは方針を変え、心とからだのつながりを重視するティムの信念にしたがうことにした。そして彼に、ここ数カ月の生活全般について質問してみた。

ティムは家族や家庭については多くを語らなかった。ところが仕事の話になると、上司と深刻な対立があり、発疹が出たころには対立はいっそう深まっていたことが明らかになってきた。ティムが上司の我慢できない癖や数えきれない短所について言いたい放題の暴言を吐くのを聞いて、ハンキンズはふと頭にひらめいたことがあった。そこで次にティムが息をつぐために言葉を切ったとき、こう言ってみた。「まるで、彼があなたの皮膚の下に入りこんだみたいに聞こえますね」

ハンキンズ博士の話はこう続く。「ティムが漫画の登場人物だったら、彼がその関係に気づいたときに、頭の上で電球がピカッと光るのが見えたことだろう。彼はすぐに、タイミングとしては、確かに症状に説明がつくことを認めた。そのあとすぐに発疹は消えて、二度と彼を悩ませることはなかった」

この話はまぎれもなく物語による治療の一例である。その日、ハンキンズ博士の診療所を出るときのティムは、自分の発疹についてまったく別の物語を織り上げていたのだ。新しい物語は彼の症状にまったく違う意味をふきこみ、その新しい意味自体が、まるで魔法のような治癒をもたらしたのである。しかしティムの例は、この章で取りあげたいと思っていることの一部を示しているにすぎない。なぜなら、新しい物語はほとんどハンキンズ博士がつくったものだからである。確かにティムはその物語の妥当性を即座に認めたが、物語をつくる作業にはほとんどなんの役割もはたしてはいない。

私たちがここで論じようとしているのは、それとは反対にあなたがあなたの人生の物語――健康と病気の話も含めた――の作者となるような作業なのである。当然そうあるべきなのだ。あなたの伝記作者として、あなた以上にふさわしい人間がいるだろうか？　私はこれまでに何回も、既成の物語を患者に提供しようとしたことがあるが、ビル・ハンキンズのような成功はめったになかったことを告白しておく。私の経験では、治癒をうながすには、患者が作者または共作者として深くかかわった物語がいちばん有効なのである。

あなたが自力で、あるいは適切な助力を得て物語を織り上げる作業を成功させるには、意味づけ仮説の三つの要素を物語に反映させる方法を見つける必要がある。その方法は次の三ステップからなる。

一、自分の病気についての詳しい物語を組み立て、それをあなたの人生の物語（自伝）の中に位置づける。

二、あなたの物語を誰が聞いてくれるか考える。

三、結末ができるだけ良くなるように書きなおすには、どうしたらいいか考える。

では、まず物語づくりから始めよう。

物語をつくる

自分の病気についての詳しい物語を組み立て、それを自らの人生の物語（自伝）の中に位置づけてみよう。

あなたが病気と対処するのを手伝うための第一のステップは、病気にいちばんいい説明をつけることである。それには物語を組み立てる必要がある——そもそもどのようにして病気があなたの人生に入りこんできたのか。その原因は何か。過去にあなたに起きたことと似ているかどうか。病気に対処することであなたに変化はあったか。

わかりやすい例を挙げよう。

■大腿骨骨折の意味

マサチューセッツ大学のジェフリー・ボーカン博士らのグループは、大腿骨を骨折した老人たちがどんな気持ちでいるかに関心をもった。そこで骨折した箇所に手術で金属ピンを挿入され、リハビリセンターで回復をめざしている患者たちに聞きとり調査を試みた。そしてさらに、手術後六カ月間にわたってその患者たちの回復過程を追跡調査した。

この研究は、人類学者がある人の文化を調査するときの手法、つまり個人的なことを事細かにたずねる方法で行なわれた。患者全員に、どうして大腿骨を骨折することになったのか、その結果どうなったか話すように頼んだのだ。こうした聞きとりの目的は、いちばん訊きたい質問――「この出来事はあなたにとってどんな意味がありましたか？」――まで話をもっていくことにあった。

すべての患者から話を聞きおえてみると、大まかに二つのグループに分かれることがわかった。一方のグループの患者たちは、「私は健康で普通に生活していたけど、うっかりころんで骨折してしまった」というような、どちらかというとそっけない、事実だけの物語を語った。

もう一方のグループの患者たちは、もっと複雑な、宿命論的な物語を組み立てた。「はじめはこれこれの病気になって、だんだん体力が落ちてきたら、他にもいろいろ悪いところが出てきてね……それからもいろいろあって、とうとう歩くとめまいがしてふらつくようになったんだよ。それで結局ころんで骨を折ったのさ」

調査を始めたばかりのころは、この二つのグループのあいだに医学的な相違はほとんど見られなかった。しかし調査期間が終わるころには、ボーカン博士たちを驚かせるほどの違いが生じていた。第一グループの患者たち——「健康だったけどうっかりころんでしまった」人たち——は、第二の「もともと調子が悪くて」グループの患者たちよりも、手術後の回復がずっと早かったのである。

ネガティブな考え方をする患者たちが彼らの物語を書きなおすよう手伝うことが回復に役立つのかどうか、さらに研究を続ける必要があるのは明らかである。

いずれにせよ、病気についての物語を組み立てるための単純な公式など存在しない。物語が治癒に結びつくためには、それが本当にあなたの物語でなければならないのだから。

■自分にどんな物語が合っているのか、どうすればわかるのだろう?

あなたの物語を組み立てるのはあなたの仕事だといっても、他人が善意からあなたの病気についての彼らの物語をつくりあげ、これが正しいと言い張るのをとめることはできない。もちろん、あなたがかかっている医者は医学的な物語をするだろう。診断し、治療を指示し、これからどうなるかをできるかぎり予測する。すると隣人やいとこは、医者の言うことはでたらめで、あなたの症状は友だちのセーラが胆石を患ったときとそっくりだから、絶対あなたも胆石で、手術しなくてはいけないと言う。あなたと同じ問題を抱えた人たちに相談すれば——その病気の患者団体に属している人たちなら特に——、彼らの体験談と、その団体に属している患者の理想的な行動だと信じていることを話すだろう。

病気についての自分の物語を組み立てるときは、こうした情報のどれを利用してもかまわない。

しかし、それに縛られるのはよくない。物語はあなたが起こったと思うこと、あなたにとって納得できることでなければならないのだ。特に病気があなたの人生に重大な混乱を引きおこすようなときは、それをひとつの物語としてすっかりまとめるには何週間も、何カ月も、ときには何年もかかることがある。

病気についての物語を組み立てるのがどんなに大変でも、それで作業が終わったわけではない。本当にあなたの病気についてのあなたの物語なら、それはあなたの人生という物語のひとつ、あるいはいくつかの章にすぎないのである。この病気があなたにとってどんな意味をもつかは、それがあなたの伝記の適切な位置に組みこまれるまでわからない。病気の物語の中には、あなたの人生の一時的な邪魔者にすぎないものもある。それが取り除かれれば、人生はまた元どおり進んでいく。糖尿病や脳卒中など深刻な障害をもたらす病気の物語は、あなたの自伝の方向をすっかり変えてしまうかもしれない。あなたは別の人生を生きる別の人間になるかもしれない。そのような場合は特に、その物語をあなたの自伝の中にきちんと位置づけ、病気があなたに対してもつ意味をしっかり見きわめることが重要である。

社会学者のアーサー・フランクはまだ三〇代のころにがんと心臓発作からの生還を経験した。彼はその後、病気のせいで人生がすっかり変わってしまった人たちの、より複雑な物語を調査することに多くの時間を費やした。彼は厳密な分類をすることより、ひとりひとりの物語をきちんと聞いて、個々の話の構造を見きわめることを重視した。その結果、深刻な慢性疾患について共通して語られる物語には、大まかにいって三つのタイプがあると述べている。

「混乱の物語」は、筋があるようなないような奇妙な物語である。病気にうちのめされ、恐怖を表現する適切な言葉を見つけられないままに語る物語である。うちひしがれた人間にとって、それは恐怖だけでなく、混乱と彼にからみついたいろいろな感情のもつれた糸を表わしている。今はもつれた糸以外のものは目に入らないのだ。他人がそのような物語に耳をかたむけるのはむずかしい。だから聞き手はもっと安心できる場所へ逃げていってしまう。幸いなことに、脳に大きな損傷を受けたのでないかぎり、一定期間を生きのびた患者のほとんどは物語のこの段階に長くとどまることはない。

「復活の物語」は医師が好んで語る種類のもので、たいていの人は、少なくとも命にかかわる深刻な病気にかかった当初はこれを聞きたがる。正しい治療の結果すっかり回復して、病気は不愉快な思い出にすぎなくなるという物語である。医師は、自分がヒーローになるような復活の物語を語りたがる。患者は医師が普通にする治療を受け、それがうまくいって、めでたしめでたしという物語である。

それに対して、現代医学に批判的な人たちが語る復活の物語は少し違ってくる。西洋医学の医師は標準的な治療をするが結局うまくいかず、患者はますます悪くなって絶望する。そしてついに、自分でなんとかしようと決心する。そして最後には代替医療の治療家にたどりつき、その優れた食事療法か薬草療法によって患者は治ってしまう。医師はびっくりし、悔しがる。よかったね、めでたしめでたし。しかし、どちらにしても患者は最終的には命が助かり、病気によって心に傷が残ることはないのだから、根底には「心配しなくていいよ」というメッセージがある。

復活の物語はすばらしい物語だが、ひとつ問題がある。私たちはみんないつかは死ぬのだから、復活の物語はいずれ偽りになってしまうのだ。

ありがたいことに現代医学は、慢性疾患を治癒できないまでも、生存可能なものにした。一〇〇年前には、今なら防ぐことも治療することもできる感染症で多くの人が若くして死んだ。冠状動脈疾患やがんや糖尿病にかかった人は、初期段階で命を奪われた。今では、それらの病気を治すことはできなくても、病気が最終段階にいたるまで患者は生きつづけることができる。しかし残念なことに、医学の力をもってしても、病気にかかる前とまったく同じ生活をすることはできない。しなければならないこと（インシュリンを注射するとか）、したいのにできないこと（息切れせずに階段を昇るなど）があって、病気とつきあって生きているのだということを毎日思い出させてくれる。つまり復活の物語とは別の、私たちにとっていちばん納得できる物語があるはずだということである。

「冒険の旅の物語」は、アーサー・フランクが深刻な慢性疾患についての物語として挙げた最後の、かつ、もっとも興味深いものである。この物語は私たちが子供のころに聞かされた長いおとぎ話に通じるものがある。主人公がドラゴンを倒すなり不幸な乙女を救うなりの目的を達成するために旅に出るという、あの物語である。主人公は目的を達成することもあるし、達成できない場合もある。しかしその過程でいろいろな冒険をする。そうした冒険は一時的に主人公を任務から引き離すかもしれない。あるいは任務を遂行するためのいい訓練になるかもしれない。いい人が出てきて彼の力になり、いろいろな魔法の呪文や道具をくれて、それはドラゴンと戦うときに大いに役立つ。途中の冒険なしでは使命を達成できないことさえある。主人公はまずいくつかの小さな困難に打ち勝って、最後の戦いに臨むための資格を証明しなければならないこともあるからだ。

しかし冒険の旅の物語の核心は、最終的に主人公が変容しているという点にある。旅を始めたときの生意気な青二才ではなくなっているのだ。彼はさまざまな体験によってきたえられ、深みを増している。任務を達成したとすれば、新しく身につけた知恵と能力を使ったおかげである。達成しなかったとしたら、それは彼が新しく身につけた視点から見て、当初の若者らしい野望は本当は馬鹿げた気まぐれだったと気づき、彼の人生を真に満たすのは以前に考えていたものとはまったく違うものだと気づいたからである。『オズの魔法使い』のドロシーが最後に「我が家にまさるものはないわ」と言ったことを思いだしてほしい。

冒険の旅の物語などというと、ロマンチックすぎると思われるかもしれない。しかしアーサー・フランクの解釈を聞けば、これは苦しみから解放されるのに不可欠なものだとわかるだろう。フランク版の冒険物語はこうなる。「私の人生は旅だ。ある目的をもってある場所をめざしている。成しとげたいと思っていることがある。その途中で、私はこの慢性病にかかってしまった。そのせいで歩みはのろくなり、目的への道を妨げられている。しかし今こそ、もう一度進みはじめるときだ。今なすべきことは、この病気を客観的に眺めてみることだ。これは起きてしまったことであり、これから先は人生の一部になる。でも人生のすべてではないし、最終的には私を旅から遠ざけるものであってはならない」

深刻な慢性疾患からの完全な回復はありえない人にとって、冒険の旅の物語は多くの場合もっとも語る意義のある、満足をもたらす物語である。フランクの見解によれば、そのような病気をもつ人の多くはひどく悩んでいるが、その原因の一端は、うまくいくはずのない復活の物語にいつまでもしがみつき、冒険の旅の物語をどう語るべきかまだわかっていないことにある。いま深刻な慢性疾患を抱えている人たちのためにこの社会がなすべきことがあるとしたら、彼らが今もっている物語が役に立ちそうもないときに、もっといい物語を織り上げる手助けをすることだろう。

最近どれほど多くの新聞記事やテレビニュースが、なにかの病気に対する奇跡の「新発見」を報じたか思い浮かべてみてほしい。必ず細かい文字で、このすばらしい新たな治療法が人間に応用されるまでには何年もかかるとつけ加えてある。マスコミが復活の物語ばかり扱うことをやめて、もっと役立つ冒険の旅の物語やその実例を取りあげたら、慢性疾患を抱えた人たちの生活の質はどれほど向上することだろう。

フランク博士は物語の分類をするにあたって、どのタイプがどんな患者にふさわしいかという判断は下していない。状況によって、役立つ物語も違ってくるだろう。前に挙げた例をもう一度見てみる。がんにかかったある患者は診断を聞いてうちのめされ、まず「混乱の物語」を語るだろう。次に治療が始まると、それがうまくいっている間は「復活の物語」を語る。やがて治療にもかかわらずがんが広がっていることを知り、また新しい「混乱の物語」をつくる。そして最後には、いつかはがんのために死ぬという事実と折り合いをつけ、それまでの間、むなしく治癒を求めつづけるかわりに一日一日を過ごすために西洋医学や代替医療の治療を求め、できるだけ意義のある人生を精一杯生きようと決心する。そのとき、患者は「冒険の旅の物語」を語りはじめるだろう。この患者にとって、復活の物語は結局は「間違い」だった。だが同時に、治療がうまくいくという希望がまだ否定されていなかった時点では、冒険の旅の物語は時期尚早だったはずなのである。

語ることと聞くこと

■あなたの物語を誰が聞いてくれるか考える

アーサー・フランクは、不治の病人が悩む原因のすべてが、冒険の旅の物語を語れないこと、あるいは何であれその患者にとって意味のある物語を語れないことにあるとは言っていない。前にも書いたように、人がおじけづいてしまって話を聞いてくれないときに患者が感じる孤独感も、患者を悩ませる原因のひとつなのである。

これまでプラシーボ反応について考えてきたことから言えば、人は周囲からの思いやりといたわりを感じるときにプラシーボ反応を起こしやすい。それはひとつには相手が話を聞いてくれているとわかるからであり、自分の病気に意味づけをした物語が承認されたと感じるからである。病気になったとき、自分に起こったことをしっかり把握したいという気持ちは非常に基本的な欲求である。物語を語っても聞いてくれる人がいなければ、患者は底なしの孤独と絶望におちいってしまう。話を聞いてもらえないのは、人間の社会から閉めだされるようなものだ。

この承認の必要性については、いくら強調しても足りないほどである。医師なら誰でも、こんな例に思いあたるはずだ。奇妙な症状を示す患者がいる。どうにも説明がつかず、心気症の疑いが出るほどである。何カ月も何年も検査や診察を続けた結果、医師はがんの疑いがあると診断する。そんな「悪い知らせ」を聞けば、その患者はさぞかし呆然としたことだろうと誰でも思う。ところが患者は妙にほっとした様子で、冷静なままなのだ。そして「ほらね！　どこかが変だとずっと言ってきたでしょう。やっと私が正しいことがわかりましたね」と言うのである。その人にとっては、長いあいだずっと経験してきたことが認められたことによる大きな安堵のほうが、恐ろしい診断によるネガティブな影響よりも大きかったのだ。

アーサー・フランクは、病人が証言をすること、そしてそれに耳をかたむけることは重要な社会的活動であり、それによって最後には誰もが癒されるとまで主張している。病人は、聞いてもらうことによって根本的な人間性を確認でき、癒しがもたらされる。それ以外の人たちも、いつか病人が語った物語によって癒される日がくる――今はほとんど気づいていないとしても。なぜなら私たちもいつか病気になり、他の誰かが同じような病気と闘って生きつづけ、それを語ったという事実に救われたいと思うかもしれないからである。

しかし、話を聞いてくれる人は絶対にいると言いきれるものだろうか？　病人の中には友人がおらず、家族と遠く離れている人もいる。病人自身の行動のせいで、その人を愛している人でさえ物語を聞くのを敬遠してしまうことも多い。人は多くの場合、病気になると自分のことしか頭になくなる。せまい世界に閉じこもり、症状やからだの不調がすべてのように考える。病気の体験に意味を与え、自伝の中に病気を位置づけるような物語を語ることは、腹痛や便秘やかゆみについて長々と不平ばかり言うのとはまったく違う。病気になったら、他人がその物語に価値があると思い、聞きたいと思ってくれるような人間として行動しているかどうか、自分を振りかえる必要がある。

ミッチ・アルボムの著書『モリー先生との火曜日』（邦訳、日本放送出版協会）は、一見すると気の滅入るようなテーマ――今はジャーナリストになっているかつての教え子が、筋萎縮性側索硬化症に倒れた大学時代の老教授のもとを毎週おとずれ、教授が死に近づくことの意味について語るのを聞くという――にもかかわらず、ロングセラーになっている。老教授は、病気についてどんなに不快なこともそれを飾り立てたいという誘惑に屈せず、真実の物語を語る手本を示している。それが彼の物語と彼自身への興味と尊敬を読者によびおこすのだ。この本はもちろん高い評価を受けているが、その理由のひとつはきっとそこにあると私は思う。

■本心を追求する

興味深い物語を織り上げる方法、聞き手を尊重していることを知らせる方法を見つけることは誰にでもできる。聞く価値のある物語と、たんなる自己中心的な不平不満との違いは、何よりもまず自分の本心を追求しているかどうかである。文句を言うだけの人は、早い話が自分をごまかしている。同情してほしい、注目してほしいと思っているのだが、それを認めようとしない。自分がどうして同情を求めるのか、深く追求しようともしない。反対にモリー先生のような人は、あくまでも率直に、自分の病気を人生の意味という面からとらえなおし、自分の気持ちを正直に、包みかくさず話すことで聞き手への深い敬意を示す。聞き手は自分が尊重されていると感じ、ぜひまた来ようと思うはずだ。

懸命に努力したのにあいかわらず一人ぼっちで、話を聞いてくれる人が見つからなかったら、どうしたらいいのだろう？　聞き手を求めている人を探すのもひとつの方法である。なにしろあなたは、病気になってもまわりに話を聞いてくれる人がいないみじめさを、自分で体験しているのだ。同じつらさを人に味わわせないために、あなたほどふさわしい人はいないのではないだろうか？他人にやさしくすることは――たとえ、あなたの物語を誰も聞いてくれないとしても――少なくともあなたと社会をつなぐという有益な（からだにもいい）結果をもたらすだろう。あなたが思いきって真剣に誰かを助けようとすれば、いつまでも聞き手を見つけられないはずがない。

物語を書きなおす

結末がましなものになるように物語を書きなおすにはどうすればいいか、考えてみよう。

私たちの人生は少しずつ進んでいく。物語のある部分は、私たちではどうしようもない外部の力で決定されている。誰も両親や自分が子供時代を過ごす町を選ぶことはできない。だが少なくともこれから先の物語は、ある程度自分の望むように書くことができる。いろいろな出来事に対する態度や、それに与える意味となればなおさらである。ハンクの例でそれを見てみよう。

■ハンクの偏頭痛

四一歳の「ハンク」は、私の同僚のひとりが引退したあと、私の患者になった。同僚の医師にかかっていた一〇年以上のあいだ、ハンクはひどい偏頭痛に悩んでいた。それは週に一回は起こり、ときには三日間続くこともあった。偏頭痛の一般的な治療や予防法はひとつ残らず試し（そのリストはたっぷり一ページ分あった）、おもな頭痛専門医の診療所もいくつか訪れていた。どの治療も効かないか、ひどい副作用を起こすかだった。

ひとつだけ例外だったのは、頭痛が始まってから飲む麻薬性の鎮痛薬である。何年も使っているうちに、ハンクは強力な鎮痛薬デメロールを自分で注射できるようになっていた。彼は毎月一二回分のデメロールを処方されていた。また、少し効き目の弱い錠剤の鎮痛薬ヴィコディンで頭痛を押さえられることもあり、それを毎月一二〇錠ほど使っていた。私の同僚はずっとこの処方を続けており、ハンクは忠実にしたがっていた。私がとるべき道は、投薬をこのまま続けるか、ハンクを死ぬほどひどい偏頭痛で病院の救急治療室に何度もかけこませるかの、どちらかしかないようだった。引きつぐ医者としては、あまりやりがいのあるケースではない。とにかく薬を取りあげていたずらに彼を苦しませるのは残酷な気がした。

私は結局、とにかくしばらくの間は同じ薬を処方するが、その条件としてあなたの毎月の薬の用法用量をきちんとチェックさせてほしい、とハンクに告げることにした。同時に、私はこの患者のことをもっとよく知ろうとした。ハンクは結婚していて、一〇代の子供が二人おり、当時は私が勤務する大学で博士号をめざして研究していた。毎月の診察で、私は彼から頭痛についての話をいろいろ聞きだした。そして徐々に、ひとつの像が浮かびあがってきた。

ハンクの話から、頭痛について私がとるべき行動の手がかりになりそうなことが、二つ明らかになった。ひとつは、頭痛は彼にとって明確な意味をもっているということ。「職業をもてない」という意味である。彼は頭痛のせいで病気欠勤をくりかえしたために、前の仕事をくびになっていた。今は熱心に博士号をめざしているが、それは研究が面白くてやりがいがあり、始めた以上はやりとげたいと思うからで、その後のキャリアに大きな希望を抱いているからではなかった。義父母はこれについて批判的で、つねづね彼の妻に向かってとんでもない負け犬と結婚したものだと言っており、大学院で金を無駄づかいしているとあざ笑っていることもわかった。

もうひとつわかったのは、彼は頭痛が始まると思うとパニックに襲われることだった。デメロールを注射すれば痛みはかなり楽になることはわかっているのだが、注射をしたとたんに、その日はもう何もできなくなってしまうことも知っていたからである。彼は一日で頭痛が起きているとわかる様子で診察を受けにきたことも再三あり、私はデメロールを注射しましょうかと言ったものだ。するとと彼は車で来たから、デメロールを注射して帰りに車を運転するのは危ないと断るのだ。家につくまで我慢するほうがいい、といって。彼がいちばんパニックを起こしやすいのは、どうしても彼がしなければならず、延期もできず、鎮痛薬で頭がぼうっとしていてはできないことをするときに、頭痛が始まったらどうしようと考えるときだった。

さらに詳しく聞いてみると、いちばんひどいパニックが起きるのは頭痛の最初のきざしが現れたときだとわかった。実際、彼は頭痛を抱えたまま、仕事をなんとか最後までやり終えることも多かったのだ。これだけのことがわかったところで、私は彼の問題はひとつではなく、二つあるとの結論に達した。ひとつは頭痛、もうひとつは頭痛に対する恐怖心である。

これについて何度も話し合ううちに、ハンクは鎮痛剤をとることを嫌っており、いつかは薬と縁を切りたいと思っていることがわかった。そしてそのために、彼は私が考えつくことをなんでもやってみようという気になっていた。

まず私たちは彼のパニックに取り組み、他に方法がないために頭痛を抱えたままがんばったことがどれくらいあるか、彼に思い出してもらった。それでも彼はまだ、そのがんばりを我ながらよくやったとは思えないようだった。彼が語るのはまだ失敗の物語だったからである。私は彼を励まし、うまくできたときのことだけに考えを集中して、そのときはどこが違っていたのか気づかせようとした。

次に私はこう提案した。「本当にひどい偏頭痛が起こったら、何度も何度も自分に語りかけるメッセージを考えるようにしてみてください。前にうまくいったときのことを思い出させて、パニックをしずめるようなメッセージです。たとえば『もうじき偏頭痛が起こる。それはきっとひどく痛む。でもパニックを起こして追い打ちをかける必要はない』というような」。私は、彼が自分で考えた言葉のほうが、私が教えたものよりずっとよく効くだろうと思っていた。彼もはじめはどんな言葉がいいかわからない様子だったが、そのアイディアは気に入ったようだった。そこで私は、言葉を考えるのは来月までの宿題にしよう、いい言葉を思いついたら一カ月練習してみてどうなるかみてみよう、と彼に提案した。

結局ハンクが考えついた「呪文」には、少しも魔法じみたところはなかった。彼はただ、頭痛のせいで死ぬことはない、まず大事な仕事をかたづけて、それから鎮痛薬を使えばいい、と何度も何度もくりかえしたのだ。それは彼が前から知っていたことだったが、前とは違う確信にみちていた。その証拠に、二、三カ月後にはパニック反応は七五パーセントくらいなくなった——頭痛は治っていないが——と報告したのである。

次に起こったことを私の手柄にしたいのは山々だが、それをもたらした力のほとんどは、私とは無関係なところから出たものだった。ハンクが博士課程を終えようとしていたころ、大学院では新しいプロジェクトが始まるところだった。それには州内のいくつかの場所に教員を巡回派遣する必要があった。大学院側はハンクの偏頭痛のことは知っていたが、彼に新しいプロジェクトの責任者になってくれないかと提案してきた——そうなれば彼は（少なくとも）週に四〇時間は働かなければならず、長い距離を運転して行かなければならず、目的地に着いたら仕事に全力を尽くさなければならないのだから、不安は大きかった。車で三時間の距離にある町に着いてから偏頭痛が起こっても、二時間のクラスを終えるまでデメロールを注射することはできない。

ハンクは偏頭痛のせいでみすみす仕事を逃すものかという固い決意のもとに、その仕事を受けた。今はもうほとんど、あるいはまったくパニックにならずに頭痛に対処する自信が深まっていたのだ。彼は偏頭痛を抱えた人生の物語を、ずっと前向きなものに書きかえ始めていた。私はその間も、毎月鎮痛薬の処方を続け、量を減らしてほしいというハンクの要求をまだ聞き入れていなかった。新しい仕事に慣れ、出張のスケジュールを楽にこなすようになってからでも、薬の量を減らす時間はいくらでもある、と私は言った。彼が何もかもいちどに背負いこみ、ひょっとして失敗して、一気に意気消沈してしまうことは避けたかったのである。

新しい仕事についた一年後、頭痛のせいで仕事を休んだのは一日だけだったとハンクは誇らしげに報告した。彼は頭痛を克服した一年間に多くの成果をあげていた——上司たちは彼の仕事ぶりに大いに満足し、ぜひもっと責任ある仕事をまかせたいと言っていた。

私がこれを書いている今、ハンクは新たに国際的なプロジェクトを始めるためにドイツに向かっている。もどってきたら、デメロールとヴィコディンの量を少しずつ減らそうと二人で考えている。今までのところハンクの頭痛に大した改善は見られないが、そのうちに痛みの程度も回数も減っていくだろうと私は確信している。何よりも大切なことは、たとえ頭痛が治らなくても、前とちがってそれとつきあいながら生きていけるとハンクが知っていることである。

ハンクのように自分の物語を書きなおし、結末を明るいものにするにはどうしたらいいのだろう？

ハッピーエンド

私が病人で、他の病人についての本や物語、あるいは病人自身が自分の病気について語る物語を読んだとしたら、間違いなくなんらかの教訓を得ることだろう。しかし私は、自分の病気に糊ではりつけるだけですぐに幸せになったり、体内の製薬工場の働きを高めたりできるような、既製品の意味を手にできるわけではない。

他の誰かから自分の人生の意味を押しつけられてよしとする人も、少しはいる。しかしほとんどの人は、自分の人生の意味を見つけようと奮闘するほうを選ぶ。たとえ世間がどんなに魅力的な物語を与えようとしても。言いかえれば、私が病気のせいで将来に絶望していても、元気づけるような物語を読むだけでは楽天家になることはできないし、プラシーボ反応が高まって症状が急に軽くなることもない。

私が本当に人生の意味を追求し、ものごとに自分で立ち向かって変えようとしないかぎり事態は改善されないと本心から思っているなら、他人の物語を聞くことで想像の翼が広がり、将来の自分のいろいろな可能性を見ることができるだろう。物語にひとつだけの結末——多分とても暗い結末だろう——を考えるのではなく、もっと周囲を、そして自分の内面を見つめ、自分の物語の結末を変えることのできる力や能力が残っていないか探してみる必要がありはしないかと、自分に問いかけ始めるだろう。

物語を書きなおすことの重要性をもっとよく知るために、死に直面した人たちの例をいくつか見ておこう。楽観的で元気が出るような物語だけでなく、こういう話を聞くことも絶対に重要だ——しかも非常に健全なことだ——と私は思う。

人生の終わりに語ること

前にも言ったと思うが、物語を織り上げる作業とは、病気や健康上の問題についての私たちの証言を人生というより大きな物語の中に位置づけ、病気の物語にも人生の物語にも最大の意味を与えることである。自伝とは結局は完結した人生の物語であり、私たちは、人生が終幕を迎えるまで私たちの人生の物語は完成しないという事実を直視する必要がある。今、現に死に直面している人を見つめることで、意味と癒しのある物語を織り上げるための貴重な教訓を、私たちはいくつも学ぶことができる。

ここで、私はプラシーボ反応の「秘密」を少しだけ明かそうと思う。それは、自分もいつかは死ぬという事実をうまく受けいれることができたとき、私たちは体内の製薬工場を解きはなち、最高の働きをさせることができるということだ。

これについては最後の章でもっと詳しく述べたいと思っている。今は、死をどう受けいれるかはストレス経路とどんなつながりがあるか、この点だけを考えよう。現代の私たちの文化では、死は人間にふりかかる最悪のことだという考え方が支配的であり、死に対するぬぐいがたい恐怖というストレスが押しつけられている。死を意味のある満足すべき人生の自然な一部だと認識することでそのストレスを減らすことができれば、私たちは生化学的な経路を解放し、体内の製薬工場を自由に働かせることができるのだ。

私はこの章で、死とか死ぬこととかの話題をさけ、「ハッピーエンド」の話だけをすることもできただろう。しかし「元気が出るような」表面的な物語だけをしていては、あなたが健康になるせっかくの可能性をそこなうことになる。

前置きはこれくらいにして、ひとつ例を挙げよう。かりに私が進行したがんで死にかけているとしよう。私が苦しみの物語を書くとしたら、私はひとりぼっちでひどい苦痛を抱え、頭の中は死のことでいっぱいで、日常の行為はほとんどする価値がないと思っているだろう。しかしそうではなくて、とにかく残された日々でやっておきたいことを考えようとすることもできる。やり終えていないことをリストに書きだしてもいい。その中にはすぐに線を引いて消してしまうもの——ローラーブレードの乗り方をおぼえるというような——もあるだろう。疎遠になっていたり、傷つけてしまったりした人たちと仲直りするとか、子供や孫たちに残すために若いころの思い出を録音したテープを作るとかいうことは、実行できるかもしれない。

この世で残された時間に何かをしておこうと考え始めたとき、毎日は新しい意味をもちはじめる。人生に対する希望がうまれる。痛みを緩和する方法を知り、人生の最後にひどい苦痛を味わうことはないとわかれば、希望はさらに高まるだろう。なにも奇跡的な回復や長生きを希望するわけではない。何か形に残ることをして、人生最後の日々に意味をつけ加えることができるという、きわめて現実的な希望である。いよいよ死ぬときになって、最後の数週間あるいは数カ月のあいだ自分が選んだ生き方を、誇らしい気持ちで振りかえることができるだろうという希望である。

興味ぶかい話がある。ホスピスで働く人、あるいは今言ったような人生最後の選択に直面する人々といつも接している人は、あることに気づくという。それは、このような態度をとる人、この種の控えめではあってもポジティブな希望を抱く人は「満ちたりて死ぬ」ことが多いということだ。そのような人たちは最後の日々からより多くの満足を得て、そうでない人たちよりもうまく痛みやつらい症状に対処し、周囲から最高に愛情といたわりのこもった援助を得られるというのである。こういうことを予測したり数値化したりすることはむずかしいが、そうした人たちの多くは、予測より長く生きるように思われる。彼らが人生の意味を高めたこと、自分の物語の結末をより明るく書きなおしたことが、彼らの体内の製薬工場に影響を与えたのかもしれない。

物語を紡ぐ作業の重要性――まとめ

物語を紡ぐ作業は、人類の誕生以来つねにそうだったように、家庭で、夕食のテーブルを囲んでいるときなどに行なうことができる。しかし治療の手段としての物語は、まだどちらかと言えば新しい概念である。ひとりひとりの患者が自分にふさわしい物語を生みだすための介添え役として、何年も訓練と経験を積んだスタッフが患者とともに作業する物語ワークショップに、慢性疾患を抱える人や末期患者が参加登録できるような日が、いつかやってくるかもしれない。実際、現在もっとも効果をあげているがんなどの患者の自助グループは、そういう方法をとっている。誰もそれを「物語ワーク」と呼んでいないだけのことである。このような意味づけ作業を手伝う専門家を見つけることもできるだろう。あるいは自分自身と、家族や友人の輪に頼ってもいい。

人生に意味を見出したいというのは、人間の基本的な欲求である。そして物語を織り上げる作業は（それがどんなに気まぐれで形式ばらないものであっても）、私たちにとって人生の意義を作りだすための大切な手段なのだ。私がこれからまだ四〇年も五〇年も生きるとしても、今すぐこの手段を使って、自分に振りかかるもろもろのことを理解するのにエネルギーを注ぐなら、ずっと幸せに、そして多分はるかに健康に暮らせるだろう。人生の早い時期に物語を織り上げる作業の基礎を築き、死が目前に迫ってからあわてることのないようにしておいたなら、現在もっと多くの人が「満ちたりて死ぬ」ことができたはずである。

人とのつながりがあるか、それとも社会的に孤立しているかは、病気に対するあなたの反応や、体内の製薬工場が機能するかどうかを決定する重要な要因である。次の章では、人とのつながりの大切さについて考えることにする。

第14章　人とのつながりをもつ

病気になるとわたしたちは閉じこもり、人に知られたくないと思います。でも、わたしたちは洞窟に這い込んで自分を癒せるとは思いません。神秘的な何かによって、癒しは共同の経験になるのです。癒しは病気と同じように伝染するのだと思います。

――マーク・イーアン・バリシュ（『癒しの道』邦訳、日経BP社）

心臓発作を起こした患者に血塊溶解剤として用いられる薬は、二種類ある。このごろは、たまたま値段がやや高いほうの薬が、安いほうの薬よりも広く使用されている。医師にどうして高いほうの薬をあえて使うのかとたずねれば、そちらのほうが少しだけ効果が優れているからと答える。しかし、その効果の差とはどれほどのものなのか？　高価な薬を支持する理由としてよく引用されるおもな実験によれば、安いほうの薬の死亡率は七パーセント、高いほうの薬の死亡率は六パーセントだという。

現代の医学では、たったこれだけの違いで特定の薬や手術が他のものより好まれるのは決して珍しいことではない。わずか数パーセントの違いである。それなら――パーセンテージで表わすとして――社会的に孤立するか、それとも人とのつながりをもつかで、健康にどんな影響があるか比較すればどうなるだろう？

社会的に孤立している人が病気になったり死亡したりする率を調べる研究は数多く行なわれていて、その結果は数パーセントの違いどころではない。じつはそうした研究によると、特に高齢者の場合、重い病気にかかったり死亡したりする率は社会的に孤立しているほうが二倍も三倍も高いのである。パーセンテージになおせば二〇〇パーセント、三〇〇パーセントの違いになる。アメリカ医学界がこのリスク要因をあまり重視してこなかったとは、ショッキングなことではないか？しかしある意味では、これは少しもショッキングなことではない。アメリカ医学界があくまでもからだにのみ目を向け、心をなおざりにしてきたという証拠がまたひとつ出てきただけである。

治癒をもたらす他者

人とのつながりをもつことが病気の経過にどれほど大きな違いを生むか、私はいくら声を大にして言っても足りないと思う。それを裏づける話をひとつあげよう。

■家族の全員集合

「デイジー」は感じのいい顔立ちのぽっちゃりとした七七歳の女性で、長年の喫煙がたたって肺気腫をわずらっていた。それに加えて、当時の医師が「心気症」と呼んだ状態にもおちいっていた。そのせいで、彼女はさまざまな不調を訴えて私の診察室にひんぱんに顔を出していた。そんなときデイジーはいつも、新しい症状について少しばかり話したあと、家族の話をもちだすのだ。彼女の家族はかなりの大人数だったが、その関係はいつも緊張をはらんでいるようだった。私は診察のたびに、彼女の甥か孫が病気だったり、刑務所に入っていたり、ひどく金に困っていたり、あるいは親族の誰かがなぜかデイジーに腹を立てて口をきいてくれない、という話を聞かされた。彼女はそうしたひとつひとつの出来事を、自分個人への批判のように思っているらしかった。どうして、今テレビでやっている人気ホームドラマの家族のように、みんなが団結し、満足して、相手にやさしくできないのかしらと彼女はこぼした。

デイジーはとうとう肺がんになった。どんな治療をしても長くは生きられそうになかったので、彼女は、在宅のまま地域のホスピス・プログラムを利用するのがいちばんいいと決めた。それによって看護師が定期的にデイジーのアパートを訪問し、私たちは彼女のそれほどひどくない苦痛を適切な薬を使っておさえることができた。

しばらくデイジーと会っていなかった私は、ホスピスの看護師から電話を受け、デイジーはベッドを離れられなくなり、本人もここ数日彼女を見舞った人たちも、死が近づいているようだと告げられた。死期の迫った患者の多くがそうなのだが、デイジーも痛みがひどいらしく、私は薬の使い方を変えたほうがいいかもしれないと考えた。そこでできるだけ早く往診しようと決め、たまたま時間があったのでその日の夕方、出かけていった。

アパートについて驚いた。中は人でいっぱいで、それをかきわけて寝室へたどりつくのも一苦労なのだ。一族の全員が――少なくとも現在服役中でない人の全員が――彼女が危ないという知らせを聞いてやってきたようだった。見たところデイジーは衰弱していたが、これほどの愛情と関心を集めていることに大喜びしていることも一目でわかった。

デイジーの最期をできるだけ穏やかなものにするため、私は看護師と相談して薬の与え方を調節した。そして様子を見るために翌朝また行ってみた。デイジーがかなりもちなおしたと看護師から聞いたときの、私の驚きを想像してほしい。彼女は十分な経験を積んでおり、ふつうは患者の死期を間違って見定めることはない。だからこの突然の変化には、心底呆然としていた。そのうちデイジーはベッドを離れてアパートの中を歩きまわるようになった。その後の往診で、私は冗談半分になじるような口調で、死の床での一族全員集合があまり嬉しかったから、そこで死ぬのがもったいなくなったんでしょうと言った。彼女は微笑みを返しただけだった。

デイジーは何週間も生きのび、その間いっそう家族に大切にされながら亡くなった。彼女は命を長らえると同時に、その質も高めることができたのだ。

社会的な孤立が健康に悲惨な結果を与えることを明らかにした衝撃的な研究は、たくさんある。そこで、いよいよ大きな問題を投げかけるときがきた。もっと人とのつながりを密にすれば、病気が悪化したり死亡したりする可能性は下がる――そして体内の製薬工場の働きは高まる――のだろうか？

これまでに行なわれた数少ない研究の結果から言えば、その見込みはかなりある。ペットを可愛がることで社会的孤立によるリスクを減らせるという、動物好きには嬉しい話もある。

病気という経験に意味を与えるための重要なステップのひとつに何があっただろうか。それは、あなたの物語を聞いてくれる人を見つけることだった。人とのつながりが多ければ多いほど、本当に必要なときに聞いてくれる人を見つけやすいのは当然のことだ。社会的な孤立を避けるのは健康をたもつうえで大切なことなのである。それは人生の意味を取りもどすのを助けてくれるのだから。ひょっとすると、また別の意味で健康に寄与するのかもしれないが。いずれにせよさらに研究をかさね、人とのつながりをもつことが生化学的経路のどれを活性化するのかわかるまでは、はっきりしたことは言えない。

健康と全般的な幸福を得るため、いかに人とのつながりを築き、いかにそれを維持するかについて議論するには、二つのグループを別々に見る必要がある。第一のグループは、特に理由はないが他のことのほうが人づきあいより重要な気がして、なんとなく孤立している人たちである。第二のグループは、孤立しているだけでなくうつ状態にある人たちだ。社会的に孤立している原因が、おもにうつ病にある人たちである。この二つのグループの人たちが人とのつながりを築くのに、それぞれ異なる方法が必要なのは明らかである。

「忙しすぎて会うひまがなかったんだよ」

人との緊密なつながりを維持するには、あらかじめ少し準備をしておくことが大いに役立つものだ。あなたが長いあいだ人とのつながりをもたずにいて、重い病気にかかったとする。そしてこの本を読み、プラシーボ反応を高めるためには自分に起きたことに新しい、ポジティブな意味を与える必要があると考える。それから、どうするだろう？　社会的なネットワークを探して参加することだろう。いろいろな患者団体や医療センターによって自助グループやサポートグループがつくられている。それらはきっと役に立つだろう。実際ちょっとまわりを見回せば、さまざまなネットワークがあって、どれでも自由に選ぶことができる。宗教に熱心なら、そういう団体がある。医師や看護師もいる。前に書いたような公的な組織もいろいろある。そしてもちろん、家族や友人がいる。

今まではこんなことを考えたことはないかもしれないが、健康でいたいと思うなら、過去のつながりを復活させるというのは自分でできるとてもいい方法だ。できるだけ健康に暮らすために何をするべきかと聞かれたら、今まであなたは、食事に気をつけて、運動すると答えていたのではないだろうか。ずっと連絡しようと思いながら二年もご無沙汰していた従兄に電話することが、健康にいい影響を及ぼすとは思ってもみなかったことだろう。

あなたが人とつながりを持ちたがるのは、健康でいたいというだけの理由からだ、などと言うつもりは毛頭ない。人づきあいには、健康とはまったくかかわりのない利点もたくさんある。人間は本来、社会的な動物なのだ。私たちは、なれ親しんだ安心できる場所に属していると思うことで、よりいっそう幸福を感じる。特に、こうした帰属意識をもつことが次第にむずかしくなっている現代のような時代には。現実には、それ以外のさまざまな生活の諸相が、一瞬ごとに私たちの注意を引こうとしている。友人や愛しい人たちは去っていく。人とのつながりを何よりも重視することで、他の人たちより多くの安らぎを得る人もいる。

人とのつながりを維持することで健康を高めたいと思うなら、常日頃から――病気になる前から――しておくべきことがいくつかある。これをしておけば、体内の製薬工場はもっとよく機能するはずだ。

一、多くの人は、人とのつながりは自然に生まれるもので、ことさらに築こうとするのはわざとらしく、そんなつながりは本物ではないと考えている。この考え方は、運動は自然にするものだ――運動する時間をつくるためにスケジュールを調整するようでは、運動もからだによくない――というのと同じくらい間違っている。

人間関係を築くにも努力と計画性が必要だと、私は断言したい。何はともあれ、今までどんな関係を重視し、どんな関係をないがしろにしてきたかを振りかえり、じっくり考えてみることは、たいていの人にとって有益である。今までいい加減にしてきたつき合いが、じつはとても大切なものだったと気づくことはよくある。そんなときには、そのつき合いにもっと時間をさくようにすればいい。

二、前にも書いたように、自分が病気にどう反応したかについて語るべきことをもっている人は、多くの貴重なことを周囲の人たちの人生に分け与えることができる。それなのに私たちは、そうした病人が健康な人間の精神的なエネルギーを吸いとってしまうのではないかと、最初から身構えてしまいがちだ。正直なところ、パーティに行くのと病院へ友人の見舞いに行くのとどちらがいいかと言われれば、いったい何人の人が病院を選ぶだろう？　しかしそれは近視眼的な考え方だ。病人の見舞いに行くことは、実際にはどんなパーティに行くよりもずっと心の充電をしてくれるのである――ミッチ・アルボムがモリー先生を訪れたときのように。

三、本物の人間関係は一方通行ではない。私が本当に必要とするときにあなたがいてくれれば、私もあなたが必要なときにはきっとそこにいる。重病になったときにひとりぼっちで寂しいと気づく人は、いつも忙しすぎて、他の誰かが寂しいときに手を差しのべなかったのかもしれない。

あなたがひとりぼっちで、人とのつながりがほしいと思うなら、誰かがあなたを必要としている状況を探してみよう。人間としてのふれあいと思いやりを通して誰かに何かを与えようとすれば、必ずといっていいほど、与えた以上のものを思いがけず受けとっていることに気づくものである。医師や看護師はそうとは認めないだろうが、彼らが医療に職を求め、何年もそれを続けている理由もそんなところではないだろうか。人に助けの手を差しのべるのに、訓練を受けた専門家である必要はない。長年人を助けようと努力してきた人が、病気になって助力を必要としたときに突然ひとりぼっちだったことに気づくなどということは、まずありえないのである。

四、重い病気や末期状態にある患者の中には、昔は親しかった親戚や友人と疎遠になっていることにひどく苦しむ人がいる。もちろん前にも言ったように、その人のせいではないのに病人が家族や友人から疎《うと》んじられることも珍しくはない。実際、病人がいちばん苦しむのは、誰も関係を修復しようとしなかったために、時間とともに取り返しがつかなくなった積年の確執や仲違いにまつわる問題であることが多い。あるいはまた「私は死にかけているんだ。あっちから謝ってくるのが当然だろう。本当に思いやりがあるのなら——。そうでないならあいつの話は聞きたくない」と言う病人もまれではない。このような例を見ると、病気で死にかけている人に大きな苦しみをもたらす孤立には、寛容さの欠如によるものもあるとわかる。

社会的孤立とうつ病

人とのつながりをもてない原因が、長年のうつ病にある場合もある。うつ病と社会的孤立は、いくつかの理由で並行して起こりやすい。うつ病の人は、人とのつながりを維持するだけのエネルギーがない。うつ病の人の近くにいると暗い気分になりやすいため、それだけで周囲の人は遠ざかっていくことが多い。うつ病の人はそれが原因となってからだにも不調が出るため、よく頭痛や腰痛や胃痛を訴えて医師にかかるが、自分がうつ病だとは言わない。そのため往々にして、本当の状態を診断できない。「リチャード」という患者と私にも、もう少しで同じことが起こるところだった。

■リチャードの手首の痛み

三八歳のリチャードは、妻と五歳の女の子といっしょに私の住む町に引っ越してきて、かかりつけの家庭医を探していたが、けっきょく私の患者になった。リチャードが手首の痛みを訴えて私の診察室に来たときの印象は、どちらかといえばおとなしくて物静かだが、感じのいい人というものだった。彼は最近、特殊な顕微鏡を扱う技師として大学に就職したところで、その特殊な調整ができるのは学内で彼ひとりということだった。

はじめ私たちは、彼の手首の痛みは、ある業務をはたすのに手首を使いすぎるせいで起こったと考えた。標準的な新患への聞きとりと健康診断の結果からは、他に大した問題は見つからなかった。経過を報告するために一カ月後に診察に来たとき、リチャードは仕事のやり方を変えて、手首の痛みはかなりよくなってきたと言った。ことはそれで終わったかに見え、私は彼がまたすぐやってくるとは思っていなかった。

八カ月ほどあと、リチャードはまた診察にきた。今度は妻のジェニーがいっしょだった。ジェニーは、リチャードの一〇年来のうつ病の相談にきたと告げた。その言葉は私にとってまさに青天の霹靂《へきれき》だった。うつ病という病名はまったく私の頭になかったのである。ジェニーはさらに、夫は仕事に出かけ、帰ってくるとすぐに寝ようとすると言った。週末には、仕事のストレスがひどいので休息が必要だと言って、ひたすら眠りつづけるのだという。リチャードの引きこもりは、もう夫としても父親としても機能できないところまできたと、ジェニーは感じていた。仕事では彼は一日中顕微鏡を相手にしていて他人と接触することはほとんどなく、職場と家庭以外には友人も社交生活もないようだった。

私はリチャードに抗うつ薬による治療を始めた。それに続く三カ月間に、リチャードとジェニーは数回やってきて彼の回復状況を報告していった。薬が効きはじめるまでの二週間をすぎると、彼の回復はめざましかった。リチャードは、今までとはまるで気分が違う、もっと早くうつ病の診断を受けなかったことだけが悔やまれると言った。

うつ病の臨床的な定義

うつ病について広く信じられている神話として、それは意志の力が弱いからだとか、患者が気持ちを切りかえてもっと元気を出せば自然に治るとかいう意見がある。この間違った神話に、多くのうつ病患者が苦しめられている。彼らにとっていちばん必要なのは助けを求めることなのに、それをするのは本人の怠慢のように思わされてしまうからだ。私は、うつ病は脳内の化学物質のバランスがくずれることが原因だと考えるほうが正しいし、そのほうが患者にも有益だと思う。

うつ病でない人の脳の働きを見てみよう。私たちの脳細胞は、神経伝達物質という分子によって近くの脳細胞と連絡をとっている。簡単にいえば、神経伝達物質は細胞間のすきまを越えてメッセージを運ぶのである。脳が正常に機能するには、脳細胞と脳細胞のあいだに、この神経伝達物質が一定量存在しなければならない。ところがこの伝達物質の量は、脳細胞の中で起こる二つのプロセスに左右される。伝達物質の生産と、細胞への再吸収である。生産と再吸収のバランスがとれていれば、細胞間の神経伝達物質の量は適正に保たれる。

ところがうつ病患者の場合、生産プロセスは続いているのだが、どういうわけか再吸収プロセスのほうがはるかに強力になってしまい、まるで巨大な掃除機が脳細胞の間にある神経伝達物質を吸いとってしまうような状態になるのである。ひとつの細胞がとなりの細胞に話しかけたいと思っても、メッセージを運ぶ手段がないのだ。うつ病の人はただ憂うつを感じるだけでなく、思考を行動に移すエネルギーがほとんど出ないのもこれで説明がつく。重いうつ病患者が話したり動いたりするのを見ると、まるでビデオをスローモーションで見るような感じがする。

うつ病の人が社会的に孤立していたとしても責められるべきではないことを、今の説明でわかってもらえたらと思う。うつ病の人に前項で挙げた指針のリストを渡したところで、なんの役にも立たない。あくまでも病気を考慮に入れたうえで、孤立に対処する方法を考える必要があるからだ。

西洋医学は、神経伝達物質の不足がうつ病を起こすという理論を引き合いに出して、うつ病は化学的な原因によって起こるのだから、その治療も化学的な方法——つまり抗うつ薬の使用——だけで行なうべきだと主張する。家庭医としての私の経験からいっても、確かに抗うつ薬には効果がある。驚くほどの効果が見られることもある。しかし前にも述べたとおり、これに関して別の主張をするグループもある。彼らは、抗うつ薬の実体は一種のプラシーボだ、あるいは、抗うつ薬がもたらす症状の改善のかなりの部分はプラシーボ反応によるものだと主張している。家庭医の立場から私が反対するのは、抗うつ薬を使うことではなく、そのような薬でしかうつ病を治すことができないという考え方である。軽度から中程度のうつ病の場合には、カウンセリング――投薬と並行するのがのぞましい――が非常に有効だと私は確信している。ライフスタイルを変えること、特に運動を取り入れることも、非常に有益である。しかし回復に決定的な役割をはたすのは、あくまでも本人である。

それはあなた次第

もう一度言おう。私がうつ病の人に伝えたいメッセージはこうだ。うつ病になったこと（あるいはそのせいで社会的に孤立していること）はあなたの責任ではないが、それに対処するためにあなたがポジティブな役割をはたすことは絶対できる。あなたの体内の製薬工場が強い味方になってくれるはずだ――特に、症状が重く、外部からの投薬にも頼るときは。また、できるだけ早く医師か資格をもったセラピストに相談することをすすめたい。この病気の特徴として、ひどくなるまで本人も気づかないことがあるからだ。

しかしうつ病に対処するうえでいちばん大切なのは、一度にすっかり解決しようとするのではなく、少しずつ進んでいくことである。

先ほど、ここ何年か連絡をとっていなかった従兄に電話するために、電話機を手にとるという例を挙げた。うつ病でなくても、たいていの人にとってこの小さな一歩を踏みだすのはけっこう勇気がいる。神経伝達物質の量が激減したうつ病患者にこれをやれと言うのは、国連の緊急総会を召集しろと言うのに等しいのだ。うつ病の人がほんの少しでも社会に出ていったら——たとえ買い物をしに三〇分だけ外出することでも——、それはその人の健康のためには画期的な大仕事だと認めてあげなくてはいけない。小さな一歩が次の一歩につながるようにするのが重要なのである。

社会的なサポートグループ

前にも書いたように、意味のある社会的なつながりに参加するのを助けてくれるグループはたくさんある。病気のせいで社会的に孤立している人にとって、そうしたグループのどれかに参加するのはとてもポジティブな経験となる。悩み事から心をそらすのはあなたのためになる、などと言えばありふれた古くさい助言に聞こえるだろうが、そこには確かに一片の真実があるのだ。何年も深刻な慢性疾患に悩んできた人にとっては、病気の外に大きな世界があることを思いだすだけでも、回復への第一歩となる場合があるのだ。次の例を見てほしい。

■クエンティンおばあちゃんの子供たち

その老人ホームは白人が住む郊外にあり、入所者も職員もほとんどが白人だった。背の高い一〇代の黒人少年が四人、大またにロビーへ入ってきたある午後、世間にありがちな想像をして、恐怖のあまり身を隠そうとした職員もいたほどである。四人は言葉少なに「クエンティンおばあちゃん」に会いたいと告げた。職員はやっとのことで彼らが一七号室Bにいるミセス・クエンティンのことを言っているのだと理解し、少しびくびくしながら彼女に四人の来訪を伝えた。すると驚いたことに、ミセス・クエンティンは満面に笑みを浮かべたのだ。五人がいっしょにいる様子は、まるで家族の集まりのようだった。

あとでわかったことによると、少年たちは、毎日彼らに電話をかけて喘息《ぜんそく》もちの彼らを助けてくれるおばあちゃんに会いにきたのだった。「去年は僕たちの誰も、喘息の発作で入院しなかったんだ」ひとりの少年はあとから看護師に言った。「救急治療室の世話になったのは四人で二回ぐらいかな。クエンティンおばあちゃんと知り合う前は、月に一回だったんだよ」

老人ホームの職員たちは、ミセス・クエンティンが前の年にずいぶんたくさん電話をかけていたことは知っていた。しかし、彼女が喘息をもつ子供を助けるためのシニア・ボランティア活動に参加していたことは、ほとんど誰も知らなかった。その活動とは、朝子供が学校へ行く前に電話をかけ、最大呼気流量計という装置――呼吸に異常がありそうな兆候を見つけ、必要なら早めに治療をするためのもの――をちゃんと使ったかどうか確認し、調子はどうかとたずねるものだった。

このボランティア組織の報告によると、活動が開始されてから、喘息をもつ子供たちの入院日数は八〇パーセント、救急治療室へかけこむ回数は五〇パーセント減少したという。老人ボランティアたち――ほとんどが家に閉じこもっているか、施設に入所している――のほうはどうだろう？調査してみると、うつ症状がいちじるしく減少し、目的意識と満足感がおおいに高まったことがわかった。

ボランティア活動の経験を振りかえって、ミセス・クエンティンはこう語る。「前は毎朝目がさめると、今日はいよいよお迎えがくるのかしらと考えたものだったわ。それが今はね、目がさめると子供たちはどうしているかしらと思うのよ」

とにかく、グループによるサポート活動に効果があるのは間違いない。しかし活動を成功させるには、いくつか注意事項がある。

■流れにさからわない

グループに参加する必要のあるときは、すなおにグループに参加しなくてはいけない。どんなグループも特定の目的があって存在している。あなたはその目的を受けいれ、自分もそれを共有する必要がある。陶芸グループなら、陶器の作り方をならうのが目的である。聖書研究会なら、その目的は聖書を読んで討論することだ。あなたの病気の話を聞いてくれ、共感と同情を与えてくれるグループを見つけたいと思っていても、それはグループの本来の目的ではないのである。時間がたてば、メンバーたちはあなたの話に耳をかたむけ、精神的に支えてくれて、あなたは自分も仲間だと感じられるようになるかもしれない。しかし彼らがそれをしてくれるのは、あなたを仲間だと感じるからこそなのだ。自分の都合のためにグループを乗っ取ろうとするかのような態度をとれば、あなたを喜んで迎え入れるはずだった人たちにそっぽを向かれることは間違いない。

この先は、特殊な形態の社会的サポートグループ、つまり特定の病気にかかっている人の必要にこたえる目的で設立されたグループについて見ていこうと思う。

病人をサポートするためのグループ

この種のグループはあなたにとって、またあなたの体内の製薬工場にとって特別な恩恵を与えてくれるが、他にはない落とし穴もいくつかある。それがよくわかる例をまず見てみよう。

■転移性乳がん患者のためのグループセラピー

一九七〇年代後半にスタンフォード大学のデイヴィッド・スピーゲル博士のチームが、乳がんがからだの他の部分にも転移している女性患者たちのために、特別なグループ療法を考案した。このとき研究チームは、グループ療法に参加しない対照群も用意した。グループ療法は週一回のミーティングを一年間続けるもので、次のような特徴をもっていた。

・各グループには、訓練を受けたメンタルヘルスワーカーと、自分も乳がんにかかっているセラピストがリーダーとしてついている。
・グループの患者たちに、がんにどう対処するか話し合うことを勧める。
・患者たちに、痛みに対処するための自己催眠の手法を教える。
・がんとそれが人生に与えた影響についてどう思っているか、話し合うことを勧める。
・社会的に孤立しないよう、患者どうしの強いきずなを作りだす。

・医師に対してはっきりものを言えるよう、患者どうしで助け合う。
・話し合いのテーマのひとつは、乳がんという悲劇からいかにして意味を引きだすかということである。
・リーダーたちは、患者が死や喪失の話題を避けたり否定したりせず、失ったものを真正面から見つめ、悲嘆のプロセスをしっかり経験することを勧める。あるグループは一度、死を迎えつつあるメンバーの家でミーティングを開いたこともあった。

スピーゲル博士たちは、ある明確な結論を得た。彼らは当初、この種の心理的－社会的療法に実際に延命効果があるとする主張には懐疑的だった。グループの参加者たちにも、長く生きられる可能性があるとは決して言わなかった。グループセラピー終了後、博士らは患者の追跡調査を一〇年間続けた。彼らが証明したかったのは、セラピーは患者たちの生活の質（クォリティ・オブ・ライフ）を大きく向上させるが、延命効果はないということだった。

一〇年後、追跡調査のデータを見た博士たちはびっくりした。ある点では彼らの思ったとおりだった。グループに参加した患者たちは、参加しなかった対照群の患者たちよりも、生活の質が向上したと報告していた。しかし、グループセラピーを受けた女性たちのほうが長く生きてもいたのである。具体的にいえば、彼女たちは平均して一五から一八カ月（どの時点からを延命効果と見るかによって差がでる）長く生きていた。一〇年後、セラピーを受けた三人の女性が生存していたが、対照群の患者はひとりも生存していなかった。

スピーゲル博士のグループセラピーで用いられた手法をざっと見ると、この本でこれまで見てきたことの多くが含まれている。主導権をもつこと、思いやりを感じること、病気にポジティブな意味を与えることである。意味づけ仮説のひとつのキーポイントは、あなたに思いやりといたわりを示してくれる人たちが周囲にいることである。だからこれは当然なのだ。なんらかの慢性疾患に苦しむあなたが、同じ病気にかかっている患者を支援するためのグループに参加すれば、あなたの体内の製薬工場が刺激されるはずなのである。

このようなサポートグループのもうひとつの利点は、あなたの物語を病気と対処するような形にもっていく力があることだ。あなたの仕事は与えられた状況の中で最善の結末をもたらす物語を組み立てることである。それは人生という大きな枠の中で病気を理解し、人生と折り合いをつける方向を示し、病気による回り道や障害にもめげずに、心に抱いた目標をめざす物語である。

強い意志と創造力をもつ人なら無人島に隠者のようにこもっていても、こうした物語を紡ぐことができるかもしれない。しかしほとんどの人の場合、人生と病気の物語を形づくるには、何度も組み立てては壊すことをくりかえす必要がある。未完成のアイデアを人にぶつけてみて、その反応を見ることが必要なのだ。あるいは他の人が似た物語を語るのを聞いて、自分の物語に組み入れることのできそうな新しいアイデアを得ることも必要だ。社会的なサポートグループは、深刻な慢性疾患をなんとか理解し、折り合いをつけようとしている人にとって、またとない物語の勉強会なのである。

今あげた利点はすべて、社会的サポートという面から見たものにすぎない。いろいろな患者サポートグループには、その他にも有益な点がある。スピーゲル博士のグループのようにリーダーが経験を積んだセラピストだったら、メンバーはリラクセーションや自己催眠など非常に役に立つ癒しの手法を学ぶことができる。そのような手法はプラシーボ反応を促進し、体内の製薬工場を始動させるだろう。また専門家であるリーダーの知識や、インターネットなどを通じてメンバーが得た最新の知識を共有することで、グループが病気についての優れた情報源になることも多い。嗜癖《しへき》などの問題を抱えた人にとっては、グループ自体が主要な治療形態になるかもしれない。

社会的なサポートグループに参加することは、絶対に損をすることのない申し出のように見える。ところが残念ながら、ことはそう簡単ではないのだ。回復することに抵抗する人がいるのはなぜだろうと考えたキャロライン・メイスは、「傷の言語 woundology」という概念を考えだした。これはいわゆる健全なプロセスが方向を誤ったときに顔を出すという。健全なプロセスでは、まず病気になった人が社会的な支援を求める。次に、家族から虐待を受けたり、正常に機能していない家庭で育ったりして心の奥深くに精神的な傷を負っている人にとっては、その傷をしっかり見つめ、支えてくれる人たちの前でそれについて話すことは、治癒への重要な第一歩だと気づく。

では、どこでこのプロセスは道を間違うのだろう? 本当の治癒へ向かう道は、心の傷をしっかり見つめ、それについて話すことの先にある。傷があなたの人生を生きるのではなく、あなたがあなたの人生を生きるためには、最終的には傷によって課せられた限界を超えることができるような、人生の物語を語らなければ(そして生きなければ)ならない。「しっかり見つめること」は物語の出発点であって、結末にしてはいけないのだ。

ここで背後にひそんでいるのが、前に挙げた二つの大きな力――喪失への恐怖と孤独への恐怖――である。グループ全体の雰囲気がこの二つの感情を煽《あお》りはじめたら、メンバーはまず抵抗できない。結果として、メンバーが回復することではなく、傷ついた状態にいることを支援する「サポートグループ」ということになってしまう。

それなら、慢性患者のための社会的なサポートグループがプラスになるかマイナスになるかをどう判断したらいいのだろう？　次に挙げる質問が役に立ちそうである。

■ ともに回復できそうなグループを見つけるには

《メンバーはどれくらいの期間そのグループにいるか？》　ここに注目する必要がある。まず言っておくが、グループにはそれぞれ目標がある。達成するのに他より時間がかかる目標もある。AA（アルコール依存症者自主治療協会）のような活動は、一生続ける必要があるだろう。それに同じ目標を達成するにも、かかる時間には個人差がある。どんなグループにも、最初から参加していて、まだ自分のペースで回復している人も少しはいる。グループの主要な目標を達成するのに平均してどれくらいかかるか考えてみて、それより長くいるメンバーが多いようなら、それはグループが自分たちの傷にはまりこんでしまって、本当はあまり治癒のプロセスが進んでいないしるしかもしれない。

《そのグループは入ってくる人や出ていく人をどう扱っているか？》　健全なグループならメンバーが去っていくことを悲しむが、同時にその人が進歩し、先へ進めるようになったことを喜ぶものだ。新しいメンバーは、慣れるまでどうしてもグループの活動を混乱させるものだが、それでもグループの助力を必要とする人として歓迎されるものだ。もし「卒業生」を送りだしたり、新しいメンバーを迎えたりするときにゴタゴタするようなら、そうした沈滞におちいったグループはあまり有益ではないと思ったほうがいいだろう。

《ひとりひとりの流儀の違いにどう対処しているか?》 慢性疾患のような難題に直面したとき、ふつうの人間がみな同じ行動をとるとは限らない。病気という経験を人生の中に位置づけ、人生の物語にとって意味あるものにするには、誰か他の人のではなく、あなた自身の人生であり物語でなければならない。あなたの治癒を助けてくれるグループは、その点にうまく対処できるはずだ。メンバーはあなたの物語を熱心に聞き、有益で鋭く適切なコメントをしてくれるだろう。あなたも喜んで他のメンバーの物語に同じことをするならの話だが。

反対に避けたほうがいいのは、一定の規約があって、ミーティングのたびにメンバー全員がその中のある箇所を朗読するようなグループである。そのようなグループのメンバーはもろくて、他のメンバーも全員まったく同じやり方をしているという確信なしでは何もできないのだろう。誰かが少し違ったやり方をすると、誰かのやり方は「間違っている」のではないかという恐怖が生じてくる。もろさをもつグループにとって、それは耐えられないことなのだ。メンバーになるために、病気についてのそのグループ独自の正しい物語に無条件に従わなければならないとしたら、別のグループを捜したほうがいいだろう。

《メンバーは聞き上手か?》 メンバーは人の話をよく聞いて、ひとりひとりの考え方や物語の微妙な違いを見抜く必要がある。話の内容ならわかっているとたかをくくって、人の話を上の空で聞いてはいけない。重い病気を抱えた人が多少自己中心的になり、具合のよくない日には自分のことで頭がいっぱいで人の話なんか聞けないというのも無理はない。しかしそのうちに、他のメンバーはひとりひとりの話をちゃんと聞けていると気づくはずだ。人々が列をつくって話す順番を待つばかりで、聞くことを厭《いと》うようなグループは、あなたが物語を織り上げる作業（これは意味づけの重要な一部分である）の役に立つことはあまりないだろう。

第13章とこの14章では、病気という経験の意味を変える二つの方法――物語を織り上げる作業と、人とのつながりをもつこと――について説明した。ポジティブな意味づけの各要素はどれも体内の製薬工場の活動を高めるが、病気とその治療に対する主導権をもつことは特に重要である。次の章ではそうした主導権を高めることが、体内の製薬工場によってもたらされるプラシーボ反応を高めることについて、詳しく見ていきたい。

第15章　自分の健康に関して主導権をにぎる

もし担当の泌尿器科医が「あなた、前立腺を酷使しましたね。すりきれた野球のボールみたいですよ」などと言ってくれたら、わたしはより大きな満足を得られることでしょうし、自分が自分の病気を所有しているという気分にひたれることでしょう。誰も無名の病気など欲しくありません。たんなる自然のアクシデントであるよりは、むしろ、自分が自分自身の上にもたらした病気なのだと、わたしは考えたい。

——アナトール・ブロイヤード（『癌とたわむれて』邦訳、晶文社）

あなたはきっと、ＡＡ（アルコール依存症者自主治療協会）で伝統的に唱えられている、「神様、私にお与え下さい　変えられないものを受け入れる落ち着きを、変えられるものを変える勇気を、そして、この二つを見分ける賢さを」という祈りの言葉を聞いたことがあるだろう。有名になりすぎたきらいはあるが、この言葉には、可能なかぎり健康でいるために学ぶべきもっとも重要な教訓のひとつが含まれている。ここでこの言葉を裏返し、ネガティブなメッセージにして考えてみよう。あなたに体調が悪いと感じさせ、また実際にそうしてしまうのがほぼ確実なことが二つある。ひとつは、健康を高めるために日常的なレベルでできるはずのことをしないこと。もうひとつは、自分ではどうしようもないことを気に病むことである。この二つをすることでどれほど貴重なエネルギーを無駄に使っているかを考えると、驚いてしまうほどだ。

治癒にむけた物語を自分に語り、幸せで意味のある結末にできるとわかったとき、それを実現するためには日々何をしなければならないのだろう？　自分の健康について主導権をもつとは、どういうことなのだろう？

健康の自己管理の内容

議論を始める前に、次の例を見てほしい。

■女性特有の不定愁訴

キルスティ・マルテルード博士は、ノルウェーの海岸地帯で開業している家庭医である。何年か前、彼女は、下腹部あるいは骨盤周辺の症状――医師仲間が「女性特有の不定愁訴」とよぶもの――を訴える女性患者たちに興味をもった。その患者たちはたくさんの婦人科医や家庭医（たいていは男性だった）の診察を受け、いろいろな診断のもとにいろいろな治療を受けてきたが、いずれも効果がなかったという。医師たちは次々にさじを投げた。気配りのある医師は、これ以上自分にできることはないと告げた。やさしさに欠ける医師は、うんざりした様子で「あなたはどこも悪くありません。病気だと思いこんでいるだけです」と言い放った。そういう経験をしたあげく、彼女たちはマルテルード博士のもとを訪れたのである。女性の医師ならわかってもらえると思ったのだろう。

そうした患者たちと診察室でかわすコミュニケーションが、彼女たちの健康状態に変化をもたらすかどうか知りたいと考えたマルテルード医師は、いろいろ方法を変えて実験をしてみた。そして結局、一連の質問を考えだし、彼女たちが診察に来るたびに必ず訊ねてみることにした。やがてマルテルード医師は、その質問をするだけで患者たちの体調によい変化が現れるらしいことに気づいた。症状は少しずつ軽くなり、彼女たちはふつうの生活にもどることができたのである。

マルテルード医師が必ず訊ねた鍵となる質問は、「(今日ここへ来る原因となった)問題に、あなたは何をするべきだと思いますか?」というものだった。それまでに会ったどの医師も、こんなことは訊かなかったらしい。彼らは「これをしなさい」とか、前にも出てきた「私にできることはありません」式の発言を好んでいた。そこでマルテルード医師ははたと気づいたのだ。それまでどんな治療を受けていても患者たちは、「あなたには、自分の問題と自分の人生に対処する力がまったくない」というメッセージをつねに受けとっていたのである。あなたにも何かできるかもしれない、それについてのあなたの考えは傾聴に値すると示唆することは、それだけで大きな治癒効果をもたらしたようだった。

プラシーボ反応は健康と治癒のひとつの要素である。あなたの健康——そして健康についてのあなたの物語——には、それ以外にも食生活、運動、薬、薬草療法などいろいろな側面がある。そうしたものが先にあって、プラシーボ反応はそれを補うものとして起こるのだ。

たとえば、あなたが何かの慢性疾患（糖尿病ということにしよう）と闘う物語を組み立て、よりよい結末を考えだしたとする。そして物語全体を振り返り、もっと運動することが新しい物語の重要なポイントだと判断する。すると、あなたは運動をスケジュールに組み入れようと計画し、楽しくできそうな運動を選び、通うのに便利なジムを探す。そして計画を実行に移す。

この例では、運動を始めることであなたの健康は高まり、糖尿病をうまくコントロールできるようになるのは明らかだ。私はこの改善がプラシーボ反応だとは言わない。これに加えて、人生の一部を自分で立派に引き受けた達成感と、そこから生まれる主導権意識の高まりというポジティブな精神的効果がある。この精神的効果が、前にもいったように体内の製薬工場に処方箋を送り、糖尿病と闘うためにからだがすでに使っているものに、さらなる力を与えるのである。つまり、運動を始めたことで解き放たれる治癒力全体は、運動自体の健康効果とプラシーボ反応を足したものになるのだ。

次に挙げる事例は、自分に主導権があると感じることが健康をどう高めるかについて、もうひとつ手がかりを与えてくれる。

毎日プラシーボを飲むことを忘れない

一九八〇年代、「冠状動脈性疾患に対する投薬研究グループ」を名乗る研究者たちは、血中のコレステロールその他の脂質の量を減らすことで、心臓発作による死亡を防ごうとした。研究対象となった患者は総勢八三四一人、実験は全米五三カ所の医療センターで同時に行なわれた。患者たちは全員、低脂肪食をとり運動をするようアドバイスされた。二重盲検ランダム化比較試験の手法により、患者はクロフィブレートという抗高脂血症薬を投与されるグループと、プラシーボを与えられるグループに分けられた。

研究者たちは、患者がきちんと薬を飲んでいるかどうかチェックするために錠剤の数を数える作業も忘れなかった。最終的なデータを分析するとき、それが重要になるかもしれないからだ。実験終了後、彼らは処方されたとおりにクロフィブレートを飲んだ患者と、しょっちゅう飲み忘れていた患者との死亡率を比較してみた。すると、明らかに統計的に有意な違いが出てきた。飲み忘れの多かった患者の死亡率は、医者のいう従順な患者よりもかなり高かったのである。そこで始めのうちは、クロフィブレートは実際に心臓発作による死亡を防ぐ効果があるのだと思われていた。

もちろん話はこれで終わりではない。次にプラシーボ群を見てみると、同じ結果が出ていたのである。指示どおり素直にプラシーボを飲んでいた患者たちは、飲み忘れの多かった患者たちよりも死亡率が低かった。結局クロフィブレート群とプラシーボ群には、心臓発作や死亡の率に明確な違いはなかったのである。

この実験を皮切りに大規模な実験が数多く行なわれ、その多くはやはり心臓発作の予防薬を扱ったものだったが、結果は同じだった。薬であろうとプラシーボであろうと、医師の指示どおりに飲んだ患者は、指示に従わなかった患者よりいい結果を残したのである。

プラシーボ反応に懐疑的な人たちは、この種の違いもプラシーボ反応の実在を否定する論拠になると言う。前にも言ったが、懐疑派は従順な患者がこの種の実験でいい結果を出すのは、そもそも彼らは自分の健康に気を配るタイプで、医師の指示も厳密に守るからだと主張するのである。多くの研究論文を注意深く検討してみると、健康に対する姿勢だけでは、従順さによる効果のすべてに説明はつかない。今はまだ、これらの研究の意味するところが完全に理解できたとはいえない状態だが、ひとつの可能性として、薬を忘れずに飲む患者というのは、自分が主役だという意識が強く、そのしっかりした気持ちが体内の製薬工場を刺激するのかもしれない。

自分を信じなさい

健康を高めるために精神的な力を解き放とうとするとき忘れがちなのは、意識的にそうしようと考えることである。単にやるだけでは駄目なのだ。自分がそれをしているという事実を意識しなければいけない。先ほどの糖尿病と運動の例を思いだしてみよう。ここであなたは、三段階の異なった主導権のレベルを経験している。

・よりよい結末になるよう、物語を書きかえる。
・定期的に運動をしようと計画する。
・実際に毎日運動する。

ふつうの人にとって、長年しみついた習慣を変えるのはむずかしい。あなたも最初の二段階はなんなくクリアできても、第三段階では苦労しているかもしれない。そんなとき、自分になんと言うだろう。多分、「自分は駄目な人間だ。糖尿病にいいから運動しなくちゃいけないのに、とてもできそうにない」と言うかもしれない。でも「三段階のうちの二つは自分でやりとげたんだ。もうちょっとがんばって、第三段階も自分の力でやりとげよう」と言ったほうがいいのである。

私たちは心と意味について考えているのだから、自分がしていることにどんな態度をとるかは、何をするかと同じくらい重要だということを思い出すべきである。何であれ自分が責任をもってやろうとしているなら、自分に自信をもちなさい。そして、自分は健康上の問題を抱えてしまった人間だと思うのではなく、主導権をもって対処している人間だと思いなさい。この「自分が主導権をもって対処するぞ」という態度は、体内の製薬工場に燃料を補給するはずだ。そしてその勢いで、これから成すべきことに取り組む意欲と精神力をもつことができるだろう。

主導権を実感することがとてもむずかしいときはどうしたらいいだろう？　その難関を突破するには、カウンセラーが使って効果をあげている秘訣を試してみるといい。

点数をつける――何パーセントの主導権か

まず自分に、「私の病気は私の人生をどれくらい支配し、私はどれくらい自分の人生を支配しているか?」と問いかけてみる。そうして両方にパーセンテージで点数をつけてから、その答をどう感じるか考えてみる。これが秘訣である。

かりにあなたは糖尿病患者で「糖尿病は私の人生の一五パーセントを支配しているが、残りの八五パーセントは私が主導権をもっている」と考えるとする。これは妥当な数字だろう。糖尿病のような病気の場合、ある程度は人生を病気と分け合うしかないのだから、それを無視するというわけにはいかない。糖尿病にあなたの人生の一部を支配させることは、じつは健康上の利点もある。そのせいで、病気と人生の両方に気を配ることになるからである。しかしひょっとして、「糖尿病は私の人生の七〇パーセントを支配しているような気がする。私が主導権をもっているのはせいぜい人生の三〇パーセントだ」ということもあるかもしれない。このバランスは問題である。自分の点数がもっと高くなれば、あなたはもっと健康に自信をもち、健康に生活できるはずである。

そこで、こう問いかけてみる。「どんなに少しだけでも、たとえ一時的にでも、私が病気から人生の主導権を取りもどすのに成功したときのことを思い出してみると、そのとき何がいちばん効果があっただろう?」。これをじっくり考えれば、必ず実用的で現実的な方法のリストができるはずだ。たとえば、先週あなたがいちばん主導権を自覚したのは、お昼に大好きなあのサラダを食べたときだったということもあるだろう。そのサラダはたまたまあなたのからだにいいものだった。しかし同時に、これが美味しいから食べているのであって糖尿病のせいで食べているわけではないと考えたのである。

次にこう問いかけよう。「今まで何をしたときに人生への主導権が高まったかはわかった。それを毎日もっとするためには、どうしたらいいのだろう?」　この答を見つければ、あなたの主導権のパーセンテージを上げる計画ができあがるだろう。前の例でいけば、あなたは大好物でしかも糖尿病患者にいい食べ物のリストを作ろうと思いつき、これからはこの「どちらもOK」のリストにあるものをもっと食べようと決心するかもしれない。

計画ができたら、毎週一回その週の出来事を振り返る日を決めて、新しい点数をつける。そして一、二カ月に一回はもう一度それまでの点数を見て、自分がどれほど進歩しているか確認するのである。

あなたの点数が、最初は七〇対三〇で糖尿病が優勢だったとする。点数を上げようと一カ月がんばって六〇対四〇になったとしたら、正しい方向に大きく前進したわけである。それから前の月を振り返って「何がいちばんよかったのかな?」と考えてみる。これであなたの主導権奪還計画にまた有効な方法が加わり、計画はますます練りあげられていく。次の月にはあなたの点数はもっと高くなることだろう。

主導権の比率を点数にすれば、自分の健康をみずからコントロールしているという自覚があるか否かという問題の核心に到達できる。何よりも大切なのは、この方法は、主導権をもとうというあなたの姿勢を実際の変化に結びつけるということだ。人生に対する主導権が強まるにつれて、あなたは具体的な行動が健康の回復という成果をまだ完全にもたらしてはいなくても、主導権をにぎっているという自覚をより強く感じはじめる。錠剤を飲む前からプラシーボ反応が起きるようなものだ。そうはいっても錠剤は飲むことになるし、いつかその恩恵を受けるだろうが。ここで、主導権のパーセンテージをつける方法がうまくいった格好の例を見ておこう。

■ウェズリーの偏頭痛

第13章に書いた、ハンクの偏頭痛との戦いを覚えているだろうか？（二六八〜二七二ページ）私が診察した慢性的な偏頭痛患者で、かなりの量の麻薬系の鎮痛薬を使わないと痛みが緩和できなかった人は、じつはハンクだけではない。ウェズリーもやはり私の患者だった。

ウェズリーは三〇歳の同性愛者で、長年いっしょに暮らすパートナーがいた。ハンクと同じように、ウェズリーもノートがリストでいっぱいになるほどの医師に相談し、診断、治療を受けていたが、どれもうまくいかなかった。ハンクとは違い、ウェズリーは頭痛の起きない日が週のうち一日あればいいほうだった。彼は二〇歳のころ頭に重傷を負っていたため、私は、彼の頭痛には複雑な原因があり、いっそう治療しにくいのではないかと考えていた。私は用量を毎月変えながら鎮痛薬と筋弛緩薬を処方していたが、彼はそれに加えて鍼のような代替医療をいろいろ試していた。しかし、どれも最初は効きそうにみえるのだが、結局ほとんど効果はなかった。

私は、鎮痛薬の量を減らすには、あなたの人生に頭痛がどんな意味をもっているか考えてみるのがいちばんいいかもしれないと提案してみた。ウェズリーはすぐに提案を受けいれた。しかし思いがけない障害に突き当たったのである。私は、毎日あるいは毎週単位で、頭痛のあらゆる面について考えたことを日誌に記録するようウェズリーにすすめた。彼は同意したのだが、数カ月たってもいっこうに日誌をもってこないのである。ひょっとすると何か過去の出来事が影響しているのかもしれない、と私は思った。そしてあるときついに、今度こそズバリと聞いてみようと考え、彼が子供のころの話をするようにしむけてみた。

ウェズリーが語ったところでは、どうやら彼の母親には精神的な虐待をする傾向があったらしい。彼はとても頭がよかったのに、母親にほめられた記憶がないという。それどころか、母親の目から見ると彼は親をがっかりさせる駄目な子だった。彼がいったん口を開くと、日誌を書くことができなかった理由はすぐにわかってきた。

ウェズリーは母親からくりかえしくりかえし、あなたの書いたものはなってないと言われつづけていたのだ。文法は間違いだらけ、綴りはめちゃくちゃ、字も下手くそで読めたものではないと。彼は今でもペンや鉛筆を紙にあてようとするたびに、怒ったママが現れてののしられる光景を思い浮かべてしまう、というのである。

私はこの時点でウェズリーの頭痛の秘密が解き明かされたような気がして、希望を抱いた。彼はカウンセリングに通いはじめ、次第に自分を無価値だと思う気持ちから解放されていった。私と話し合うための日誌に記入することさえ、できるようになった。しかし彼の心理状態はこれほど改善されたのに、頭痛にはまったく効果が見られないのだ。私は大いに落胆した。

日誌を用いる方法をあきらめたわけではなかったが、私は頭痛の問題を解決する他の方法を探ってみた。そして結局、主導権のパーセンテージをつける方法を試してみることにした。当初ウェズリーは、頭痛が八〇パーセント、彼自身が二〇パーセント人生を支配しているとした。そしてパートナーのことを考えると、これは本当に申し訳ない状態だと考えていた。ふたりはよく旅行に出かけ、楽しくすごそうと計画するのだが、ウェズリーは必ずホテルのベッドで頭を抱えて丸くなるはめにおちいり、ふたりの休暇を台無しにしてしまうのだ。家にいるときも料理や家事を十分できなくて、その分パートナーに負担をかけていた。

私はウェズリーに、これから毎月、主導権のパーセンテージを訊くから、一カ月のあいだ人生に対する自分の主導権を高める戦略を考えてほしいと伝えた。

その後一年かそこらのあいだに、いくつか小さな勝利とでもいうべきものが起こった。偏頭痛は毎日のように起こり、鎮痛薬の投薬も続いていたが、ウェズリーはもっと家事をしよう、特に頭痛のない日には、と決心していた。そして、主導権のパーセンテージは頭痛七五対ウェズリー二五くらいまでになったと嬉しそうに報告した。

次の勝利は、ウェズリーがまだときどき書いていた日誌からもたらされた。ついに彼は驚くべきことを二つ、書いてきたのである。ひとつは、昔アート関係の職についていて、その道でかなり成功していたということ。彼はずいぶん久しぶりに、もう一度好きな道にもどろうかと考えはじめていた。もうひとつの内容は、政治的、社会的な問題についての鋭い主張をリストアップして、自分のためだけでなく他の人たちのためにも世の中をもっとよくしたいという希望を記したものだった。

彼はよりよい人生の物語のおぼろげな姿を描きはじめていた。そこでは頭痛も彼の目標を妨げてはいなかったのである。

三番目の勝利は、ウェズリーの言葉を借りれば、人生を一変させるほどのものだった。子供時代の問題についてカウンセリングを受けているうち、彼は突然あることに気づいたという。それは、母親が彼にああいう仕打ちをしたのは彼のせいではなく、母親自身のせいだったということである。それは彼女が世の中に対してゆがんだ見方をしていたせいで、そうなったのは彼女自身がゆがんだ育て方をされたせいなのだ。だから彼女はウェズリーを叱ったり精神的に虐待したりしたのだ。ウェズリーはそれと同じ内容のメッセージを医師やカウンセラーから何度となく聞かされていたはずなのだが、そのときやっとそのメッセージを受けとり、自分のものにしたのである。彼はまさに人生が一変したような気持ちだったという。

それまで私に打ちあけてはいなかったが、ウェズリーはじつは毎日のようにいつまでもベッドでぐずぐずしていて、それを頭痛のせいにしていたらしい。本当は、この世界はいやな場所だと思っていただけだった。それが母親のことに気づいてからは早起きするようになり、さらに多くの家事をするようになった。記憶しているかぎりでは初めて、彼の目に世界が魅力的に映るようになった。これを読んでいる専門家たちはきっと、ウェズリーの長期にわたるうつ病を診断しそこなったといって私を責めるだろう。だがウェズリーが試し、なんの効果もなかったたくさんの治療のリストには、抗うつ薬も入っていたのである。

ウェズリーと母親との関係は、今も基本的には変わっていない。彼にとって母親はいまだに非常に不愉快な存在であり、できるだけ避けたいと思っている。彼の回復のためには、そうしたほうがいいのだろう。いずれにせよ、ネガティブな支援など――それも人生に大きな影響を受けた人からの――ないにこしたことはない。彼の主導権のポイントはさらに上がり、ウェズリー四〇対頭痛六〇までできた。始めのころのカタツムリのような歩みを思えば、これは大きな前進である。

今のところ、ウェズリーの治療が最終的にどうなるか予測するのは控えたい。彼の頭痛は私がこれまで扱ったうちでもいちばんひどい部類に入る。しかし二つのことだけは断言できる。ひとつは、どんなに小さくてもとにかく進歩が見られたとき、それをもたらしたのは、頭痛が彼にとってもつ意味を変えるような行動あるいは出来事だったということ。もうひとつは、主導権をもつ程度をパーセンテージで表わすというたったひとつの行動が、明らかに、自分の人生と自分の治療のさまざまな面でウェズリーがもつ主導権を高めることに役立ったということである。

「絶対確実な成功」――少しずつ進むこと

質問　「ゾウを一頭食べるにはどうしたらいい?」
答　「一口ずつ食べる」

多くの人が自分の健康にきちんとした主導権をもっていない主な理由は、彼らが自分をダブルバインド状態に追いこんでいるからだと思う。彼らは二つの選択肢しかないと思いこんでいるのだ。

ゾウを丸ごと飲みこむ、つまり一気に問題全体と取り組もうとするか、何もしないで病気や病気への恐怖が自分を支配するにまかせるか、である。ゾウを丸ごと飲みこむのは不可能だから、残された道はいつまでも被害者の立場に甘んじることしかないというわけだ。

ここでもう一度、優秀なカウンセラーの秘策を盗ませてもらおう。優秀なカウンセラーは私たちの奥深いところに根をおろした思考や行動のパターンを少しずつ克服することを教えて、最後にはすっかり変えさせることができる。多くの場合、あなたの病気や健康上の問題のひとつの面に対処するために最初にとる行動は、問題を細かく分解することだ。そうすると、とりあえずできることから始められる。そしてこのようなプロセスにおける目標は「絶対確実な成功」とよばれているのである。

主導権を取ろうとするとき、最初は、全力で取り組んで大きなゾウを飲みこもうとしないかぎり、何もなしとげることはできず、健康状態が悪化するような気がするかもしれない。しかしその場合、あまりに大きな目標におじけづいてしまって、結局何もしないで終わる可能性もある。あるいは大変なこと——煙草やコーヒーをやめるとか、体重を減らすとか、酒の量を減らすとか——を一度に全部やろうとする可能性もある。たいていの場合、それはうまくいかない。うまくいかないと、「失敗」にがっくりきて、もう二度とやってみる気にならないだろう。

しかし、いつもこうとは限らない。

■プレストンの職さがしを手伝うこと

「プレストン」は今は私の患者だが、この話は何年か前の、彼が私のパートナーの患者だったころに起こったことである。そのころプレストンは失業していた。数年前に事故にあい、それ以後つねに背中の痛みがあって、ずっと職につけなかったのだ。彼はある疼痛専門のクリニックにかかっていた。そこは何人かの専門家がチームをくんでいるところで、ひとりひとりの患者の進歩について毎月スタッフミーティングを開いて話し合っていた。

しばらくすると、プレストンは痛みについてもからだの機能についても大きな進歩をみせるようになった。実際、彼は大方の予想を裏切って、そのうち仕事に復帰しそうにみえた。心理学者と職業訓練リハビリテーションのカウンセラーはミーティングのたびに、プレストンはもうすぐ求職活動を始めるはずだと言っていた。しかし何カ月たっても、プレストンが仕事につきそうな気配は見られなかった。

ところが、劇的なことが起こったのである。職業リハビリテーションのカウンセラーは、プレストンを「就職クラブ」という特別なプログラムに参加させた。その「クラブ」は何をするところかというと、就職活動に必要な行動をできるだけ細かく分けていくのだ。まず履歴書をきちんと仕上げる。それから求人情報をチェックする。その中からできそうな仕事や興味をもてそうな仕事を選んで丸をつける。そこへ電話をかける……といった具合に。

とにかくプレストンは、あまりにも長く背中の痛みとそれにともなう不安や憂うつと闘ってきたので、就職活動がひとつの巨大な任務としてのしかかってくると、たじろいでしまうのである。彼の背中を押して前に進ませるには、一見誰にでもできそうな簡単なことを、ひとつずつやらせればよかったのである。就職クラブに参加した二カ月後、プレストンは正社員の職を得た。

このように、最初は成功間違いなしの小さくて簡単なことを選ぶのが、計画としては理想的なのである。そしてさらに進むときには、自分に求めることの複雑さ困難さをほんの少しずつ高めていくのだ。一歩進んでころんでしまったときは、少しあともどりして、しばらくの間もうちょっと単純で簡単なことをすればいいだけのことだ。このプロセスの目的は、できるだけ早い時期に、成功するという経験を心の中にきざみつけることだ。それによって健康上の問題に対処するときの態度が前向きに変わってくる。すると今度は、それによって体内の製薬工場が刺激され、たとえだんだんむずかしくなったとしても、次のステップに成功する可能性が高まるというわけである。

あなたはきっとこう尋ねるだろう。「最初の一歩がそんな赤ん坊の一歩みたいなものだったら、ほんとうに大きなことに取り組むところまで、たどりつけないんじゃないだろうか?」　長年ライフスタイルのカウンセリングをしてきた医師なら、そのような心配はほとんどないことを知っている。むしろ最初は華々しく取りかかって、そのうちとてもそのペースを維持できないことに気づき、結局一週間か一カ月か数カ月かして脱落し、試みが失敗する患者のほうが多いのである。成否を分けるのは長期間がんばりとおす能力であって、いきなり大きな一歩を踏みだす能力ではない。だからこの絶対確実な成功の方法をとるなら、ほんの小さなことから始めておけばまず失敗はない。

「絶対確実な成功」作戦には気持ちに与える効果の他にも、世界に対するあなたの見方が変わるという効果もある。健康上の問題で主導権をにぎるためには何もかも一気にやっつけるしかないと思っているると、世界はとても不気味で恐ろしいものに見える。長期的な視点から問題を小さく分けて見直してみると、まわりを見回して目に入るのは、なんだか簡単そうなことばかりになる。それならあなたはきっと「これならできる」と思うはずだ。その自信が主導権をとるぞという気持ちを強め、負け犬意識を追い払う役に立つのである。

大きな一歩でなく小さな一歩を、といっても、抽象的すぎると思う人もいるかもしれない。そこで「絶対確実な成功」にあてはまりそうな、よくある例を挙げておこう。いくつかは前にも言ったことだが、くりかえす価値は絶対にある。

・AA（アルコール依存症者自主治療協会）のような嗜癖に対処するグループは、一二段階のプログラムをもつことで知られている。

・運動《エクササイズ》を始めようと思ったら、まず自分が運動できることが確実に予想できる安全な時間帯を確保することを考える。そして実際の運動量はほんの少しだとしても、とにかくやる。腹筋運動をしたいけど体調が悪くて五回やったら腹筋が痛くなるというなら、三回でも四回でもしておく。一日一回、二、四回の腹筋運動ができたら、一日一回おまけの腹筋をすることをしばらく続ける。おまけは週一回でもいい。

・食生活を変えようと思ったら、今までの食習慣を全部すてて、一から始めようとしてはいけない。

一回の食事で何かひとつだけ変えるとか、食べ物のひとつだけ変える——たとえば低脂肪のサラダドレッシングに変える——とかを目標にするのだ。低脂肪ドレッシングがすっかり習慣になるまでは、それに加えて何かしようとしてはいけない。いちばん変えやすいことから始めて、むずかしいことはあとから、ひとつのことに成功してからやることを忘れないように。

・変えることはとても無理だと思うようなら、「一日ずつ」というすばらしい金言にしたがえば間違いない。あまり先のことを考えすぎないで、今日成功するために何をすればいいかを考えること。

・失敗したら——人間だからそういうこともある——全面的に罪の意識を感じたり、自分を責めたりする誘惑（あーあ、これで何もかも台無しだ！）に負けてはいけない。むずかしくてやりがいのあることを始めて途中でつまずかない人なんかいない、とまず自分に言い聞かせなさい。それから、失敗と言われるものは本当は失敗ではなくて、学ぶチャンスだと思い出すのだ。前は知らなかったけれど、今はうまくいくこととしかないことがわかるのではないか？　新しく学んだこのことをどう利用すれば、この先もっと大きな、もっと確実な成功を得られるのだろう？　たとえば、あなたが数週間煙草を吸わないでいたのに友人とバーへ行って煙草に火をつけてしまったとしたら、そのバーは（あるいはその友人たちは）あなたの健康のための取り組みには鬼門だとわかることだろう。

もう一度馬車に乗る

小さな一歩を重ねても望んだ成果が得られないようなら、そもそもの出発点をもう一度見なおすといい。出発点は健康上のことで、現実にあなたがコントロールできることでなければならない。そこを間違えて、自分にコントロールできないことを変えようとしたのなら、成功できなかった理由は明白である。その点に確信がもてないなら、医師か治療家に相談する必要があるだろう。

ひとつだけ例を挙げるなら、成人性の糖尿病をもつ人は、はっきりした理由もなく自然に血糖値が一日中、上がったり下がったりする。そのような人は、食事療法や運動や投薬や、場合によってはインシュリンの注射によって糖尿病を全体としてコントロールしているのに、毎日特定の時間に血糖値が上がるかもしれない。何かにとりつかれたように一日に六回も八回も家庭用の測定器で自分の血糖値を測り、それをいちいち記録して、いつまでも血糖値が下がらないと首を振りふり、悲しそうな顔をして医師のもとを訪れる患者を、私は何人も見たことがある。糖尿病を長期的にコントロールできているかどうかをもっと正確に反映するいろいろなテストの結果が症状の改善を示していても、彼らは血糖値を気に病みつづける。

このような患者は心を落ち着けて、食事や運動や薬を飲むことは自分でコントロールできても——そしてそれをすることで、あとになって糖尿病の合併症を起こす可能性を低くしていても——、四六時中自分の血糖値をコントロールすることは無理だということに気づく必要がある。

測定器は引き出しにかたづけて、忘れてしまうべきなのだ。もちろん大部分の糖尿病患者にとっては、定期的に血糖値を測定することはコントロールに欠かせない。だから今言ったことは、特定のタイプの患者についてだけあてはまることで、それも主治医とよく相談したうえでのことである。

成功するための練習

キャロライン・メイスの著作にあった次に挙げる話は、いろいろな病気に役立つ大切なことを教えてくれる。

■ フリオの「ふり」

フリオは長いあいだ、うつ状態になったり治ったりをくりかえしてきた。冬のあいだは特にひどいようなので、おそらく季節性情緒障害と思われた。そういう最悪の状態にあるとき、彼はほとんどの時間をうつろな目をしてテレビの前にすわってすごした。妻はなんとかして彼をその状態から救おうと、いろいろな気晴らしを提案したのだが、彼が少しも反応しないので最後にはうんざりしてしまう――「ついに彼女も堪忍袋の緒を切らしてしまいました」と、後日フリオは語った。

そうしたいなら、すわりこんで暗い顔をしていればいい、でもあなたの重りに私まで引きずりおろされるのはもう嫌だ、と彼女はフリオに言った。そして、これからはあなた抜きでもひとりで外出して人生を楽しむわ、と宣言したのである。頻繁に友人たちと夜の外出をするようになった妻は、家にもどると必ず、どんなに楽しかったかをフリオに話した。次に彼女は、あなたといるとうんざりするし、一緒にいると私までうつ病になってしまうと言って、夫と別の寝室を使うことにした。

それから少したって出席したある治療のワークショップで、フリオはその後に起きたことをこう語っている。

「妻の言葉に最初は傷つきましたが、だんだん恐ろしくなってきたのです。彼女を失うなんてとても考えられませんでしたから、とにかくこの状態から抜け出そうと決心しました。たとえうわべだけ、うつ状態から脱したように見せかけなければならなくなったとしてもです。彼女と出かけて、いろいろ一緒にやるよう自分に強制しました。最初はもう、つらくてつらくて仕方ありませんでした。なにしろ、まだひどいうつ状態でしたから。うつ状態でないように振る舞うのはとても不自然な感じがしましたが、選択の余地はありませんでした。

でも、長い目でみると、この決意こそが病状を治したのだと思います。うつ状態が自分をコントロールしているのではなく、自分の気分は自分が決めているのだと思えるようになっていったからです。いまは、気分の落ち込みがやってくるように感じても、それと闘うという選択肢もあると感じられるのです。これについては、本当に妻のおかげだと感謝しています」

ここで警告しておく必要がある。フリオの妻が使ったうつ病の治療法は、間違いなく「家では試さない！」の部類に入る。重症のうつ病の場合、これは逆効果になる危険が高い。彼女の戦略がフリオを自殺に追い込まなくて、本当にラッキーだった。

うつ病の人に「気分をパッと変えろ」と無理じいすることは、その人には自分のために効果的な行動をとるための脳内化学物質が欠けているだけだという事実を無視することになる。気分をパッと変えることができるなら、うつ病という名の病気になるはずがないのだ。振りかえってみると、フリオの場合は化学的にそれほど重傷のうつ病ではなくて、妻が彼の体内にポジティブな自己治癒反応を呼び起こすことができて幸運だった。

うつ病の治療に普通なら決してやってはいけないことがわかったところで、フリオのケースをもう一度よく検討してみよう。何かがいい方向に作用したことは間違いないのだから、それは何だったのか考えてみよう。ついに自分が人生の主導権をもち、病気から主導権を取りもどそうとしていることを自覚した結果、フリオの状態はよくなった。ここに意味があると思われる。彼の物語で特に重要だと思われるのは「ふりをする」ことの役割である。私たちは、このようないわゆる見せかけの行為を冷たい目で見すぎている。何かのふりをしていると私たちが嘲笑的に決めつけることでも、本当はそれを一生懸命やってみているのかもしれない。ただ私たちがそれに気づかないだけかもしれない。

何かむずかしいことをするときは、誰でも成功するまでに何度か試してみる必要がある。その行動がなんだか変で嘘っぽい気がする――これは、よくあることだ。何であれ新しい行動パターンに違和感がなくなり、自分のものだと感じるまでには時間がかかるのだから――からといってすぐに試すことをやめてしまっては、あきらめが早すぎる。それではいい方向への決定的な変化をみすみす逃してしまうことになる。

そこで、フリオの決して典型的とはいえないうつ病のケースから得られる一般的な教訓はこうなる――健康のためにいい、新しい行動パターンは、たとえ始めはまやかしで偽物のような気がしても、ぜひ試してみることが大切だ。結局のところ、裏表のない人間になるとか誠実に生きるとかいうことも大事だが、それは今すぐどうこういう問題ではなく、人生全体の目標とすべきものだ。自分の喫煙の習慣をいやだと思い、心からやめたいと思うなら、煙草を吸わないという行動を試してみるのは別に偽善でもまやかしでもないはずである。

もちろん自分でも違和感はあるだろう。長年身にしみついたパターンとは違う行動をすれば、しばらくは誰でもそう感じるものだ。でもその違和感は、本当のあなたの状態を示すものではない。本当の自分は煙草を吸わない人間だと、あなたはもう決めたはずだ。そういう人間になろうとがんばることは、たとえ最初は小さな一歩から始めて成功を確認する必要があるとしても、より健康な本当のあなたのポジティブな姿の現れなのである。

フリオの場合、うつ病が治ったかのようにふるまうことがひとつの原因になって、体内の製薬工場を活性化し、脳に命令して不足していた神経伝達物質を作らせ、最終的にフリオをうつ病から完全に回復させたものと思われる。あなたも、より健康的な新しい行動に違和感があっても、あわてて止めてはいけない。新しい行動パターンからのメッセージを体内の製薬工場が完全に受けとるまでには、少し時間がかかるかもしれないからである。

ここまで、意味と主導権にもっと注目して体内の製薬工場を活性化させようという話をしてきたわけだが、そのあちこちに、専門家の助けを借りるほうがいい場合が出てきた。あなたと、そしてあなたの体内の製薬工場と、いちばん効果的な協力関係を築くことのできそうな専門家を選ぶには、特別な秘訣があるのだろうか？　次の章ではその問題を取りあげる。

第16章　協力関係《パートナーシップ》を保つ――医療専門家と主導権を共有する

［医者のラルフ・ブルームフィールド・ボニントンは］（……）一緒にいるだけでうれしくなるこのような存在と病気や不安などが両立する筈はないという気持ちから、病人は元気づけられ、安心し、病をいやされる結果になる。骨折でさえも、彼の声の快いひびきでつながったことがある、と言われるほどである。彼は生まれながらの治療者である（……）。

――ジョージ・バーナード・ショー（一九一一年、『医者のジレンマ』邦訳、英潮社）

ここまで、体内の製薬工場を最大限に活用するためには自分で何をすればいいかを、いくつかの章をついやして説明してきた。今度は、治療者――医師でも代替医療の治療家でもいい――といい関係を築き、協力して回復しようとするときに、どうすれば体内の製薬工場の働きをいっそう高めることができるか考えてみよう。

適切な治療者を選ぶ

今から九〇年近く前に、劇作家ジョージ・バーナード・ショーは、ある医師が体内の製薬工場のスイッチを入れることが他の医師よりも上手なのはなぜか気づいていたようだ。一九一一年の戯曲『医者のジレンマ』で、ショーは医学博士のサー・ラルフ・ブルームフィールド・ボニントンという登場人物を生みだし、この章の冒頭に挙げた引用にあるように、この人の腕前を誉めたたえている。ショーはこの医師を「生まれながらの治療者」と呼んでいるが、私の経験からいえば、「治癒をもたらすタイプの人」――私はそう呼びたいと思っている――になるためには、別に生まれながらの治療者でなくてもいい。必要な技術――これについては後からふれる――は、向上心に燃える医師なら大学の医学部や研修病院で学ぶことができる。

治療者としての資質や患者との人間関係が回復に大きく影響するという確かな証拠を、現代医学は見つけているだろうか？　イギリスの一般家庭医K・B・トーマス博士が実施したケーススタディは、その点で非常に啓発的であり、多くの文献に引用されている。

■ポジティブに語ることの力

トーマス博士は一般家庭医の例にもれず、いろいろな不調を訴えるのに医学的には特に診断のつかない患者を数多く見てきた。診断がつかない以上、治療をするだけの説得力ある理由はない。そこでトーマス博士は、二つの行為——患者にポジティブな話し方をすることと、とにかく何か治療することと——がそうした患者たちの健康状態にどんな影響を与えるか調べてみることにした。

博士は二〇〇人の患者を選んでランダムに五〇人ずつの四グループに分けた。そして患者の半分には「あなたはどこが悪いのか、私にはよくわかっています。二、三日もすればすっかりよくなりますよ」のようなポジティブなメッセージを与え、残り半分には「私には、あなたはどこが悪いのかわかりません」というネガティブなメッセージを与えた。この二つのグループそれぞれの半分には、錠剤を処方した。ポジティブ・グループの処方を受けた患者には、この錠剤であなたは絶対よくなると告げ、ネガティブ・グループのほうには、錠剤が効くかどうかわからないと告げておいた。どちらのグループも、患者の半分には何も処方しなかった。ポジティブ・グループの処方なし患者には、この病気は二、三日で自然に治るからと言い、ネガティブ・グループのほうには、診断がつかないので薬をあげることができないと言った。つまり五〇人ずつの四グループはそれぞれ、ポジティブ—処方つき、ポジティブ—処方なし、ネガティブ—処方つき、ネガティブ—処方なし、ということである。処方箋を受けとった患者たちに与えられたのは、微量のビタミンB_1を含むだけのプラシーボだった。

診察を終えて帰るとき、患者たちは今回の診察への満足度に関する質問用紙に記入することを求められた。そして二週間後、彼らは、症状が改善したかどうか、改善したようなら、それにどれくらいの日数がかかったかを尋ねるカードを受けとった。

患者たちの回答を見たトーマス博士は、プラシーボを投与したかどうかだけでは、症状の改善についての患者たちの報告に違いがないことに気づいた。私たちの立場から見ると意外だが、狭義のプラシーボ効果はこの調査には現れなかったのである。しかし、医師の態度がポジティブかネガティブかによる違いは大きかった。ポジティブ・グループは六四パーセントの患者が回復したと報告したのに、ネガティブ・グループの場合は三九パーセントにとどまったのである。ポジティブ・グループは診察への満足度も高かった。

すべての治療者が私たちの体内の製薬工場の働きを高める能力をもっていればそんな有り難いことはないのだが、そういうわけにもいかない。もうわかっているように、私たちの体内の製薬工場は治癒をうながす刺激やメッセージに反応してポジティブな作用をもたらすが、治療者のそうしたメッセージを伝える能力には著しい差があるのだ。さらに人間はひとりひとり違うから、ある患者に最高の治癒的メッセージを送ることのできる治療者も、別の患者にはできないかもしれない。これは治療者がいくらその道に通じ、優れた治療技術をもっていても同じことである。

単純な例を挙げれば、あなたの六八歳のアガサ叔母さんは古いタイプの人で、治療者が高圧的なほうがいい治療を受けたと感じるとする。彼女は「お医者さまの命令」に絶対の信頼をおき、こうしなさいと指示されることを望んでいる。さて、ここにふたりの医師がいたとする。ひとりはどちらかというと昔ながらの医師のタイプで、感じはいいが権威的な態度をとる。もうひとりは現代的な教育を受けたため、患者の権利や、診察の結果を十分説明することや、質問に答えることや、患者が望む治療法を尋ねることの必要性を教えられている。医学的な知識や治療技術はどちらの医師も同じかもしれないが、アガサ叔母さんの体内の製薬工場を働かせるには、ひとりめの医師のほうがずっと効果的だろう。

　この例からわかるように、あなたが相談するのにいちばん適した治療者を見つけるためには、ある程度の時間とエネルギーをつぎこむ必要がある。友人や近所の人たちに聞いたとしても、その人たちが治療者に求める特性があなたの求めるものと同じだと確信できなければ、あなたの役に立つとは限らない。

　もちろん、治療者を選ぶのはサイコロをふるような運まかせの行為だといっているのではない。病気という体験にポジティブな意味づけをし、それによって体内の製薬工場にいちばん強い影響を与えるための一般的な要素を、私たちはこれまで検討してきた。意味づけ仮説にしたがえば、治療者に求めるべき特性の立派なリストを作ることができる。

　自分に次のように問いかけることを忘れなければ、正しい情報にもとづく賢い選択がきっとできると思う。


《治療者は説明のために時間をとってくれるだろうか？》　十分な説明は、体内の製薬工場の働きを高める意味づけの、重要な要素のひとつである。しかしそのためには、診察にかなりの時間を要するのが普通だ。開業している治療者がそのための時間を作るには、いくつかのやり方がある。ひとつは診察にかける時間を長くして十分説明する方法。もうひとつは、短い時間を有効に使う方法である。たとえば、医師はあなたの喉《のど》をのぞき込みながら、あるいは首に手をあててリンパ腺を探りながらでも、あなたと話をすることができる。どちらの方法をとるにせよ、医師は説明に十分な時間をかけることを重視しているという信号をあなたに送っているわけである。

完全な説明をしようとすれば治療者のスケジュールが狂うという場合はどうだろう。説明をしたいので、近いうちにもう一度きてくださいと言われるかもしれない。もう一度行くとなるとまた仕事を休まなくてはいけないとか、またお金がかかるとかいう理由で、始めは不満を感じるかもしれない。しかし治療者と本当にいい人間関係を築きたければ、ある程度の投資をする覚悟をしておくべきである。複雑な話をするためにわざわざもう一度来てほしいという治療者は、あなたとの効果的なコミュニケーションを重視していることをはっきりと伝えているのだ。

《治療者はあなたの個人的なニーズと能力にあった適切な説明をしてくれるだろうか?》 治療者の説明の仕方は、あなたにとってわかりやすいだろうか? あなたという人をきちんと判断して、あなたの教育レベルや経験にふさわしい説明をしてくれるだろうか? それとも病気や治療法ごとにひとつの説明しか用意しておらず、診察に来た誰に対してもテープのように同じ説明をくりかえしているのだろうか?

《治療者は質問を歓迎する態度をもっているだろうか?》 気楽に質問できないようでは、満足できる説明を得ることはできないだろう。治療者には読心術はできない。あなたが質問しなければ、彼らには説明が十分だったか、それともよくわからなかったか知りようがない。たいていの人は治療者の前に出ると少し（人によってはかなり）気おくれを感じるものだ。また多くの診察では、急《せ》かされているように感じる。治療者の言うことがまるでわかっていなくても、「はいはい」といってうなずくことになりがちである。だから多くの治療者は、患者の気を楽にさせ、質問が出てくるようにしむける努力をする必要がある。

診察にかかった時間を計るのは簡単だが、治療者が関心をもっているかどうかを探ることはむずかしい。患者が質問したときに眠そうなふりをしたり、そわそわしたり、立ち上がってドアノブに手をかけたりするようなら、治療者に関心がないことはすぐわかる。しかし本当の合図はもっと微妙な、ちょっと目をそらすとか、声のトーンが変わるとかいったものなのだ。それでもやはり、関心のなさは感じとることができる。診察中、あなたは治療者から質問を歓迎する態度を感じるだろうか、それとも避けたがっているように感じるだろうか？　そこのところをよく見るといい。

《治療者はあなたをひとりの人間として心にかけているだろうか？》　思いやりは、体内の製薬工場を刺激する意味づけの二番目に重要な要素だったはずだ。この要素も、治療者との関係の中ではなかなか見きわめにくい。しかし体内の製薬工場の働きを高めるのは確実なデータではなく、感じとか直感なのである。だから自分の直感を信用しなくてはいけない。

治療者と何度か会ううち、あなたは相手からどんな印象を受けただろう。治療者はあなたの人となりとか、今の状況全体がひとりの人間としてのあなたにどんな意味をもつかに心を配っているだろうか？　それとも、たまたまあなたが訴えるような症状をもっているからだとしか見ていないだろうか？　あなたが回復するかどうかを、治療者としてのプライドからだけでなく、あなたへの真の思いやりから気にかけているだろうか？　あなたの症状だけでなく、仕事や家族や趣味についても知りたがっているだろうか？　今あげた質問のほとんどに「イエス」と答えられるようなら、その治療者はきっと思いやりのオーラを発していることだろう。それは治療に対するあなたの反応を高める効果があるはずである。

　診察室を出るとき、全体としてどんな印象を受けたか考えてみるといい。入っていったときより気分がよくなっているだろうか？　思いやりを感じただろうか？　その人は癒しを与えてくれるタイプだったろうか？　治療者は、温かく親密でありながら完全にプロフェッショナルな接し方をしてくれただろうか？

《治療者はあなたに以前より主導権を自覚させてくれるだろうか？》　主導権がある、コントロールしているという気持ちは、意味づけ仮説における第三の要素である。理想的な治療者は、人生と今の病気への主導権を自分がもっている、とあなたに感じさせてくれるはずだ。しかしこれも実際の場で読みとることは、必ずしも簡単ではない。

　咳やくしゃみが出るたびに診察室にかけこまなくちゃという気を起こさせる治療者では、あなたの主導権意識を高めてくれるはずがない。それなら、あなたが押しつぶされるような胸の痛みに苦しみ、あなたも彼も多分心臓発作だと思っているのに、横に腰をおろしてたくさんの治療法を説明し、よく考えて今この場でひとつ選びなさいと言う治療者はどうだろう？　あなたがこんな状況を喜ぶとは思えない。

人生と今の病気にどれだけの主導権を意識すべきか、そしてその主導権をどう行使するか。この答はあなたの健康状態の深刻さと緊急性に加え、主導権を行使するにあたって自分の能力をどう評価しているかによって違うはずである。たとえばあなたが重いうつ病なら、主導権を渡されても、それにまともに応じられるわけがない。長い治療期間のうちには、少なくとも一時的には、治療者が患者をコントロールすることがいちばん有効だという時があるものだ。一般論としては、患者が主導権をもつことは長い目でみていちばん望ましいと私は思っているが、それでも確かにそういう時がある。したがってここに挙げた質問は次のように言いかえるべきかもしれない。

《治療者は、この人は自分の健康状態をコントロールするための本当のパートナーだと、あなたに感じさせてくれるだろうか？》　この章の後半に、医師と患者の関係を評価するにあたって、持続的なパートナーシップを理想とする専門家たちの主張が出てくる。真のパートナーシップがあれば、いつどんなときでも、どちらがどのぐらい主導権をもつべきか、おのずから決まってくるものだと私は思う。本当のパートナーとして扱われるということは、重要なことをすべて自分で決定させてもらえるということである。パートナーはあなたに命令はしない。だからといって重大な決定をするときに、あなたは孤独を感じたり、見捨てられたような気がすることはない。パートナーはすぐそばにいて、あなたを助けるための助言や専門家としての意見を惜しむことはないのである。ときには、あなたが出来事の重さに圧倒されるようなこともあるだろうが、そんなときはパートナーが乗り出してきて主導権をとってくれる。そして、あなたが立ち直ればすぐにでも主導権を返すつもりでいる。
誰でも生きていくうちには、大した理由もなく決断力がなくなったり、主導権をもって進めることができないと感じるときがある。なぜか意固地な気分になって、やりたくないというときもある。そんなときパートナーはどうするか？　理想的なパートナーならあなたをそんなことで――結局人間なら誰にでもあることなのだ――責めはしない。しかしあなたの言葉を真に受けて、本当に自分の殻《から》に引っこみ、世界に対して幼児のように無力にふるまいたがっていると信じることもしない。パートナーはあなたをやさしく励ましながら、あなたがまた人生の主導権をとるようにそっと仕向けるだろう。あなたの手に負えなくなるほどには急がずに、でも、あなたが誰かに背中を押してほしいと思うときには、押すのに間に合う程度には急いで。

《あなたが力を蓄えるにつれて、治療者のほうもより強くなるだろうか？》　これは、いま話したような本当のパートナーになるための大切な要素だが、始めのうちは見きわめることがむずかしい。まず、どんな治療者がこれに当てはまらないか考えてみよう。

いつも自分が正しくなければ気がすまない治療者、患者が少しでも主導権をとろうとすると自分の地位が脅かされたように感じる治療者は絶対に当てはまらない。たとえばその手の治療者が、体重を落とすためにこういうダイエットをしなさいとあなたに指示したとする。ところがあなたは、少し違ったやり方をしたほうがダイエットがうまくいき、体重も減ることを発見した。するとこの治療者は、あなたのやる気と工夫をほめるのではなく、あなたが指示どおりにしなかったことで不機嫌になる。そして自分が支持したやり方のほうがずっといい結果が出るのだと、くどくど説明を始めるのだ。

この治療者は、主導権の問題を勝ち負けを決めるゲームだと思っているらしい。あなたが少し強くなったとすると、その力はどこか他のところから奪われたものだと考えるのだ。そしてあなたが力を手に入れるかわりに、自分の力の一部が失われることを恐れるのである。彼はあなたがどれだけ回復したかよりも、少しでも自分の権威が奪われないように、権威にしがみつくことのほうに関心があるのだ。このタイプこそ、あなたの体内の製薬工場がいちばん必要としていない治療者である。あなたと彼は、できるだけ早く別の道を進むことにしたほうがいい。

私がすすめたい治療者は、効果的な治療上のパートナーシップがあれば、力はそれに比例してどんどん増大することを知っている。彼の目的はあなたを今より健康にすることだ。あなたが健康上の問題に対処する力をつけていけば、彼のほうは目的を達するためにさらに進んだ仕事をすることができる。それによって彼自身の力も強くなる。つまり、どちらにとっても有利、どちらも勝ちのゲームになる。いずれにしても、力の問題を勝ち負けのゲームととらえるのは現実的ではなく、精神的なわなにかかっているのである。

あなたが自分に自信をもてば、理想的な治療のパートナーならそこからさらにエネルギーを得るように見えるはずだ。彼はあなたが新しい能力を得たことを祝福し、さらに今までできなかった新しいことができるよう、専門家としての助言をしてくれる。たとえあなたが、自分が得た力を健康上あまり有益でないことに使ったとしても、彼はあなたの主導権が高まったことを喜び、そのうえで、その力を穏やかに治癒に向ける方法を教えてくれる。

たとえばあなたは膝の手術をしたところだとしよう。あなたは段階的なリハビリテーションと運動のプログラムをこなしている。ところが早くよくなりたいと思うあまり、がんばりすぎて膝に負担をかけすぎてしまった。医師の中には、そんなあなたを責め、きつい言葉で回復の保証はできないと言う人もいるだろう。反対に理想的な整形外科医のパートナーなら、あなたの治りたいという強い意志をほめ、適度な運動にとどめるようにしむけ、徐々に段階を上げていけますよと言って安心させてくれるだろう。

《治療者にユーモアのセンスがあるだろうか?》 こう書くとあなたは、私が名ジャーナリストであった故ノーマン・カズンズの体験——おもにマルクス兄弟の古い映画を見て大笑いすることで、生命にかかわるほどの病気から回復したと主張した——を頭に浮かべていると思うかもしれない。事実、笑いはすばらしい薬になることがあり、体内の製薬工場を刺激する優れた方法なのだろう。しかし私は、その人が愉快なお笑い芸人だからといって、治療者に選びなさいというつもりはない。

私が考えるあなたの理想の治療者像は、複雑な人間性をもっている。自信にみちているが傲慢ではない。断固とした指導者タイプの人だが、必要なときには身を引いて、あなたにも主導権を渡す。そう、まるで普通ならひとりの人間の中には望むべくもないような、いくつもの矛盾した特性が縫い目もなく織りこまれているような人だ。

私はそういう人が現実に存在することを知っている。そして彼らに共通するある特徴ゆえに、いろいろな特性がひとりの中に共存しているのだと知っている。彼らの共通点、それは、あまり大物ぶらないことである。あなたの体内の製薬工場の働きをいちばん高めてくれる治療者は、外からの治療についてはかなり控えめで謙虚なことが多いのである。彼は自分のまわりで起こる治癒がすべて自分の手柄だと思うほど、うぬぼれてはいない。そして、あまり大物ぶらない治療者というのは、健全なユーモアのセンスを備えていることが多いのである。

《診療所の他のスタッフはどうだろう?》 この時代に、ひとりだけで仕事をしている治療者はほとんどいない。診察に行って最初に会うのは、普通は治療者ではない。診療所のスタッフのひとりと会ったために、長い時間をかけて築きあげた治療者とあなたとの良好なパートナーシップが台無しになることがある。治療者がもつ優れた特性を、まわりのスタッフも同じようにもっているだろうか? 医師がとても暖かくあなたに心を配ってくれても、受付はぶっきらぼう、看護師は冷たくて無関心では、そこに気持ちよく通うことはできないだろう。

今までに挙げた質問をよく考えてほしい。優先順位をどうするかには、あなたなりの考えがあるだろう。ある項目を見て「そうそう、これがぜったい大事なんだ」と思うかもしれない。また別の項目を見て「こんなこと、誰が気にするんだろう」と思うかもしれない。自分の気持ちと照らし合わせて、いらない内容は捨て、優先順位を入れかえて、自分にぴったりのリストを作ればいいのだ。

さあ、これであなたは、何人かの治療家からひとりを選ぶためのチェックリストを用意できた。

でも今は、こんなアドバイスは時間の無駄だと思う人も多い時代である。なぜなら、特に一般の医師の場合、どの医師にかかるかを選択できる人はほとんどいないからだ。管理医療［特に雇用主の医療費負担を抑制する目的で、特定患者集団の医療を特定医師集団に請け負わせるアメリカの健康管理方式］と限られた選択の時代に、誰が医師を選べるというのだろう？

選択の余地はあるか？

治療者を選ぶことが現実味のある選択肢ではない人たちの気持ちはよく理解できるし、気の毒だと思う。メディケード［州と連邦政府による低所得者や障害者のための医療扶助制度］を利用している人や健康保険に入っていない人の場合、治療者を選ぶ余地はほとんどない。雇用主をつうじて事実上ひとつの保険にしか加入できず、医師を選ぶ範囲が極端に制限されている人もいる。

だがそれ以外の多く（ほとんど全部とはいわないまでも）の人の場合は、じつは最初に思うよりはたくさんの選択肢がある。例として私自身の今の開業の仕方を説明しよう。私は一二人ほどの家庭医仲間と三人のアシスタントとでチームを組んで開業している。この地域のすべての管理医療プランと契約しているので、どのプランのどの患者でも希望すれば私たちを選ぶことができる。さらに、ほとんどの管理医療プランは、私たちのような開業医チームの少なくとも六つと契約している。私たちのチームにかかろうと決めた患者は、その中で一次医療の医師を変えることができる。私とどうもウマが合わないということなら、他の一一人のパートナーの誰かに変えることができる。アメリカ中のどこを見ても、私たちのようなシステムはごく普通である。

管理医療の場合、専門医の選択は限定されることが多い。神経外科医の診察を受けたいとか、目の病気で特殊な網膜手術を受ける必要があるとき、あなたの住む地域には該当する医師はひとりしかいないかもしれない。だからといって、他の町へ行って別の医師にかかろうとすれば、保険はその費用を払ってくれないかもしれない。専門医を選ぶことができ、前に挙げたリストの特性をいくつも備えた医師を見つけることができれば、もちろんそれに越したことはない。いちばんいいのは、一次医療の家庭医が積極的に乗り出し、あなたが望むような特性をもつ医師をさがすのを手伝ってくれることだ。とにかく専門医についていろいろ限定があるからといって、せっかくもっているそれ以外の選択肢まで放棄してはいけない。

ここで私は自分の立場をあえて危険にさらしても（私も家庭医のひとりだから）言っておきたいのだが、一次医療の医師や治療者――ずっとつき合うことになるはずの、健康上の問題のほとんどについて最初に相談するであろう人――を選ぶことは、長期的に見れば、一回の手術や処置だけのつき合いの専門医を選ぶことよりはるかに、あなたの体内の製薬工場に与える影響は大きい。現代の多くの人は管理医療を敵視しているが、実際は個人のニーズにいちばんあった一次医療の医師を選ぶことは十分可能な保険プランになっている。

管理医療の保険プランはどれも、あなたと一次医療の医師がお互いに信頼しあい、最高のパートナーシップを築いていれば、よりスムーズに運営され、結果としてコストも低減される。多くの管理医療プランは新しく医師を紹介するとき、一回は無料でその医師と面接し、自分の条件に合うかどうか、これからずっとその医師でいいかどうかを確認する機会を与えている。ところが管理医療システムがない時代には、そういう面接にも自分で支払わなければならなかったのである。それに、このごろではいろいろな管理医療プランが、利用できる医師について患者にできるだけ多くの情報を提供しはじめている。

自分に適していると思える治療者を選んだとしよう。その人と会う前にどんな準備をしておけばいいのだろうか？　たとえ治療者を選ぶときはあまり自由がなかったとしても、それだけでがっかりしてはいけない。診察の前に十分な準備をしておけば、その治療者が思ったよりあなたに「合っている」ことがわかるかもしれない。

診察に行く前に計画を立てる

意味づけ仮説のひとつの鍵は、何度も言っているように、主導権、コントロールの問題である。治療者のところへ行くと決めたとたん、自分の主導権は完全になくなったと思う人がいる。助けを求めるということは、主導権を手放したことだと思うのだろう。この手の「すべてかゼロか」という考え方は大きな間違いである。自分の問題に助けを求め、なおかつ主導権を高めることは可能なはずだ。助けを求めようと決めたこと自体、自分が主導権を発揮したのだと思うべきである。前にも言ったように、望ましくない治療者にかかると、この主導権意識があなたから奪われてしまう。あらかじめ用意したチェックリストを使えば、その危険が起こる確率をかなり下げることができる。

選んだ治療者のところへ診察に行こうと思ったら、チェックリストに次のような内容を入れるといい。ここでは西洋医学の医師の診療所を想定しているが、代替医療の診療所をたずねる場合でも少し修正すれば使えるはずである。

・前回の診察以後に起こったことで、医師に伝えるべきことは何か？
・私の健康状態と治療について、どんな質問に答えてもらいたいのか？
・この診察の結果として、私は何が起こることを望んでいるのか？　そのためには、私に何ができるか？
・医師との長期的な人間関係を築き、それを正しい方向に導くには、この診察で何をする必要があるか？

このリストには、医師と主導権を奪い合うとか、二人のあいだであなたが完全に主導権をにぎるべきだとかいう意味はない。あなたがいくら説明しても医師がそういう受けとめ方をするようなら、もう一度、治療者の選び方までもどる必要があるかもしれない。このリストの目的は主導権を適正に分け合うことで、相手から奪うことではない。なんといっても医師や治療者は病気と健康について豊富な知識をもち、自分の仕事のやり方を心得ているのだ。せっかく医師があなたのためにできることがあるのに、主導権を奪おうとしてそれを損なうのは賢明ではないだろう。

診察にそなえて、医師への質問を書いたメモを用意しておくのもいいだろう。患者が質問のリストをもってきたことで不機嫌になったり、そういう患者を神経症だとか心気症だとか決めつけたりするような医師とは、長くつき合わないほうがいい。いよいよ診察室に入っても、自分が事前に立てた計画がきちんと実行できるよう、ある程度の主導権をもっている必要がある。

忘れてならないのは、質問しなくてはいけないということだ。何か理解できないことや同意できないことがあったら、その場ではっきり言わなければならない。はっきりしないことがあったり、診察が望ましくない方向に進みそうになったら、それを見のがしたり、怖じ気づいて何も言えなかったりではいけない。

前にも言ったと思うが、リストに挙げたことをすべて終え、さらに医師が必要と思うこともすべてするには、どうしても時間が足りないということもあるだろう。そんなときはあなたの問題がすべて解消できるよう、次回の診察の予約をすること。次は必ず必要なことを終えるだけの時間をとるよう、医師と協力して断固スケジュールを確保するのだ。これをすると短期的には余計な費用がかかる気がするが、結局はあなたの健康のためになる。

診察が終わると、医師はカルテに記入するため、忘れないうちにいくつかメモをとる。あなたも同じことをするといい。今終わった診察のことを覚えているうちに、次回は何をする必要があるかざっと書きとめておくのだ。今日は何がいちばんうまくいったか？　何がうまくいかなかったか？　どうすれば次はもっとスムーズにいくだろう？　等々。

確実に準備しておくためには、治療者との会見のリハーサルをするのもひとつの方法である。

リハーサルの価値

医師と会う前にリハーサルをすることは、二つの理由で大切である。第一に、前にも言ったが、これは基本的には主導権にかかわることだ。リハーサルしておくことで主導権をにぎっているという意識が高まり、これは治癒に役立つ。第二に、リハーサルは第13章で述べた「物語をつくる作業」になる。医師のところへ行く前に自分の物語を語る練習をするのは、ただ準備をととのえる意味だけにとどまらない利点があるのだ。

私は家庭医をしてきて、診察室に入ってきたとたんにもう治りました、先生の助けはいりません、と言う患者をたくさん見てきた。理由を聞いてみると、どうやら診察のリハーサルをしているうちに、患者は自分の物語を初めて分析し、それによって自分の病気の原因と治療法が自分でわかってしまうらしい。そのような患者との会話の例を挙げよう。

医師「下痢のことで相談したいということでしたね」
患者「そのつもりで予約したのですが、今となってはお時間をとるのが申し訳なくて」
医師「どうしてです？　下痢はもういいのですか？」
患者「いいえ、まだ下痢はあるんです。ただ今日ここまで運転してくる道すがら、訊かれそうな質問に答える練習をしておこうと思いつきまして。それで、このごろどうして下痢がひどくなったのか、思いつくかぎりのことを挙げてみたんです。先生に指示されたように食事を変えて以来、ここ数年はずいぶん調子がよかったはずですからね。

そうしたら、下痢がひどくなったちょうどそのころに、私の部署に新しい社員が配属されてきたことを思い出したんです。彼とはいろいろ衝突したんですが、あまり波風を立てたくないので、人には黙っていました。このことを考えていたら、今度は六年前のことを思い出しましてね。下痢の症状がずいぶんひどくなったんですが、それと仕事上のストレスがきつかったのが同じ時期でした。そのときのことを思いだしてみると、下痢が最終的によくなったのは、勇気を奮い起こして上司に仕事の相談をしてからなんです。私にとっては本当に大変なことでしたが、思い切ってやってみたらいい結果が出たわけです。というわけで、今回の下痢も昔のと同じようなものだから、どうしたらいいかわかっていると思うんです」

医師「それはすばらしい。あなたのお役に立てなくて、こんな嬉しいことはありません！」

この例の場合、患者の物語は問題点をはっきり説明したばかりでなく、解決策まで出している。この患者の下痢は、彼が上司に話をする前から治りはじめることも大いにあり得るだろう。このような意味づけのポジティブな変化さえあれば、体内の製薬工場をフル稼動させるのに十分だからである。

もちろん、診察の前にリハーサルを行ないさえすればどんな症状も消えてしまうと思うのは行きすぎである。しかしリハーサルの機会を利用して、あらかじめ物語を全部見ておくことは、プラシーボ反応と体内の製薬工場を活性化する邪魔には決してならない。

人間関係の重要性

最近の医学雑誌には「持続的なパートナーシップ」や「参加型の意志決定モデル」などの言葉を使った記事が見られる。こうした記事が現れるのも、最新の科学的成果は、特定の人間関係の中で特に患者の健康状態が大幅に改善されることを強く示唆しているからである。

それは厳密にはどんな人間関係なのだろう? 医療政策研究局のナンシー・レオポルド博士らは「持続的なパートナーシップ」の定義として、次のリストのような特性を挙げている。この中の多くは、私たちにはもうお馴染みのものである。

- 医師は患者の全人格に関心をもち、健康に関する問題のすべてが互いにどうかかわり合い、また患者の人生にどうかかわるかに関心をもっている。
- 医師は患者と長いつき合いで、病歴だけでなく家庭生活、職業経験、基本的な価値観や好みまで知っている。
- 医師は患者との関係でつねに思いやりや心づかい、共感を示す。
- 長くつき合ううちに患者は医師を信用でき頼りにできる存在と認め、医師は自分の最善を思って行動してくれるという強い確信をもつにいたっている。

・医師は、患者の人生の目標や価値観、社会的・文化的立場にもとづく独自の要求に、医学的な目標を適合させる。
・患者は健康に関する意志決定のすべてに参加するよう促され、医療上の重要な決定は医師と患者が共同して行なう。

レオポルド博士たちがこのリストを発表したのは、こうした人間関係を築いた患者は結果として健康状態が大いに改善したことを示す証拠が、多くの研究論文に挙げられているからである。この種の人間関係は、あっても決して害にはならないものなのだ。

第9章で最新の脳科学について調べたとき、脳の機能と化学作用に関する現代の理論では、重要な人間関係もひとつの役割を演じていることがわかった。前にも言ったが、人間の脳は無視することがとびきり上手な機械である。注目する必要のあるメッセージに脳がしるしをつける方法のひとつは、そのメッセージに大切な人間関係を結びつけて私たちに送ることである。時とともに治療者とのあいだに有益な関係を築けば、その治療者が私たちの体内の製薬工場に薬を作るよう働きかける可能性もいっそう高まるのだ。

シーモア・フィッシャーとロジャー・グリーンバーグは、ポジティブなプラシーボ反応を起こしやすい人の特性として「素直さ」を挙げたとき（六二〜六三ページ）、間接的にではあるが、体内の製薬工場を活性化する最善の方法として持続的なパートナーシップの重要性を強調していたのである。たとえば彼らは、うつ病患者を対象としたこんな研究を引用している。患者の一部には抗うつ薬を、残りの患者にはプラシーボを与え、どちらの患者にもセラピストをつける。セラピストとの面会はビデオに録画する。実験の立会人に、ビデオを見てセラピストと患者のあいだにどの程度治癒的なパートナーシップが存在するか評価させる。この研究の結果、患者とセラピストとの関係の緊密さは患者の回復に大きな前進をもたらし、それはプラシーボ、抗うつ薬のいずれを与えられた患者にもあてはまることがわかった、という。

こうした発見からフィッシャーとグリーンバーグは、素直な患者で特に重要なのは、人の言いなりになるとか、影響を受けやすいとかいうことではなく、いい人間関係を築こうという意志と、問題の解決に他者の力を利用しようとする意志だと主張している。つまり素直な患者とは、言い方をかえれば治療者と持続的なパートナーシップを築く可能性の高い人なのである。

医師をはじめとする治療者は、持続的なパートナーシップといえる人間関係を築く努力をすべきである。これは双方向的な関係であり、患者にも努力する責任がある。いずれにせよ関係が持続し、それが協力的なものになるためには、患者もそれなりのことをしなければならない。医師や治療者との関係においてある程度の主導権をもつことも、自分の健康に適正な責任を負うという全体的な義務の一部である。

この本はプラシーボ反応と体内の製薬工場について論考するために書いているのであって、衛生についての政策や財政について書いているわけではないので、この話はこれくらいにしよう。しかし患者と治療者との理想的な関係の話を終える前に、この章で議論してきた医療制度について、より広い見地から二、三、言っておきたい。

よりよい医療制度への見通し

医療制度について真剣に考えている人たちを集め、わが国にどんな医療制度が必要か議論してもらったら、最終的に次のようなリストをあげるのではないだろうか。

・科学的な医療
・人道的な医療
・個人個人に合った医療
・倫理的な医療
・誰にでも手のとどく医療

現代の医療管理制度に多くの人が不満を抱いている理由のひとつは、ここに挙げた望ましい特性が共存できていないことである。たとえば現代的・科学的な医療が、徐々に思いやりと人間味をなくした例があまりにも多すぎる。医療技術は、進歩したためにかえって簡単には手がとどかないものになってしまった。そのため管理医療制度をはじめとする、コストを削減するために私たちが使ってきた制度は、非人間的で患者を個人として扱わず、ときには非倫理的な医療を生みつつある。この困難な状態から抜けだす道はあるのだろうか?

ある程度の妥協は避けられないというのが現実である。科学技術の進展により、医療は確かに昔より金がかかるようになる。国民の平均年齢が上がることで、より多くの医療が必要になる。これから先、私たちはもっと金を払うか、もっと少ない医療で我慢するかしかないだろう。代替医療の利用がふえることも、コストの削減に役立つかどうかはあやしい。ほとんどのアメリカ人は西洋医学のかわりに代替医療を使うのではなく、西洋医学にプラスして使うからである。

前途を悲観する前に、これから新しく医療制度をつくりだすのだと考えてみよう。持続的なパートナーシップを核とした制度を、である。するとどうなるだろう?

まず第一に、それは科学的に優れた医療になるはずだ。今まで見てきたように、持続的なパートナーシップを核にした医療でより多くの人がより早く回復することは立証されている。一次医療の医師との人間関係とその医師が与えた治療が回復に結びつかないときには、もちろんパートナーたる医師は専門医に相談するとか、もっと徹底的な検査をするとか、あなたのために最善の科学的な選択をしてくれるはずだ。

第二に、ほとんどの人にとってこの制度の思想は、人間的で自分に合ったものと思えるだろう。あなたは医療提供者をずっと前から知っていて、その人を信頼している。その人は長いあいだあなたを助けるために努力してきた人なのだ。雇用主が管理医療契約を毎年変更し、そのたびに一次医療の医師を探さなければならないということはなくなり、新しい制度ではあくまでも長期的な関係を維持することが最優先されるだろう。

第三に、新しい制度は現代の医療倫理に合致したものになるだろう。持続的なパートナーシップについて復習していただければわかると思うが、そこでは患者が治療の選択に積極的に参加することと、選択肢について十分な説明を受けることは必須条件なのである。持続的なパートナーシップにあっては、前にも言ったように、あなたには自分で選ぶ権利がある。そして助言や助力がほしいときには誰かに頼ることもできるのだ。

第四に、この制度が現行の制度より安価で手がとどきやすいものになると考える根拠は十分あると思われる。この制度の核となる一次医療の医師のもとでは、現在の医学界を牛耳る専門医より一般に費用がかからない。一般に、一次医療で医師と相談する時間をふやすことでかかる費用は、検査やレントゲン撮影や入院や外科処置や専門医との相談にかかる費用に比べれば安いのが普通である。また、診察する医師があなたの病歴を詳しく知っていれば、よりあなたに適した診断と治療を注意深く与えることができるだけでなく、初めての医師が診察するより費用もかからないだろう。一次医療の医師が特別な検査や専門医との相談を勧めるにしても、今の制度のもとでするよりきびしく選択したうえで、理にかなった助言をしてくれるだろう。

アメリカの医療制度の大変革に着手し、なおかつ医療の基本的な質は確保したいというのであれば、ひとつ方法がある。持続的なパートナーシップを車輪の中心と考え、そこからスタートするのだ。すなわち、プラシーボ反応と体内の製薬工場にもっと治癒のための仕事をさせてあげれば、外部からの医療にかかる費用は大幅に削減できることだろう。

おわりに——治癒の神秘

まとめ

本書でこれまで学んできたことをまとめておこう。

・過去半世紀のあいだに、医学は「プラシーボ反応」について信頼できる知識を蓄積してきた。プラシーボ反応は治癒において広範かつ強力に作用する力であり、単に砂糖の錠剤を投与すること、あるいはだますことだけではない。

・プラシーボ反応を考えるときは、「体内の製薬工場」をイメージするとわかりやすい。プラシーボ反応を科学的に探究すると、人間のからだには、体内で化学物質を放出し、ほとんどの場合は自力で治癒する能力があると思われるからである。ある種の治癒的なメッセージには、体内の製薬工場を始動させ、その働きを高める力があるらしい。

・体内の製薬工場をもっとも効果的に刺激するメッセージは、病気が私たちに対してもつ「意味」を変化させる。意味がポジティブな方向に変化するのは、私たちが病気の説明を十分に受けたと感じるとき、周囲の人たちからの思いやりを感じるとき、自分を悩ませている問題に対して主導権をもっていると感じるとき、である。

・人間はある出来事について物語を織り上げることで、その出来事に意味を与える。そして体内の製薬工場は、私たちが自分の健康状態や病気について織り上げる物語から強い影響を受ける。より明るい結末をもつ物語を組み立てることで、私たちは意味を変化させ、それによって体内の製薬工場を刺激することができる。

・体内の製薬工場が作用するための化学的経路については、徐々に解明が進んでいる。将来的には脳内の画像化技術を使った研究によって、意味づけを行なう脳の中枢について、また、それらの中枢がエンドルフィン経路、ストレス－リラックス経路、精神神経免疫学的経路とどう結びついているかについて、理解が進むことが期待できる。

・プラシーボ反応と体内の製薬工場は、西洋医学においても代替医療においても作用する。プラシーボ反応と体内の製薬工場は、異なる流儀の治療法が出会う交差点となる。どんな治療法を使おうと、体内の製薬工場の恩恵を受けることはできる。

・体内の製薬工場の本質を理解し、健康と病気にかかわる出来事に意味を与える方法を知れば、その知識を用いて健康を高めることができる。そのさいには治療者と協力してもいいし、ひとりでやってもいい。本書の第12章以降では、いずれの方法をとるにしても心身相関的な治癒に役立つはずの、具体的なテクニックをいくつか提示した。

私たちのからだと心の神秘

医学の分野に足を踏み入れたこの旅は、ひとつの神秘から始まった。砂糖の錠剤の神秘である。二〇世紀の医学は、治癒のプロセスから首尾よく心を追放できたと思いこみ、からだを最小の要素にまで分解していけば、今にあらゆる病気を治し、健康な生活を広めることができるだろうと考えていた。しかしその考え方では、ひとつの絶対的な事実の説明がどうしてもつかないのだ。それは、化学的にも生理学的にも直接的な効果があるはずのない薬を飲んだ患者が、気分的にも実際の身体機能のうえでも、現実に回復するという事実である。現代医学はこの謎を説明するために、医学と治癒の方程式に人間の心という項をふたたび加えるしかなかった。現代の神経科学が主張するところによれば、始めからそうあるべきだったし、人間の健康と病気について解明するのに心を除外していいと考えること自体、許しがたい誤解である。

この謎を解く必要を認めたことで、必然的に新しい謎が出てきた。プラシーボ反応にまつわる大きな謎は、いつ誰に起こるか予測できないということである。実験をすれば、平均して三分の一の人がプラシーボ刺激に反応することはわかっている。しかしこの見せかけの平均値は、多様性を覆い隠しているのだ。プラシーボ反応がほとんど起こらないときもあれば、特に被験者の期待が大きいときなど、七〇〜八〇パーセントの率で起こることもある。プラシーボ反応を起こしやすいタイプを特定しようとしたり、どんな状況でどんな人が反応するかをある程度確実に予測しようとした試みは、おおむね失敗だった。その例外は「素直さ」という性格特性で、この特性をもつ人は、特に他者との強固な人間関係を築く能力に優れている。

予測がむずかしいことは、プラシーボ反応を治療の手段として推奨するのをためらわせる大きな原因だろう。なにしろ平均して三回に一回しか効果のない治療法を信用しようという人がいるわけはない。しかしこの問題は、治癒に関するもうひとつの事実、つまり医学ではどんな治療法も一〇〇パーセント確実だったり、結果を一〇〇パーセント予測できたりはしないという事実を考えれば、プラシーボ反応だけの弱点ではないのである。肺炎に対する抗生物質、がんに対する化学療法、動脈の梗塞に対する手術のどれをとっても、統計的に見て失敗はあり得るし、ある患者にある治療をして成功するかどうかをあらかじめ知ることは、医師にとっても不可能なのだ。

プラシーボ反応とそれ以外の治療との違いは成功率の程度だけにすぎないとわかった以上、次の条件に合うなら、プラシーボ反応を治療の手段として使ってもいいのではないか。

・誠実さを心がける。
・害を与える危険が極度に少ない。
・プラシーボ反応の利用にさいして、他の治療の使用も妨げない。
・プラシーボ反応を利用しても追加の医療費はほとんどかからない（あるいは費用を軽減する）。

意味づけ仮説にもとづいてプラシーボ反応を利用すれば、ほとんどの場合これらの条件を満たすことができる。プラシーボ反応の治癒力を利用すべきかどうかを議論するのは無益だろう。試して損はないはずだ。プラシーボ反応の存在に目をつぶり、ないがしろにすれば、それが「ノシーボ反応」に変身して症状を悪化させる恐れさえあるとすればなおさらである。

謎《パズル》と神秘《ミステリー》

私たちは神秘的なことより謎のほうを好むものだ。謎とは、今は答はわからないが、いずれわかるかもしれず、最終的に答を見つけるための多少なりとも確実な方法が存在するものだ。「ミステリー小説」とよばれるものは、実は謎とき小説である。最後まで読んでも執事が犯人かどうかわからないようでは、読者はだまされたと思うだろう。

私たちの時代の医学は病気を謎として扱うことで大きく進歩した。確かに、一定の限度内では謎とき的な方法は大いに有効である。脳のどの部分が出来事の意味づけにかかわるか、脳のその部分はいろいろな生化学的経路とどう結びついているかを解明するには、謎とき的な方法は非常に重要だと思う。私たちが病気について組み立てる物語が、そしてその物語の結末を変えることが、最終的に私たちの健康状態にどう影響するかをさらに研究することも、きっと実りをもたらすだろう。今あげたような課題は謎《パズル》である。答を見つけることは可能である。

しかし本当の神秘《ミステリー》には、答はない。結局のところ神秘は神秘と認め、それと折りあいをつけて生きる道を見つけるしかない。そんなのはおかしいと思うとしたら——確かに、科学的でも知性的でもないように見えるが——、それは私たちの現代文明が進歩の神話にあまりに強く縛られすぎ、神秘という古来の概念を完全に捨ててしまったせいである。確かに、ものごとを変化させ、謎を解くことで私たちは進歩する。ものごとをただあるがままに受けいれていたら進歩はない、と私たちは思いこんでいる。

神秘の本当の意味をよく表わしている典型的な例は、聖書にあるヨブの物語だろう。この話は宗教的な意味だけでなく、治癒の意味からも注目に値する。なぜなら神はヨブを試すために、彼の子供と全財産ばかりか彼の健康までも奪ったからである。ヨブの友人たちも、そして後にはヨブ自身も、彼の身に振りかかった不幸を謎として解こうとした。神は罪のない者を罰せられるはずはないのだから、ヨブは自分でも気づかないうちに神の怒りにふれることをしたにちがいない、と友人たちは主張した。どんな罪を犯したかがわかれば、ヨブが罰を受ける理由がわかるはずだというのだ。

ヨブはそんなはずのないことを知っていた。それでも神に直接語りかけたとき、彼も謎の答を求めた。自分には答を得る資格があると考えていた。神はヨブに叱責でこたえた。罪を犯すことで神の怒りをかったからではなく（事実ヨブはその点では責められるべきことはなかった）、神を神秘そのものとして受けいれなかったことに対して。

私にとって、ヨブの物語についていちばん納得できる解釈は、神はヨブに、お前は人間なのだから その謎の答を求める資格はない、なぜなら神は神秘なのだから、と伝えているとするものである。神を崇拝すると言いながら、神が答のある謎であるかのように、神に答を求めるのは矛盾する態度である。本当に崇拝するなら、根本的に神秘的な存在として神を受けいれるべきなのだ。人間に起こることも神秘なのかもしれない。そしてその神秘は時として、罪のない人に恐ろしい不幸が起こるという神秘なのではないか。

「神よ、私はあなたを信じます。ただし、私が善いことをするかぎりどんな不幸も私に起こらないと、あなたが約束してくださるなら」とか「神よ、私はあなたを信じます。ただし、この世界に起こる不幸があなたのご意志によると思われるとき、そのわけをきちんと説明してくださると約束されるならば」と言うのは、実際には神への崇拝を拒むことである。ヨブの場合、彼は最後には治癒する。しかしそれは、彼が神秘を受けいれ、謎に対する答を求めなくなったときのことなのだ。

私はプラシーボ反応を理解する鍵として、意味づけと主導権を挙げた。それだけを見ると、体内の製薬工場を刺激して治癒を高めるためには、謎を解きさえすればいいと言っているようにみえるかもしれない。私はここでバランスをとるために、体内の製薬工場を刺激する第三の重要な鍵として、神秘を加えなければならない。意味づけすることと主導権をもつことが、治癒のためにいちばん重要なときもある。しかし、神秘を神秘と理解し、そのまま受けいれることが何より重要なときもあるのだ。

「自動販売機」のわな

神秘を排除し、謎にこだわることに励んできたのは西洋医学だけではない。代替医療、心身相関的な療法、ニューエイジ思想の書物の多くにも同じ傾向がある。そうした書物のほとんどに、私が序文で「自動販売機」と紹介したたぐいの考え方が表われているように思われる。この処方あるいはやり方を守れば、あなたはガムの自動販売機からガムを買うように、レバーを引くだけで治ります、というような。それで治らないとしたら責任はあなたの側にあるはず、きっと正しい処方ややり方を守らなかったんでしょう、と言わんばかりだ。この種の精神的なわなに落ちてはいけないと、ここでぜひとも言っておきたい。この点をしっかり理解してもらっていないようなら、この本の倫理的な——そして治癒的な——土台はぐらついてしまう。

私たちも知っているとおり、「プラシーボ」という言葉に不幸にも着せられてきた汚名のひとつに、一種の嘘から始まったということがある。何世紀にもわたり、医師たちは患者にいろいろな偽の薬を与え——一五八〇年にモンテーニュが記述した浣腸の真似や、一八〇七年にトマス・ジェファーソンが書いた、パンくずを固めた錠剤を思い出してほしい——、患者にはまったく別のものだと告げたり、そう思いこませたりしていた。この本で私は、プラシーボ反応を嘘ではなく真実と誠実さに結びつけることで、その名誉を回復しようとしてきた。自分にとっての病気の意味を変えようとしたり、より明るい結末の物語を織り上げようとしたりすることなら、自分のしていることを完全に知ったうえでできる。なにしろ体内の製薬工場は、嘘に対してと同じくらい——それ以上ではないとしても——真実のメッセージにも反応できるのだから。

だから私の公正な広告のルールにのっとった宣伝文句はこうなる——「この本にあるアドバイスはどれも、絶対に治癒するという秘策や保証ではありません」。プラシーボ反応には多くの謎があるが、それはこれからの研究で解明されるかもしれない。あなた自身にも、病気に対するあなたの反応にも謎はあるが、注意深くさぐればその答は見つかるかもしれない。それでも本質的なところで、プラシーボ反応の少なくとも一部は、神秘のまま残される宿命なのである。それを理解し、受けいれないかぎり、プラシーボ反応は私たちに治癒反応として十分に作用してはくれないだろう。

私がプラシーボ反応は予測が不可能だというのは、あなたの期待どおりに反応が起こらないときに単に責任逃れをするためではない。この本を読むという経験が、あなたにとって癒しの経験になってほしいと思って言っているのだ。理想的な医師との出会いが、「治癒をもたらすタイプの人間」と共にいる体験であるはずなのと同じように。もし神秘の大切さをあなたに伝えきれていないとしたら、私は本当の治癒というものをきちんと描写できなかったことになる。

これは根本的なパラドックスにつながる。すなわち、あなたが治癒を必死に願えば願うほど、求めれば求めるほど、治癒は遠のいていってしまうのである。その意味で、治癒は愛に似ているのかもしれない。愛する人が欲しいと必死になるあまり、誰かと会うたびに夢に見た人生の伴侶を求めるような態度をとるなら、いずれはそうなったかもしれない人さえ遠ざけてしまい、すべての愛をつぼみのうちに摘みとる結果になってしまうだろう。出会いをうまく活かし、お互いに満足できる恋のできる人は、たいてい相手を必死で求めているわけではなく、それが運命ならひとりでも生きていけるという自信をもっている人である。ふさわしい伴侶を引き寄せるのは、まさにこの自信なのである。

そうはいっても、誰にでも自信がぐらつくときはあるものだ。そんなときはどうすればいいだろう？

希望を武器に、疑いに打ち勝つこと

キャロライン・メイスはこう書いている。「私たちの人生は、さまざまな神秘の連続でできている。それは、探求されるべきものではあるが、未解決のままであるべきものでもある」。この言葉は他のどんなことよりも、治癒やプラシーボ反応や心身のつながりや、誰もが逃れられない死について当てはまる。何かの病気にかかり、なんらかの治療を受けるとき、私たちはどうしたらいいのだろう？　期待理論によれば、治療の効果を期待するほど、そしてそれを信じるほど、体内の製薬工場が味方してくれる可能性が高まるという。そこでポジティブな気持ちをもとうとする。ところが、そこに疑いが忍びこんでくる。

疑いが頭をもたげてきたとき、私たちは二つの反応のどちらかをとる。この二つは一見ほとんど同じものに見えるかもしれないが、じつは大きな違いがある。ひとつは「チクショー！　こんな疑いはどこかへ捨ててしまわなくちゃ。心をポジティブにして、それをからだと結びつけなきゃ治療はうまくいかないぞ。だから疑いは追い払わなきゃいけないんだ。そうしないと体内の製薬工場は働いてくれないからな」。希望と期待をこのように考えることは、また自動販売機のわなに落ちることである。これでは治癒を高めるより妨げることになりがちだ。

疑いに対する第二の反応は、それを自然なことと見るものである。あなたはこう考える。「どっちにしても、結局この治療が効くかどうかは知りようがない。でも、希望を持っていれば治療がうまくいく可能性は高まるだろう。だから希望を呼びだすために自分でできることを考えてみよう。それも責めたり、罰したり、何かを引きかえにしたりしないでやってみたいものだ。つまるところ、これは私が治るかどうかの問題だけじゃない。私はどんな人間になりたいか、私の人生をどんな物語にしたいかの問題なのだ。必要とあらば、希望をもった人間になるか、疑うばかりの人間になるか、自分で決めるしかない」

この二番目の考え方のほうが、治癒をもたらす可能性はずっと高い。この考え方は神秘を受けいれ、それに対処し、神秘を乗りこえて行動しようとしているからである。その行動は、治癒の神秘を受けいれ、それを否定したり避けたりしようとしていないからこそ、いっそう自信と希望にみちている。

フェリックスの話をしよう。

■フェリックス

フェリックスは五〇歳の医師で、教育者でもあり、私の親しい友人でもある。彼は三年前に食道がんと診断された。彼の若さではあまり例のない、予想外の診断だった。フェリックスは患部を除去する手術を受けたが、その時点でがんはそう長くは抑えておけないだろうと告げられていた。

フェリックスは結婚していて幼い子供がいたので、事態はいっそう悲劇的だった。彼はがんを、自分はいつか死ぬという事実に気づかせてくれた警報ととらえた。それまでは、死について真剣に考えたことはなかったのだ。それを今は嫌というほど考えることになった。そして最後には、家族といろいろな仕事とを残していくことについての不安をなんとかなだめた。彼がとりわけ心をくだいたのは、どうしたら毎日を充実して生きられるかだった。それが最後の日々かもしれないとわかっていたからである。そしてついに得た結論は、彼にはそれまであきらめていた人生の楽しみが、たくさんあるということだった。それまでは忙しすぎて、今を充実して生きることができていなかったのだ。

差し迫った死を受けいれてしまうと、フェリックスは生活をできるだけ健康的にすることにとりかかった。食事と運動の仕方を大きく変えたのである。彼はまだ死にたくなかったし、長く生きるためにはいくらでもエネルギーを費やそうと思っていたから、自分の決断には大いに満足していた。若くして死ぬことが避けられないとしても、彼は心やすらいでいられた。彼が絶対するまいと思ったのは、恐怖にエネルギーを費やすことだった。

それ以来、二つのことが起こった。まず、がんを「贈り物」ととらえ、そのおかげで初めて人生を本当に生きることができると言うことで、フェリックスは友人すべてに励ましを与える結果になったこと。そして、当初のもっとも希望的な余命の予測よりも、今では二年近く長く生き続けていることである。

私の目から見ると、フェリックスは神秘を受けいれることで癒されたすばらしい実例に思われる。彼の存在そのものが、周囲の人間にとっては信じられないほどの癒しになっている。なぜなら彼は、友情と生きるうえでの些細な楽しみに喜びを見出しているからだ。彼にとっては、そこまで歩いていって妻とカプチーノを飲むことは、子供が初めてディズニーワールドへ行くのと同じくらいの楽しみなのである。彼のそうした喜びが、会って話す人すべてに、しぜんと伝わるのだ。彼は周囲の人すべてにあまりにも多くのやすらぎと癒しを伝えているので、私は彼の体内の製薬工場が超過勤務をしている様子を想像してしまうほどだ。ハーバート・ベンソンの言うリラクセーション反応にからだを与え、スーツを着せたらフェリックスになると私は信じている。

プラシーボ反応の根本的な逆説という観点から、私の言いたいのはこういうことだ。フェリックスにはたくさんの生きがいがあったので、診断を聞いて絶望し、治療の成功を願ったとしても、それは当然のことだろう。最高の病院と最高の代替療法の治療家をたずね歩き、がんに打ち克つ保証を求めたとしても、それも理解できる。しかし彼はそうしなかった。どうやら彼は死を直視し、それと折り合うことができたちょうどその分だけ、回復することができたのだ。絶望した多くの患者は、死を考えまいとすることにあまりにエネルギーを使いすぎるため、本当に回復するためのエネルギーがほとんど残らないのである。フェリックスは死への恐怖をすっかり捨てたおかげで、すべてのエネルギーを自分のからだのため、そして妻と子供を愛するため――これは間違いなく彼のからだのためにもなったはずだ――に使うことができた。フェリックスは治癒を神秘として受けいれたまさにその分だけ、自分の治癒を高めたのだと私は思う。

最後に一言

プラシーボ反応の根本的な逆説を考えるとき、私たちはつねに人生の意味の重要さにもどらざるをえない。できるだけ健康であるためには、自分がどんな人間になりたいかと自問しなければならない。それはつまり、人生にどんな意味を求めるかということである。今のところ健康な人は、人生を意味深いものにするための計画や活動のすべてをこなしながら、できるだけ健康でいつづけるために何をするかを決めなければならない。言いかえれば、健康を唯一の目的にして、人生の幅を狭くすることは拒否しなければいけない。今なにかの病気で苦しんでいるとしたら、それはアーサー・フランクがよく言ったように「ことに臨んで立て」という挑戦を受けているのだ。病気を完全に取り除くことは現実的な見通しではないとしても、病気を抱えたまま意味のある人生を生きつづけるとはどういうことかを知れ、と求められているのだ。カール・ユングはこう書いたという。「意味があれば多くのことに耐えられる――ひょっとするとあらゆることに」。また詩人、劇作家でチェコ共和国の大統領になったヴァーツラフ・ハヴェルはこんなことを言っている。

希望は絶対に楽観主義とは違う。希望とは何かがうまくいくと信じることではなく、何ものかに意味があると——結果にかかわりなく——確信することだ（……）。私たちに生きる強さとつねに新しいことを試みる強さを与えてくれるのは、何よりもこうした希望である。

しかしこの本を書くにあたり、私は現実的であると同時に楽観的であろうと努めた。家庭医であり医学教育者である私の経験から言えば、治療者と患者が協力し合うことで本当に効果を生じさせることができるのである。私の楽観主義は心からのものなのだ。

現時点では、楽観することはたやすい。私はこの本で書いてきたプロセスが実際に働くのを見た。同じプロセスを多くの医師や科学者が見た。彼らの経験や研究結果をあなたはこの本で読んだはずである。そうした治療手段が、たとえば聖地ルルドの信仰による治癒ほどドラマチックな結果をもたらすことはあまりない。そう、脚の麻痺した人が松葉杖を投げすて、自分の力で歩き去るということは多分ない。それでもこの本で紹介したいくつかのプロセスは、たいていの優れた薬が効くのと同じ程度には効果がある。病気の症状が軽くなったり、病気であっても今より多くのことができるとわかったり、病気と共に生きるとしても人生には意味があると理解できたりする。

こうしたことが起こるとき、私は治癒を目にしていることがわかる。それがなぜ、どのようにして起こるのかは神秘のままかもしれない。しかしそれが起こるという事実は、医師として経験する他のどんなことにも劣らず、確かなことなのだ。

訳者あとがき

本書は、ハワード・ブローディ著『*The Placebo Response: How You Can Release The Body's Inner Pharmacy For Better Health*』の全訳である。著者のブローディ博士はミシガン州立大学教授として家庭医療と医療哲学を講ずる研究者、教育者であると同時に、開業医として実際の診療にあたる医師でもある。彼はそのキャリアの早い時期から、人間の心とからだのつながりに注目し、彼自身が患者と接した経験から得たり、論文に報告されていたりする、医療における心身のつながりを示す多くの事例について、その裏づけとなる理論を追究してきた。それが結実したのが本書である。

本書を読み進むにあたっては、まず著者による「プラシーボ反応」の定義を理解する必要がある。そもそも「プラシーボ（プラセボ）」という言葉は、「偽薬」と訳されることからもわかるように、科学的には人体にまったく影響を与えないはずの薬剤や治療法をさすとされてきた。これは主に新薬の効果を立証するための治験において、新薬と比較するために対照グループの患者に与えられる。しかし、プラシーボの投与により実際に治癒あるいは症状の軽減を見た患者の報告例は後を絶たず、その理由の説明がつかないまま「プラシーボ効果」と称されてきたのである。それに対し、ブローディの提案する「プラシーボ反応」の定義はもっと広範なものである。すなわち、人間のからだには治癒や症状の改善をもたらす物質を作りだす力が備わっており（ブローディは「体内の製薬工場」という比喩を用いて、これを説明している）、からだは心から何らかのメッセージを受けとることでその力を発揮する。いわゆるプラシーボ（偽薬）の投与の有無にかかわらず、そうした心身相関的な治癒のプロセスすべてをプラシーボ反応と定義するのである。

著者は多くの事例を検討し、このプロセスが始動するための条件として、「期待」「条件づけ」「意味づけ」といったキーワードをあげて説明している。また、外部からのメッセージが体内の反応を呼び起こす生化学的経路についても、これまでに科学が解明した事実を示し、理論的な解説を加えている。今はまだ、プロセスのすべてを科学的に説明できるわけではないし、いつ、どこで、誰にプラシーボ反応が起こるかを一〇〇パーセント予測することはできない。しかし、それを言えばどんな薬も、どんな治療も一〇〇パーセントの治癒を保証するものではない。不思議なことは不思議なこととして、現に治癒効果があるのだからどんどん利用しよう、というのが著者の姿勢である。もちろん、西洋医学や代替医療も利用する。プラシーボ反応は両者の接点になるはずだと著者は言う。

本書の後半では、病気にかかったときにプラシーボ反応を起こりやすくするための、つまり生来からだに備わっている治癒力を高めるための、著者なりの秘訣が伝授されている。大切なのは、どんな人間になりたいのか、どんな生き方をしたいのかと自分に問うこと、自分の人生の物語を自分の手で作り上げること、ポジティブな考え方をすること、病気になったとしても自分を責めないこと、人とのつながりを大切にすること。実例をまじえての著者の教えは、私たち読者に、病気であっても前向きに生きる勇気を与えてくれる。あるいは、身近にいる病人にやさしく接することで、何らかの治癒的なメッセージを送ることができるかもしれないと気づかせてもくれる。

多くの研究成果にもかかわらず、人間のからだと心のつながりにはまだまだ未解明の部分が多い。しかし、もはやそのつながりを否定することはできない。心はからだに効くのだ。いくつかの謎が残ったままだとしても、著者の言うとおり事実は事実なのである。人間のからだは不思議だ、でも、だからこそ素晴らしい、と本書を読んで私は思う。読者の方々とこの思いを分かち合うことができれば幸いである。

最後になったが、この翻訳の機会と多くの助言を与えてくださった日本教文社の田中晴夫氏と鹿子木大士郎氏、ならびに株式会社バベルの鈴木由紀子氏に心からお礼を申し上げる。

◎訳者略歴——伊藤はるみ　一九五三年名古屋市生まれ。愛知県立大学外国語学部卒業。主な訳書に、ロッシ『精神生物学』、ヘルマリング『みんなに好かれる人、避けられる人』（共に日本教文社）、ウィルキンソン『古代エジプト・シンボル事典』、コリンズ他『ツタンカーメンと出エジプトの謎』（共に原書房）などがある。

参考文献および原註

まず最初に、プラシーボ反応に関する一般的な参考文献をあげておく。その後本文の各章ごとに情報および引用の出典を明記する。各項目の冒頭に「　」に入れて示した部分は、引用または関連した本文中の箇所を表わす。

プラシーボ反応全般に関する書籍および記事

——書　籍

1970年代以後、プラシーボ反応に関する書籍が多数出版され、その内容および方法論は多岐にわたっている。

厳密にいえばプラシーボ反応だけを扱ったものではないが、頻繁に引用される古典的な著作であり、ここに挙げるべきだと思われるのが、Jerome D. Frank, *Persuasion and Healing*（revised edition, Baltimore: Johns Hopkins University Press, 1973）である。フランクはこの本でひとつの章をプラシーボ反応にあてている。フランクの主な目的は、さまざまな心理療法に共通する点を明らかにし、心理療法を成功させる要因としては、それぞれの学派が重視する個別のテクニックより共通する点のほうが強く働くことを立証することだった。本書の定義によるプラシーボ反応も、彼の挙げた共通点のひとつだった。私たちが第12章から16章にかけて見てきた治癒のための戦略の多くは、フランクによって、そのまま言及されてはいないまでも、少なくとも示唆されている。

Jefferson M. Fish, *Placebo Therapy*（San Francisco: Jossey-Bass, 1973）も心理療法におけるプラシーボ反応に焦点をあてている。フィッシュは「プラシーボ効果」を治療環境における人間的な要素をすべて包括するものと考える広義の定義を、最初に採用した研究者のひとりである。彼は、心理療法による治癒の一部は、強い影響力をもつ治癒の儀式を利用したり、患者の信じる気持ちを利用したりすることで起こると主張した（この点でジェローム・フランクと似たところがある）。

Michael Jospe, *The Placebo Effect in Healing*（Lexington, MA: Lexington Books / D.C. Heath, 1978）も心理学的な現象としてのプラシーボ反応に焦点をあて、主に心理学者による研究をとりあげている。プラシーボ効果について当時知られていたことも、うまくまとめてある。

拙著 *Placebo and the Philosophy of Medicine: Clinical, Conceptual, and Ethical Issues*（Chicago: University of Chicago Press, 1980）は、心身の関係についての理論に傾きすぎ、理論に興味のない読者には歓迎されないかもしれない。しかし私はここで、本書の鍵となるいくつかのアイディア——プラシーボが心に与える影響を理解するにはシンボルという概念が重要なこと、「プラシーボ反応」を「プラシーボ（偽薬）」とは別の概念として定義する必要があること、そして意味づけ仮説——を紹介している。

Placebo: Theory, Research, and Mechanisms, edited by Leonard White, Bernard

Tursky, and Gary E. Schwartz（New York: Guilford Press, 1985）は、447ページ25章からなる大部の著作で、プラシーボ効果についての専門的なデータとその分析をまとめた、もっとも充実したリストの地位を今なお保っている。学際的な立場から、医師、哲学者、心理学者、人類学者、薬理学者などの研究を収めている。最終章は編者によるまとめで、プラシーボ反応を真に理解するために、そこに挙げられたさまざまな手法を統合するための仮説が述べられている。この本の出版後に多くの重要な研究が行なわれているとはいえ、参考文献としての価値は依然として高い。

Howard M. Spiro, *Doctors, Patients, and Placebos*（New Haven: Yale University Press, 1986）は医師が著した本である。そのため実験だけでなく、臨床の場でのプラシーボ反応にも注目している。私には、この本はやや一貫性に欠けると思われる。前半で著者は、プラシーボ効果を認める主張の多くにどちらかというと懐疑的な姿勢をとっている。彼はプラシーボには患者の主観的な気持ちを変化させる力はあるが、客観的な身体機能を変化させることはできないと主張している。しかしその区別は私には受け入れがたい（私は本書第９章で、現代の神経科学はこの種の主観的－客観的という区別を受け入れないことを少し説明しておいた）．後半になると著者は一転してプラシーボ反応を、人間的で思いやりに満ちた医師と患者との関係を助けるものとして、非常に感覚的に描写している。結論部分の鍵となるイメージとして、彼は目と耳の対比を持ち出している。現代医学は人体を直接、あるいはレントゲンのような技術を使って見つめることで、真実を見極めようと考えてきた。つまり目を重視してきた。しかしプラシーボには耳が必要だ、と彼は言う。そして人間の耳で聞くことが、医学に不可欠な部分として復活されるべきだという。著者は後に出版した *The Power of Hope: A Doctor's Perspective*（New Haven, CT: Yale University Press, 1998）でこの著書の内容を改訂、拡充している。

Non-Specific Aspects of Treatment, edited by Michael Shepherd and Norman Sartorius（Lewiston, NY: Hans Huber Publishers, 1989）は WHO（世界保健機関）による出版で、基本的には、科学、実験心理学、臨床薬理学、心理療法、臨床精神医学の分野を代表する５編のエッセーからなっている。編者たちはホワイト、タースキー、シュワルツらに続き、プラシーボ反応を学際的な見地から研究しようとしているのである。

The Placebo Effect: An Interdisciplinary Exploration, edited by Ann Harrington（Cambridge, MA: Harvard University Press, 1997）も同じ姿勢を踏襲している。この本は1994年にハーバード大学で開催された学会の内容を公表したもので、参加者による公式の論文と参加者間の意見交換の一部を収録している。収録された論文はどれも水準の高いもので、非常に示唆に富んでいる。

Arthur K. Shapiro and Elaine Shapiro, *The Powerful Placebo: From Ancient Priest to Modern Physician*（Baltimore : Johns Hopkins University Press, 1997）……『パワフル・プラセボ――古代の祈祷師から現代の医師まで』（赤居正美、滝川一興、藤谷順子訳、協同医書出版社、2003）．この本はプラシーボ反応について多くの著作を残した精神科医アーサー・シャピローのライフワークの集大成である。

残念なことにシャピロー博士はこの本の完成前に亡くなったため、プラシーボ効果についての包括的な再分析というより、これまでの論文を集めただけのものになってしまった。晩年のシャピロー博士はスパイロー博士と同じく、プラシーボ効果を支持する議論は多すぎて、すべてを科学的に実証できるまでに至っていないと考えていたようである。

これは簡単に入手できるものではないが、私は博士論文の "Placebos and Placebo Effects in Clinical Trials," by Ton de Craen（Department of Clinical Epidemiology and Biostatistics, University of Amsterdam, 1998）を読んで大いに学ぶところがあった。この論文の個々の章の多くはすでに医学雑誌に個別に掲載されており、今後も引用されることだろう。

The Placebo Response: Biology and Belief in Clinical Practice, a collection of Essays edited by D. Peters（London: Churchill Livingstone, 1999）は、最近出版されたもので本書のために参照するには間に合わなかった。

——専門誌に掲載された論文

プラシーボ反応に関する書籍の出版が相次いだのと同じころ、医学雑誌やその他の専門誌にも多くの論文が発表された。以下にあげるのはその一部である。

比較的早い時期に発表された論文で、これからこの原註でも頻繁に言及することになるのが Henry K. Beecher, "The Powerful Placebo," *Journal of the American Medical Association* 159: 1602-1606, 1955 である。

その他の重要な論文には以下のものがある。Stewart Wolf, "The Pharmacology of Placebos," *Pharmacological Review* 2: 689-704, 1959; Arthur K. Shapiro, "The Placebo Response," *Modern Perspectives in World Psychiatry*, edited by J.G. Howells（Edinburgh: Oliver and Boyd, 1968）, pp.596-619; Henry R. Bourne, "The Placebo - A Poorly Understood and Neglected Therapeutic Agent," *Rational Drug Therapy* 5（11）: 1-6, 1971; Herbert Benson and Mark D. Epstein, "The Placebo Effect: A Neglected Asset in the Care of Patients," *Journal of the American Medical Association* 232: 1225-1227, 1975; Alfred O. Berg, "Placebos: A Brief Review for Family Physicians," *Journal of Family Practice* 5: 97-100, 1977; Henry R. Bourne, "Rational Use of Placebo," *Clinical Pharmacology: Basic Principles in Therapeutics*（second edition）, edited by Kenneth L. Melmon and Howard F. Morrelli（New York: Macmillan, 1978）; Arthur K. Shapiro and Louis A. Morris, "The Placebo Effect in Medical and Psychological Therapies," *Handbook of Psychotherapy and Behavior Change: An Empirical Analysis*（second edition）, edited by S.L. Garfield and A.E. Bergin（New York: Wiley, 1978）, pp.369-419; Vernon Min Sen Oh, "Magic or Medicine? Clinical Pharmacological Basis of Placebo Medication," *Annals of the Academy of Medicine*（Singapore）20: 31-37, 1991; Judith A. Turner, Richard A. Deyo, John D. Loeser, Michael Von Korff, and Wilbert E. Fordyce, "The Importance of Placebo Effects in Pain Treatment and Research," *Journal of the American Medical Association* 271: 1609-1614, 1994.

1994年、*The Lancet* はその344巻にプラシーボ反応に関する一連の論文を掲載

した。その内容は次のとおりである。D. Mark Chaput de Saintonge and Andrew Herxheimer, “Harnessing Placebo Effects in Health Care,” pp.995-998; K. B. Thomas, “The Placebo in General Practice,” pp.1066-1067; Alan A. Johnson, “Surgery as a Placebo,” pp.1140-1142; Joan-Ramon Laporte, “Placebo Effects in Psychiatry,” pp.1206-1209; Jos Kleijnen, Anton J.M. de Craen, Jannes van Everdingen, and Leendert Krol, “Placebo Effect in Double-Blind Clinical Trials: A Review of Interactions with Medications,” pp.1347-1349.

すぐれた包括的研究で私も何度も言及しているのが “The Curse of the Placebo: Fanciful Pursuit of a Pure Biological Therapy,” by Seymour Fisher and Roger P. Greenberg で、同じ著者が編集した *From Placebo to Panacea: Putting Psychiatric Drugs to the Test*（New York: Wiley, 1997）に収められている。この本は現在精神医学で一般に使われている薬のほとんどは、慎重に調査しても、プラシーボよりも優れていることは証明できないという立場をとっている。論争に決着のついていないこの問題にどんな立場をとるにせよ、プラシーボ反応についてのそれまでのあらゆる研究成果をまとめた彼らの仕事は立派である。

――一般誌の記事

Scientific American には不定期ではあるがプラシーボ反応についていくつかの記事が掲載されている。その一部をここにあげておく。Louis Lasagna, “Placebos”, *Scientific American* 193（July, 1956）: 68-71; Walter A. Brown, “The Placebo Effect,” *Scientific American*, Volume 278, Number 1, January 1998, pp. 90-95. ノーマン・カズンズは “The Mysterious Placebo: How Mind Helps Medicine Work,” を *Saturday Review*, October 1, 1977, pp. 9-16 に書いている。*Psychology Today* は、プラシーボ反応に関するすぐれた論文をいくつか掲載している。Frederick J. Evans, “The Power of the Sugar Pill,” *Psychology Today* 7（April 1974）: 55-59 はその一例である。最近のプラシーボ研究に関するすぐれた評論記事としては Sandra Blakeslee, “Placebos Prove So Powerful Even Experts Are Surprised,” *New York Times*, Science section, pp.1-4, October 13, 1998　がある。

原　註

◎はじめに――心のパワー

p. 3「ダニエルは胆嚢の切除手術を受けたばかりである」……これは突飛な話に思われるかもしれないが、病室の窓からの眺めと手術後の回復度について調査した研究が実際にある。Roger S. Ulrich, “View Through a Window May Influence Recovery From Surgery,” *Science* 224: 420-421, 1984.

◎第１章　プラシーボ反応とは？

p.13「私が知るうちでもっとも成功をおさめた医師に」……*The Writings of Thomas Jefferson*, edited by P.L. Ford（New York: Putnam, 1898）, Vol. IX,

p.78-85 より引用。

p.14「ライト氏とクレビオゼンと新聞の見出し」……ライト氏の話は Bruno Klopfer, "Psychological Variables in Human Cancer," *Journal of Projective Techniques* 21: 331-340, 1957 に出ている。

p.16「ルースのバラの香水」……この事例は Karen Olness and Robert Ader, "Conditioning as an Adjunct in the Pharmacotherapy of Lupus Erythematosus," *Journal of Developmental and Behavioral Pediatrics* 13: 124-125, 1992 にある。

p.17「聞くことの重要性」……Martin J. Bass, Carol Buck, Linda Turner, et al., "The Physician's Actions and the Outcome of Illness in Family Practice," *Journal of Family Practice* 23: 43-47, 1986.

p.18「博士たちはまた、頭痛がするといって初診でやってきた多くの患者を」…… The Headache Study Group of the University of Western Ontario, "Predictors of Outcome in Headache Patients Presenting to Family Physicians—A One Year Prospective Study," *Headache Journal* 26: 285-294, 1986.

p.18「ジョンズ・ホプキンズ大学のバーバラ・スターフィールドが」……Barbara Starfield, Christine Wray, Kelliann Hess, et al., "The Influence of Patient-Practitioner Agreement on Outcome of Care," *American Journal of Public Health* 71: 127-132, 1981.

p.19「略語のせいで亡くなった女性」……バーナード・ラウン博士はこの話を Norman Cousins, *The Healing Heart*（New York, Norton, 1983）への序文に書いている。ハワード・スパイローはそれを *Doctors, Patients, and Placebos*（New Haven: Yale University Press, 1986), p.247 に引用している。

p.24「そこで私はプラシーボ反応の定義を」……*Placebos and the Philosophy of Medicine: Clinical, Conceptual, and Ethical Issues*（Chicago: University of Chicago Press, 1980）で私はプラシーボ反応と関連づけて、シンボルの使用の重要性をはじめて提唱した。しかしこのアイディアにもとづく定義を実際に確立したのは "Placebo Effect: An Examination of Grünbaum's Definition," in *Placebo: Theory, Research, and Mechanisms*, edited by Leonard White, Bernard Tursky, and Gary E. Schwartz（New York: Guilford Press, 1985), pp.37-58 においてである。

p.27「論理的に筋の通った定義は不可能だと言う専門家もいるほどだ」……Peter C. Gøtzsche, "Is There Logic in the Placebo? " *The Lancet* 344: 925-926, 1994; Irving Kirsch, "Unsuccessful Redefinitions of the Term *Placebo*," *American Psychologist* 41: 844-845, 1986. プラシーボの定義について学問的に研究した古典的な論文には Adolf Grünbaum, "Explication and Implications of the Placebo Concept," *Placebo: Theory, Research, and Mechanisms*, edited by Leonard White, Bernard Tursky, and Gary E. Schwartz（New York: Guilford Press, 1985), pp.9-36 がある。グリュンバウムのおもな功績は、プラシーボやプラシーボ効果の定義はつねに特定の医学理論と結びついており、「何が効くのか」という理論が変われば何をもってプラシーボと呼ぶかも変わると指摘したことである。この考え方に対する私の意見は前述の "Placebo Ef-

fect: An Examination of Grünbaum's Definition," pp.37-58 にある。Joseph W. Critelli and Karl F. Neumann, "The Placebo: Conceptual Analysis of a Concept in Transition," *American Psychologist* 39: 32-39, 1984 も参照。

p.29「プラシーボ反応は、非特異的ではないのだ」……この点についてはアーヴィング・カーシュから多くを学んだ。たとえば "Specifying Nonspecifics: Psychological Mechanisms of Placebo Effects," in *The Placebo Effect: An Interdisciplinary Exploration*, edited by Anne Harrington（Cambridge, MA: Harvard University Press, 1997）, pp.166-186 を参照。

p.30「これまで『プラシーボ反応』の定義を考えてきたが」……私がわざと「本末転倒」した（プラシーボ反応を先に定義し、プラシーボの定義を後回しにした）理由は *Placebo and the Philosophy of Medicine: Clinical, Conceptual, and Ethical Issues*（Chicago: University of Chicago Press, 1980）, pp.25-44 に詳しく述べてある。

p.32「プラシーボ反応はプラシーボを与えることとはまったく関係がない」……私が、定義の仕方と医療にプラシーボ反応を利用することの倫理問題との関係について最初に考察したのは "Commentary: On Placebos," *Hastings Center Report* 5(2): 17-18, 1975 においてである。プラシーボ反応を起こすのは偽薬ではなく、医師と治療環境全般だと主張した古典的な論文は W.R. Houston, "Doctor Himself as a Therapeutic Agent," *Annals of Internal Medicine* 11: 1416-1425, 1938 である。Thomas Findley, "The Placebo and the Physician," *Medical Clinics of North America*, 37: 1821-1826, 1953; H. Keith Fischer and Barney M. Dlin, "The Dynamics of Placebo Therapy: A Clinical Study," *American Journal of the Medical Sciences* 232: 504-512, 1956 も参照。

◎第２章　プラシーボ反応の歴史をたどる

p.35「最近までのほとんどの薬は」……Arthur K. Shapiro, "The Placebo Response," in *Modern Perspectives in World Psychiatry*, edited by J.G. Howells（Edinburgh: Oliver and Boyd, 1968）, p.597.

p.35「裕福な商人と魔法の浣腸」……Michel de Montaigne, *Works*（Boston, Houghton Mifflin, 1880）, Vol. I, p.155. ……『モンテーニュ全集１・随想録１』（関根秀雄訳、白水社、1958）

p.36「過去の歴史からできるだけ多くを学ぶためには」……プラシーボとプラシーボ効果の歴史に関する論文は多数書かれてきた。その多くは医学史の専門家が書いたものではなく、実際は、現在では効果がないとされる治療の歴史になっている。そうした論文は、現代の私たちから見れば馬鹿らしく見える過去の治療法のリストを長々とあげ、これらの過去の治療法は化学的にみて効くはずがないから、効果があったとしたらそれは完全にプラシーボ効果によるものだと結論づける。このような論文からは、当時の医師たちが治療における心と身体の関係をどう考えていたかは全くわからない。残念ながら、シャピローが「歴史を研究した」著作のほとんどは（後ほどふれる「プラシーボ」を定義したものを除き）この類である。この種

の論文の典型的なものに Donald W. Brodeur, "A Short History of Placebos," *Journal of the American Pharmaceutical Association* 5: 642-643, 1965 がある。

p.37「ひとつは希望や信念や想像力による治癒（……）もうひとつはからだ自体にそなわった生まれながらの治癒力によるもの」……このふたつの説明については２編の古典的な著作がある。想像力のもつパワーについては Pedro Lain Entralgo, *The Therapy of the Word in Classical Antiquity*, edited and translated by L.J. Rather and John M. Sharp（New Haven: Yale University Press, 1970）、自然の治癒力については Max Neuberger, *The Doctrine of the Healing Power of Nature Throughout the Course of Time*, translated by Linn J. Boyd, published in New York in 1932（私が見た本には出版元の記載がなかった）.

p.38「さらにまたわれわれは、真実ということを大切にしなければならない」…… Plato, *The Republic*,（III.388）translated by F.M. Cornford（New York, Oxford University Press, 1945）, p.78. ……『プラトン全集11・クレイトポン、国家』（田中美知太郎、藤沢令夫訳、岩波書店、1976）

p.39「自由民である医者は、たいていの場合、自由民たちの病気を」……Plato, *Laws*, IV.720d-e. ……『プラトン全集13・ミノス、法律』（向坂寛、森進一、池田美恵、加来彰俊訳、岩波書店、1976）

p.40「体液説が支配的だった1800年間は、その全体論的な考え方に」……プラシーボの概念と体液医学との「符合」については C.E. McMahon, "The Placebo Effect in Renaissance Medicine," *Journal of the American Society of Psychosomatic Dentistry and Medicine*, 22(1): 3-9, 1975 を参照。

p.40「希望は（……）がんこで長引く病気にくじけそうな心を励まし」……Jerome Gaub, "Beneficial Corporeal Effects of Hope in Connection with Various Ailments," L.J. Rather, *Mind and Body in Eighteenth Century Medicine: A Study Based on Jerome Gaub's De Regimine Mentis*（Berkeley, CA: University of California Press, 1965）, p.174.

p.41「まじないや治療にはなんの価値もなく」……Robert Burton, *The Anatomy of Melancholy*（New York: Empire State Book Company, 1924）, p.168.

p.41「『プラシーボ』という言葉そのものは」……プラシーボという言葉の定義の進化に関する古典的な研究は Arthur K. Shapiro, "Semantics of the Placebo," *Psychiatric Quarterly*, 42: 653-695, 1968. ルイス・ラサーニャは、私の著 作 *Placebos and the Philosophy of Medicine*,（the *Bulletin of the History of Medicine*, Vol.54, Winter 1980, pp.613-615）の論評において、ある歴史的な謎――なぜプラシーボという言葉がラテン語版旧約聖書の詩篇116章の冒頭に出てくるのか――に対する解答を提示している。詩篇の言葉の正しい翻訳は「わたしは主の御前に歩み続けよう……」である。ラサーニャは、ヘブライ語聖書のその部分は「et-ha-lech」で「I shall walk」の意味だという。彼はそれが70人訳ギリシア語聖書に「euaresteso」と誤って翻訳され、それが今度はウルガタ（ラテン語）聖書に「正しく」翻訳されて「placebo」つまり「I shall please」になったと主張している。

p.42「フランクリン博士とメスメル氏」……プラシーボの対照群を使った盲検

法の歴史に関する優れた著作で、私も大いに参考にしたのは Ted J. Kaptchuk, "Intentional Ignorance: A History of Blind Assessment and Placebo Controls in Medicine," *Bulletin of the History of Medicine* 72: 389-433, 1998 である。フランクリンたちの報告のオリジナルは Benjamin Franklin et al., *Report of Dr. Benjamin Franklin, and Other Commissioners, Charged by the King of France, with the Examination of Animal Magnetism, as Now Practiced in Paris*, translated by William Godwin（London: J. Johnson, 1785）.

p.43「誘電棒の実験」……John Haygarth, *Of the Imagination, as a Cause and as a Cure of Disorders of the Body; Exemplified by Fictitious Tractors and Epidemical Convulsions*（Bath: R. Cruttwell, 1801）.

p.45「[薬の] 身体疾患への影響あるいは治癒とのかかわりの本質は」……Elmer Lee, "How Far Does a Scientific Therapy Depend Upon the Materia Medica in the Cure of Disease," *Journal of the American Medical Association*, Volume 31, October 8, 1898, p.827（以下に引用されている：Charles E. Rosenberg, "The Therapeutic Revolution: Medicine, Meaning, and Social Change in Nineteenth Century America," in *The Therapeutic Revolution*, edited by Morris J. Vogel and Charles E. Rosenberg（Philadelphia: University of Pennsylvania Press, 1979, p.19.）

p.45「フリント博士のプラシーボ治療薬」……この実験を報告しているのは Austin Flint, "A Contribution Toward the Natural History of Articular Rheumatism," *American Journal of the Medical Sciences* 46（N.S.）: 2-36, 1863.

p.46「19世紀を通してさまざまな証拠が蓄積されるにつれ」……この時代のこの問題についてのもっとも包括的な研究としては Daniel Hack Tuke, *Illustrations of the Influence of the Mind upon the Body in Health and Disease*（Philadelphia: Lea, 1873）, 特に pp.367-371 がある。イギリスの精神医学の先駆者トゥークはのちに心身相関的な医学とよばれるものの創始者と思われる。彼は多くの事例をジョン・フォーブスが記録した報告から得ている。たとえば "Notes of Some Experiments, Illustrating the Influence of the Vis Medicatrix, and of the Imagination, in the Cure of Diseases, by a Naval Surgeon, In a Letter to John Forbes, M.D., F.R.S.," *British and Foreign Medical Review* 23: 265-269, 1847.

p.46「少し前、私はある女性患者に」……Horatio C. Wood, "General Therapeutic Considerations," in *A System of Practical Therapeutics*, edited by Hobart A. Hare（Philadelphia: Lea, 1891）, p.42.

p.47「優れた医学史家であるチャールズ・ローゼンバーグはこう書いている」…… Charles E. Rosenberg, "The Therapeutic Revolution: Medicine, Meaning, and Social Change in Nineteenth Century America," in *The Therapeutic Revolution*, edited by Morris J. Vogel and Charles E. Rosenberg（Philadelphia: University of Pennsylvania Press, 1979）, p.16.

p.47「私は（……）教えられた――医師は皆そうだと思う」……Richard C. Cabot, "The Use of Truth and Falsehood in Medicine: An Experimental Study,"

American Medicine 5: 344-349, 1903.

p.48「[イギリスの王立医学協会の]」…… "The Bottle of Medicine"（editorial）, *British Medical Journal*, Volume 1, 1952, p.149.

p.49「医学の一部の分野は、すでに」…… "Medical Society of London," *The Lancet*, vol.1　for 1855, p.292.

p.50「心に問題を抱え、それが腹痛という症状に現れている」……Norman Shure, "The Placebo Effect in Allergy," *Annals of Allergy* 23: 368-376, 1965.

p.50「患者が『本当の』身体的疾患をもっていないようなのに」……現代のアメリカの研修病院における実際のプラシーボ使用を研究したものに James S. Goodwin, Jean M. Goodwin, and Albert V. Vogel, "Knowledge and Use of Placebos by House Officers and Nurses," *Annals of Internal Medicine* 91: 106-110, 1979 がある。Richard J. Goldberg, Hoyle Leigh, and Donald Quinlan, "The Current Status of Placebo in Hospital Practice," *General Hospital Psychiatry* 1: 196-201, 1979; Gerald Gray and Patrick Flynn, "A Survey of Placebo Use in a General Hospital," *General Hospital Psychiatry* 3: 199-203, 1981 も参照。

p.52「プラシーボの歴史を詳しく調査したテッド・カプチャックは」……この議論が掲載されているのは Ted J. Kaptchuk, "Powerful Placebo: The Dark Side of the Randomized Controlled Trial," *The Lancet* 351: 1722-1725, 1998.

p.53「『強力なプラシーボ』――これは1955年に彼が執筆し、広く引用されている論文の題でもある――」……Henry K. Beecher, "The Powerful Placebo," *Journal of the American Medical Association* 159: 1602-1606, 1955. もうひとり、ランダム化比較試験の重要性とプラシーボ反応の力を主張するアメリカの研究者で忘れてならないのはハリー・ゴールドである。たとえば以下を参照。Cornell Conference on Therapy（organized by Gold）, "The Use of Placebos in Therapy," *New York Journal of Medicine* 46: 1718-1727, 1946.

p.54「過去半世紀に」……プラシーボの投与と治療にプラシーボ反応を利用することの倫理面の問題について、私が持論をもっとも完全に展開しているのは次の論文である。"The Lie That Heals: The Ethics of Giving Placebos," *Annals of Internal Medicine* 97: 112-118, 1982. のちに次の論文でも同じ問題にふれた。"Placebo" *Encyclopedia of Bioethics*（2nd edition）, edited by Warren T. Reich（New York: Macmillan, 1995）, 4: 1951-1953. 後者は他の多くの研究者たちのこの問題に対する見解に言及している。プラシーボ投与をもっと容認する意見としては特に次を参照のこと。Howard M. Spiro, *Doctors, Patients, and Placebos*（New Haven: Yale University Press, 1986）, pp.117-134.

p.54「スコットランドの医師ジョン・グレゴリーは」……グレゴリーの論を受け継ぐ綿密な研究が最近発表された。Laurence B. McCullough, *John Gregory and the Invention of Professional Medical Ethics and the Profession of Medicine*（Boston: Kluwer Academic Publishers, 1998）.

◎第３章　プラシーボ反応はどんな人に起こりやすいか？

p.57「わたしはプラシーボ反応を、こころが誘発する（……）」……Andrew

Weil, *Spontaneous Healing*（New York: Fawcett Columbine, 1995), p.52. ……アンドルー・ワイル『癒す心、治る力』(上野圭一訳、角川書店、1995、p.78).

p.58「鍼治療家同士のけんか」……この挿話はダニエル・モアマンからとった。

p.59「厄介物（それが必要な厄介物であっても）」……Patrick D. Wall, "The Placebo Effect: An Unpopular Topic," *Pain* 51: 1-3, 1992 は、タイトルが示すとおり「プラシーボ」という言葉が現代の医療と医学研究において、なにゆえかくもネガティブな意味をもつに至ったかに鋭い見解を与えている。もうひとつ同じテーマの優れた論文として Nikola Biller, "The Placebo Effect: Mocking or Mirroring Medicine?" *Perspectives in Biology and Medicine* 42: 398-401, 1999 がある。

p.60「1950年代と60年代、いわゆる『プラシーボの反応者』あるいは」……この種の典型的な論文は以下のとおり。Louis Lasagna, Frederick Mosteller, John M. von Felsinger, and Henry K. Beecher, "A Study of the Placebo Response," *American Journal of Medicine* 16: 770-779, 1954; James Parkhouse, "Placebo Reactor," *Nature* 199: 308, 1963; Joseph H. Campbell and C. Peter Rosenbaum, "Placebo Effect and Symptom Relief in Psychotherapy," *Archives of General Psychiatry* 16: 364-368, 1967; Michael M. Nash and Fred M. Zimring, "Prediction of Reaction to Placebo," *Journal of Abnormal Psychology* 74: 568-573, 1969; Charles G. Moertel, William F. Taylor, Arthur Roth, and Francis A.J. Tyce, "Who Responds to Sugar Pills?" *Mayo Clinic Proceedings* 51: 96-100, 1976; Carol J. Fairchild, A. John Rush, Nishendu Vasavada, Donna E. Giles, and Manoocheher Khatmani, "Which Depressions Respond to Placebo?" *Psychiatry Research* 18: 217-226, 1986. もうひとつ有益な論文を挙げておく。D.R. Doongaji, V.N. Vahia and M.P.E. Bharucha, "On Placebos, Placebo Responses and Placebo Responders. A Review of Psychological, Psychopharmacological and Psychophysiological Factors. II. Psychopharmacological and Psychophysiological Factors." *Journal of Postgraduate Medicine* 24: 147-157, 1978.

p.62「ニューヨーク州立大学医学部の精神医学科に所属する」……フィッシャーとグリーンバーグがプラシーボ反応に関わる人格特性として素直さをとりあげているのは次の論文である。Seymour Fisher and Roger P. Greenberg, "The Curse of the Placebo: Fanciful Pursuit of a Pure Biological Therapy," in their edited book *From Placebo to Panacea: Putting Psychiatric Drugs to the Test*（New York: Wiley, 1997), pp.34-40. それに先立つ報告は Seymour Fisher and Rhoda I. Fisher, "Placebo Response and Acquiescence," *Psychopharmacologia* 4: 298-301, 1963.

p.63「素直さはプラシーボに対する反応と現実の薬に対する反応を同時に予測させるということ」……Seymour Fisher and Roger P. Greenberg, "The Curse of the Placebo: Fanciful Pursuit of a Pure Biological Therapy," *From Placebo to Panacea: Putting Psychiatric Drugs to the Test*, edited by Seymour Fisher and Roger P. Greenberg（New York: Wiley, 1997), p.39 より引用。

p.64「要するに、被験者が不安を強く感じているほど」……この問題についての研究をまとめた優れた論文は Frederick J. Evans, "The Placebo Response in Pain Reduction," in *Advances in Neurology. Volume 4: Pain*, edited by J.J. Bonica（New York: Raven Press, 1974）.

p.65「『純粋に生物学的な』薬を求めての根拠のない探究」……Seymour Fisher and Roger P. Greenberg, "The Curse of the Placebo: Fanciful Pursuit of a Pure Biological Therapy," in *From Placebo to Panacea: Putting Psychiatric Drugs to the Test*, edited by Seymour Fisher and Roger P. Greenberg（New York: Wiley, 1997）p.46 より引用。

p.66「被験者に事実を告げる」……この実験は Lee C. Park and Lino Covi, "Non-blind Placebo Trial," *Archives of General Psychiatry* 12: 336-345, 1965 より引用。

p.70「心とからだが相互に作用し合うことができるという考え方が出てきたことで、人々はより大きな安心を感じるようになってきた」……医学における心と身体の統合（生物心理社会的モデル）を唱える研究者の筆頭は故ジョージ・エンゲルだった。特に次のエッセーが参考になる。"How Long Must Medicine's Science Be Bound by a Seventeenth Century World View?" *The Task of Medicine: Dialogue at Wickenberg*, edited by Kerr L. White（Menlo Park, CA: Henry J. Kaiser Family Foundation, 1988）

◎第４章　体内の製薬工場

p.71「私はさらに高らかに言った。人のからだは神の薬局だと」……Andrew Taylor Still, *Autobiography of A.T. Still*（Kirksville, MO: 私家版、1908）, p.182. この引用ができたのはマーク・ミコルズの指摘のおかげである。

p.76「このような健康修復の仕組みを『体内の製薬工場』と考えることができるだろう」……私がこの比喩を思いついたのは論考の行き届いた次の論文を読んだからである。Roger J. Bulger, "The Demise of the Placebo Effect in the Practice of Scientific Medicine—A Natural Progression or an Undesirable Aberration?" *Transactions of the American Clinical and Climatological Association* 102: 285-293, 1990.

「医療の技術とは、それによって熟練した医師が患者自身の内部にある製薬工場に、ちょうどいいタイミングで治療に役立つ組み合わせと量の薬品を出させる、あるいはそれを促進するものと考えるほうがずっと適切に思われる」(p.290)。これよりもずっと早い時期に書かれたアンドルー・テイラー・スティルの発言に気づいたのはもっと後のことだった（前項参照）.

p.79「よく知られた新聞漫画にこんなセリフがある」……この漫画は "Pot-Shots" by Ashleigh Brilliant. *Pot-Shot* #5383, Copyright Ashleigh Brilliant, Santa Barbara, CA（http://www.ashleighbrilliant.com）である。

p.80「ある人がプラシーボ的な状況から得られる」……Seymour Fisher and Roger P. Greenberg, "The Curse of the Placebo: Fanciful Pursuit of a Pure Biological Therapy," *From Placebo to Panacea: Putting Psychiatric Drugs to the Test*, edited by Seymour Fisher and Roger P. Greenberg（New York: Wiley,

1997), p.42 から引用。
p.82「潰瘍の治療薬——ダン・モアマンの発見」……この事例は以下からとった。 Daniel E. Moerman, “General Medical Effectiveness and Human Biology: Placebo Effects in the Treatment of Ulcer Disease,” *Medical Anthropology Quarterly* 14(4): 3-16, August 1983.

◎第5章　プラシーボ反応と期待

p.89「故グレゴリー博士が報告した事例に」…… “Hahnemannism,” *The Lancet*, Volume 1 for 1836-37, p.374.
p.89「現代の医師や科学者はそれでも」……プラシーボの理論についての優れた論評に次のものがある。 Connie Peck and Grahame Coleman, “Implications of Placebo Theory for Clinical Research and Practice in Pain Management,” *Theoretical Medicine* 12: 247-270, 1991.
p.90「さて、次の興味深い事例から、期待についての詳しい検討を始めるとしよう」……期待理論に関する論文の例をいくつかあげる。 Marianne Frankenhaeuser, Birgitta Post, Ragnar Hagdahl, and Bjoern Wrangsjoe, “Effects of a Depressant Drug as Modified by Experimentally Induced Expectation,” *Perceptual and Motor Skills* 18: 513-522, 1964; Wallace Wilkins, “Expectancy of Therapeutic Gain: An Empirical and Conceptual Critique,” *Journal of Consulting and Clinical Psychology* 40: 69-77, 1973; Michael Ross and James M. Olson, “An Expectancy-Attribution Model of the Effects of Placebos,” *Psychological Review* 88: 408-437, 1981; Mark P. Jensen and Paul Karoly, “Control Theory and Multiple Placebo Effects,” *International Journal of Psychiatry in Medicine* 15: 137-147, 1985; Irving Kirsch, “Response Expectancy as a Determinant of Experience and Behavior,” *American Psychologist* 40: 1189-1202, 1985; Frederick J. Evans, “Expectancy, Therapeutic Instructions, and the Placebo Response,” in *Placebo: Theory, Research, and Mechanisms*, edited by Leonard White, Bernard Tursky, and Gary E. Schwartz (New York: Guilford Press, 1985), pp.215-228; Ann B. Flood, Daniel P. Lorence, Jiao Ding, Klim McPherson, and Nicholas A. Black, “The Role of Expectations in Patient’s Reports of Post-Operative Outcomes and Improvement Following Therapy,” *Medical Care* 31: 1043-1056, 1993.
p.90「プラシーボに反応するトム」……Stewart Wolf, “Effects of Suggestion and Conditioning on the Action of Chemical Agents in Human Subjects—The Pharmacology of Placebos,” *Journal of Clinical Investigation* 29: 100-109, 1950.
p.93「プラシーボ反応は薬の効き目を逆転させることができるか」……Thomas J. Luparello, Nancy Leist, Cary H. Lourie, and Pauline Sweet, “The Interaction of Psychologic Stimuli and Pharmacologic Agents on Airway Reactivity in Asthmatic Subjects,” Psychosomatic Medicine 32: 509-513, 1970. 喘息に関するその後の研究には Carole Butler and Andrew Steptoe, “Placebo Responses: An Experimental Study of Psychophysiological Processes in Asthmatic Volunteers,” *British Journal of Clinical Psychology* 25: 173-183, 1986; A.I. Boner, G. Val-

lone, D.G. Peroni, G.L. Piacentini, and D. Gaburro, "Efficacy and Duration of Action of Placebo Responses in the Prevention of Exercise-Induced Asthma in Children," *Journal of Asthma* 25: 1-5, 1988 などがある。Richard A. Lewis, Martin N. Lewis, and Anne E. Tattersfield, "Asthma Induced by Suggestion: Is It Due to Airway Cooling?" *American Review of Respiratory Diseases* 129: 691-695, 1984 は、プラシーボと暗示が原因とされる気管支収縮（喘息の悪化）は実際には吸入剤によって気道が冷やされたせいだろうと主張した。しかしこの議論ではそれまでのいくつかの報告の説明にはならない。のちに体温まで温めた吸入剤を使う実験が行なわれたが、結果はほぼ同じだった。第10章で見るように、プラシーボ関係の論文にもっとも否定的な論者でも、喘息に関係したプラシーボ反応は特に顕著だと認めている。

p.94「この種の実験で決定的と思われるもののひとつ」……Yujiro Ikemi and Shunji Nakagawa, "A Psychosomatic Study of Contagious Dermatitis," *Kyushu Journal of Medical Science* 15: 335-350, 1962. この研究は Herbert Benson, *Timeless Healing: The Power and Biology of Belief*（with Marg Stark）（New York: Fireside, 1996）, pp.58-59. ……ハーバート・ベンソン、マーグ・スターク『リメンバー・ウェルネス』（星野敦子訳、上野圭一監訳、翔泳社、1997）に要約されている。

p.94「抱水クロラール（強力な睡眠薬）と」……S.B. Lyerly, S. Ross, A.D. Krugman, and D. Clyde, "Drugs and Placebos: The Effects of Instruction upon Performance and Mood Under Amphetamine Sulphate and Chloral Hydrate," *Journal of Abnormal and Social Psychology* 68: 321-327, 1964.

p.95「冠状動脈性心疾患の手術」……狭心症におけるプラシーボ効果の包括的な研究には Herbert Benson and David P. McCallie,Jr., "Angina Pectoris and the Placebo Effect," *New England Journal of Medicine* 300: 1424-1429, 1979 がある。

p.97「最近、心理学者アラン・ロバーツのチームは」……Alan H. Roberts, Donald G. Kewman, Lisa Mercier, and Mel Hovell, "The Power of Nonspecific Effects in Healing: Implications for Psychosocial and Biological Treatments," *Clinical Psychology Review* 13: 375-391, 1993. 反対の効果も実際にある。ネガティブな期待あるいは低い期待度は、化学的活性のある薬剤の効果を減ずることがある。最近の研究で、二重盲検法で関節炎治療のために抗炎症薬を与えられた被験者は、二種類の薬の一方はプラシーボだと知らされると、両方とも抗炎症薬だと思っているときより、薬の効果が低いと報告した。反対に、プラシーボを与えられる可能性があると知っていた場合、重い副作用を訴えることは少なかった。Paula A. Rochon, Malcolm A. Binns, Jason A. Litner, et al., "Are Randomized Controlled Trial Outcomes Influenced by the Inclusion of a Placebo Group? A Systematic Review of Nonsteroidal Antiinflammatory Drug Trials for Arthritis Treatment," *Journal of Clinical Epidemiology* 52: 113-122, 1999.

p.98「ところがこれについても、にせの胸部動脈手術を受けた初めての患者たちに現れた効果は」……プラシーボに対する反応は「実際の」薬に対する

反応と簡単には区別がつかないと主張した古典的論文は Louis Lasagna, V.G. Laties, and J.L. Dohan, "Further Studies on the 'Pharmacology' of Placebo Administration," *Journal of Clinical Investigation* 37: 533-537, 1958.

p.98「シーモア・フィッシャーとロジャー・グリーンバーグは抗うつ薬を使った実験を検討した論文で」……Seymour Fisher and Roger P. Greenberg, "The Curse of the Placebo: Fanciful Pursuit of a Pure Biological Therapy," in *From Placebo to Panacea: Putting Psychiatric Drugs to the Test*, edited by Seymour Fisher and Roger P. Greenberg（New York: Wiley, 1997）pp.23-24.

アーヴィング・カーシュとガイ・セイパーステインはこの問題に少し違った方法で取り組んだ。抗うつ薬とプラシーボを比較した19件のランダム化比較試験を統計的に入念に分析したのである（第3章で見たダン・モアマンのプラシーボとシメチジンの比較研究の方法とほぼ同じ方法である）. カーシュとセイパーステインは抗うつ薬の効果の約70パーセントはプラシーボ反応だと主張した。そして残りの大部分は、抗うつ薬が活性プラシーボとして機能したことによるものだろうとした（すなわち副作用があることで本物の薬だと思いこみ、いい反応を示したと考えた）. 彼らの論文 "Listening to Prozac but Hearing Placebo: A Meta-Analysis of Antidepressant Medication," はインターネット上の心理学雑誌 *Prevention and Treatment*, Volume 1, Article 0002a, June 26, 1998; http://www.journals.apa.org/prevention/volume 1/pre0010002a.html に掲載されている。何人かの精神科医がこの方法を批判したため、カーシュとセイパーステインは抗うつ薬を使ったその他の多くの研究をさらに精密に分析し、これと酷似した結果を得た。カーシュはその結果をマーティン・エンセリンクとのインタビューで報告している。"Can the Placebo Be the Cure?" *Science* 284: 238-240, 9 April, 1999.

p.99「関節鏡への期待」……最初の10人の患者による予備的な実験の報告は J. Bruce Moseley, Jr., Nelda P. Wray, David Kuykendall, Kelly Willis, and Glenn Landon, "Arthroscopic Treatment of Osteoarthritis of the Knee: A Prospective, Randomized, Placebo-Controlled Trial," *American Journal of Sports Medicine* 24: 28-34, 1996 にある。完全な実験は200人の患者を対象に行なわれ、モズレー博士はその結果は予備的実験の結果と一致したと学会で報告している。

1999年、医学実験の対照として偽の手術をしたもうひとつの研究が大論争を巻き起こした。それは進行したパーキンソン病の患者の脳に胎細胞を移植する手術の対照として、患者の頭皮を切開し、頭蓋骨に穴をあけるふりをしたのである。実際に細胞の移植をうけた患者と偽の手術をうけた患者は、どちらも6カ月間パーキンソン病の症状が著しく軽快した。これについては、Sheryl Gay Stolberg, "Sham Surgery Returns as a Research Tool," *New York Times*, April 25, 1999, WK-3 参照。対照として偽の手術を行なうことの倫理的な問題については以下を参照。Thomas B. Freeman, Dorothy E. Vawter, Paul E. Leaverton, et al., "The Use of Placebo Surgery in Controlled Trails of a Cellular-Based Therapy for Parkinson's Disease," *New England Jour-*

nal of Medicine 341: 988-92, 1999; Ruth Macklin, "The Ethical Problems with Sham Surgery in Clinical Research," *New England Journal of Medicine* 341: 999-96, 1999.

p.100「薬と医師の期待」……E.H. Uhlenhuth, Arthur Canter, John O. Neustadt, and Henry E. Payson, "The Symptomatic Relief of Anxiety with Meprobamate, Phenobarbital, and Placebo," *American Journal of Psychiatry* 115: 905-910, 1959.

p.101「幼い子供の回復が、親の期待に影響された例」……8歳の子供への親の期待の効果を期せずして立証した実験の報告が John F. McDermott, "A Specific Placebo Effect Encountered in the Use of Dexedrine in a Hyperactive Child," *American Journal of Psychiatry* 121: 923-924, 1965 にある。

p.101「比較的古い事例では、精神安定薬よりも」……A. Baker and J. Thorpe, "Placebo Responses," *Archives of Neurology and Psychiatry* 78: 57-60, 1957.

p.101「多くの研究者は、錠剤よりもカプセルのほうが効き」……プラシーボ薬の形状と反応の強さの関係を調べた初期の研究をまとめたものに Frederick J. Evans, "The Placebo Response in Pain Reduction," *Advances in Neurology, Volume 4: Pain*, edited by J.J. Bonica（New York: Raven Press, 1974）がある。より最近のより入念な研究で、経口投与するより注射したほうがプラシーボ効果が強く現れることを示したのは Anton J.M. de Craen, J.G.P. Tijssen, J. de Gans, and Jos Kleijnen, "Placebo Effect in the Acute Treatment of Migraine: Subcutaneous Placebos Are Better than Oral Placebos," in the doctoral thesis, *Placebos and Placebo Effects in Clinical Trials*, by Ton de Craen（Department of Clinical Epidemiology and Biostatistics, University of Amsterdam, 1998）.

p.102「プラシーボが（この場合は本当の薬でも同じことだが）色つきのカプセルや」……Kurt Schapira, H.A. McClelland, N.R. Griffiths, and D.J. Newell, "Study of the Effects of Tablet Colour in the Treatment of Anxiety States," *British Medical Journal* 2: 446-449, 1970; Barry Blackwell, Saul S. Bloomfield, and C. Ralph Buncher, "Demonstration to Medical Students of Placebo Responses and Non-Drug Factors," *The Lancet* 1: 1279-1282, 1972; Anton J.M. de Craen, Pieter J. Roos, A. Leonard de Vries, and Jos Kleijnen, "Effect of Colour of Drugs: Systematic Review of Perceived Effect of Drugs and of Their Effectiveness," *British Medical journal* 313: 1624-1626,1996. プラシーボか本物の薬かを問わず、有名な商標のついた錠剤は無印のものより頭痛に効くことを発見したのは A. Branthwaite and P. Cooper, "Analgesic Effects of Branding in Treatment of Headaches," *British Medical Journal* 282: 1576-1578, 1981.

p.102「ある患者は自分が飲む二色に色分けされたカプセルの」……この挿話は C. R.B. Joyce, "Non-Specific Aspects of Treatment from the Point of View of a Clinical Pharmacologist," *Non-Specific Aspects of Treatment*, edited by Michael Shepherd and Norman Sartorius（Lewiston, NY: Hans Huber Publishers, 1989）, p.77 にあった。著者ジョイスはこれを G. Claridge, *Drugs and Human Behaviour*（London: Allen Lane, the Penguin Press, 1970）からの引用としているが、正確なページは不明。

p.102「ひとつは入力された情報の『ボトムアップ』処理で」……このボトムアップ、トップダウンのモデルは Herbert Benson（with Marg Stark）, *Timeless Healing: The Power and Biology of Belief*（New York: Fireside, 1996）, pp.72-80. ……ベンソン＆スターク『リメンバー・ウェルネス』（上野圭一監訳、翔泳社、1997）にある。Sandra Blakeslee, "Placebos Prove So Powerful Even Experts Are Surprised," *New York Times*, Science section, pp.1-4, October 13, 1998 にも採用されており、「ヘビと棒」の例はここからとった。

p.105「ハーバート・ベンソン博士」……*Timeless Healing: The Power and Biology of Belief*（with Marg Stark）（New York: Fireside, 1996）, pp.27-38.（邦訳は上記）.

p.105「痛みの緩和に注目したドナルド・プライスとハワード・フィールズは」…… "The Contribution of Desire and Expectation to Placebo Analgesia: Implications for New Research Strategies," *The Placebo Effect: An Interdisciplinary Exploration*, edited by Anne Harrington（Cambridge, MA: Harvard University Press, 1997）, pp.117-137.

◎第６章　条件づけ理論とプラシーボ反応

p.107「［リチャード・C・］カボットは（……）赤ん坊は生まれつき」…… M.B. Clyne, "The Placebo"[letter]. *The Lancet* 265: 939-940, 1953.

p.107「この章では、プラシーボ反応と」……この問題に関する初期の研究をまとめたものに Ian Wickramasekera, "A Conditioned Response Model of the Placebo Effect: Predictions from the Model," *Placebo: Theory, Research, and Mechanisms*, edited by Leonard White, Bernard Tursky, and Gary E. Schwartz（New York: Guilford Press, 1985）, pp.255-287 がある。

p.110「プラシーボ反応の理論として条件づけにふたたび脚光をあてた」……この研究の最初の報告は Robert Ader and N. Cohen, "Behaviorally Conditioned Immunosuppression," *Psychosomatic Medicine* 37: 333-340, 1975 である。初期の研究をまとめたものとしては Robert Ader, "Conditioned Immunopharmacological Effects in Animals: Implications for a Conditioning Model of Pharmacotherapy," *Placebo: Theory, Research, and Mechanisms*, edited by Leonard White, Bernard Tursky, and Gary E. Schwartz（New York: Guilford Press, 1985）, p.306-323.

p.111「しかし彼は一度だけ、人間に」……Karen Olness and Robert Ader, "Conditioning as an Adjunct in the Pharmacotherapy of Lupus Erythematosus," *Journal of Developmental and Behavioral Pediatrics* 13: 124-125, 1992.

p.112「バニラによる治療」……本書執筆時点では、この研究は概要のみで本文は発表されていない。Marianella Castes, Miguel Palenque, Pablo Canelones, Isabel Hagel, and Neil Lynch, "Classic Conditioning and Placebo Effects in the Bronchodilator Response of Asthmatic Children." が *Research Perspectives in Psychoneuroimmunology* VIII, Bristol, England, April 1-4, 1998 にある。この研究については以下の記事もふれている。Sandra Blakeslee, "Placebos

Prove So Powerful Even Experts Are Surprised," *New York Times*, Science section, pp.1-4, October 13, 1998.

p.115「1997年、ロバート・エイダー博士は」……Robert Ader, "The Role of conditioning in Pharmacotherapy," *The Placebo Effect: An Interdisciplinary Exploration*, edited by Anne Harrington（Cambridge, MA: Harvard University Press, 1997）, pp.138-165.

p.118「腕の痛み」……Nicholas J. Voudouris, Connie L. Peck, and Grahame Coleman, "Conditioned Response Models of Placebo Phenomena: Further Support," *Pain* 38: 109-116, 1989; Nicholas J. Voudouris, Connie L. Peck, and Grahame Coleman, "The Role of Conditioning and Verbal Expectancy in the Placebo Response," *Pain* 43: 121-128, 1990.

p.120「この問題に気づいたコネティカット大学の」……Guy H. Montgomery and Irving Kirsch, "Classical Conditioning and the Placebo Effect," *Pain* 72: 107-113, 1997.

p.122「フィッシャーとグリーンバーグの警告を覚えておく必要がある」……Seymour Fisher and Roger P. Greenberg, "The Curse of the Placebo: Fanciful Pursuit of a Pure Biological Therapy," *From Placebo to Panacea: Putting Psychiatric Drugs to the Test*, edited by Seymour Fisher and Roger P. Greenberg（New York: Wiley, 1997）, p.27.

◎第７章　意味づけ仮説

p.125「[医師にとって] 十分に病歴をたずね」……M.B. Clyne, "The Placebo" [letter], *The Lancet* 265: 939-940, 1953.

p.126「ヘンリー・ビーチャー博士と負傷兵」……この挿話は Frederick J. Evans, "The Power of the Sugar Pill," *Psychology Today* 7（April 1974）: 55-59 に再録されている。ビーチャーによるオリジナル論文は "Pain in Men Wounded in Battle," *Annals of Surgery* 123: 96-105, 1946 である。Henry K. Beecher, "The Subjective Response and Reaction to Sensation," *American Journal of Medicine* 20: 107-113, 1956 も参照。

p.126「1955年に『強力なプラシーボ』と題する画期的な論文を」……Henry K. Beecher, "The Powerful Placebo," *Journal of the American Medical Association* 159: 1602-1606, 1955.

p.127「与えられる厖大な量の情報を整理することに関して」……私が最初に「意味づけ仮説」という言葉を使ったのは *Placebos and the Philosophy of Medicine: Clinical, Conceptual, and Ethical Issues*（Chicago: University of Chicago Press, 1980）, pp.115-130 である。この仮説を構成する概念は二編の論文から得た。説明と思いやりについては Herbert M. Adler and Van Buren O. Hammett, "The Doctor-Patient Relationship Reconsidered: An Analysis of the Placebo Effect," Annals of Internal Medicine 78: 595-598, 1973 から、主導権については Eric J. Cassell, *The Healer's Art: A New Approach to the Doctor-Patient Relationship*（Philadelphia: J.B. Lippincott, 1976）からである。意味づけ

仮説とほぼ同じ内容で、3つの要素にまとめるかわりに4つのカテゴリーと19のサブカテゴリーにわけた優れた論文がある。Dennis H. Novack, "Therapeutic Aspects of the Clinical Encounter," *Journal of General Internal Medicine* 2: 346-355, 1987.

p.129「プラシーボなしのプラシーボ反応」……Lawrence D. Egbert, George E. Battit, Claude E. Welch, and Marshall K. Bartlett, "Reduction of Post-Operative Pain by Encouragement and Instruction of Patients," *New England Journal of Medicine* 270: 825-827, 1964.

p.132「高名な心理学者ジェローム・ブルーナーは」……Jerome Bruner, *Actual Minds, Possible Worlds*（Cambridge, MA: Harvard University Press, 1986）. ……ジェローム・ブルーナー『可能世界の心理』（田中一彦訳、みすず書房、1998）.

p.133「ごく最近になって医学研究者たちは」……Howard Brody, *Stories of Sickness*（New Haven, CT: Yale University Press, 1987）; Arthur M. Kleinman, *The Illness Narratives: Suffering, Healing and the Human Condition*（New York: Basic Books, 1988）. ……アーサー・クラインマン『病いの語り』（江口重幸、五木田紳、上野豪志訳、誠信書房、1996）. Kathryn Montgomery Hunter, *Doctors' Stories: The Narrative Structure of Medical Knowledge*（Princeton, NJ: Princeton University Press, 1991）は患者より医師が語る物語に関するものだが、物語は医療の核であることを強調している。これらの論文以後、医学と病気における物語に関する本や論文が増えてきた。それらを概観するには次の本が適当である。*Narrative Based Medicine: Dialogue and Discourse in Clinical Practice*, edited by Trisha Greenhalgh and Brian Hurwitz（London: BMJ Books, 1998）.

p.133「たとえば医師エリック・カッセルと社会学者アーサー・フランクのふたりは」……Eric J. Cassel, The Nature of Suffering and the Goals of Medicine（New York: Oxford University Press, 1991）; Arthur W. Frank, *The Wounded Storyteller: Body, Illness, and Ethics*（Chicago: University of Chicago Press, 1995）. ……アーサー・フランク『傷ついた物語の語り手——身体・病い・倫理』（鈴木智之訳、ゆみる出版、2002）.

p.135「思いやりといたわり」……実は私が本書でプラシーボ反応と呼ぶものを、ジュリアン・チューダー・ハートは「思いやり効果」と名づけるべきだと主張している。Julian Tudor Hart, "Caring Effects," *The Lancet* 347: 1606-1608, 1996.

p.135「ネイティブ・アメリカンやアフリカの部族文化の中には」……アフリカの骨を投げる儀式を生きいきと描写し、私にこの点を痛感させてくれたパトリシア・マーシャルに大いに感謝している。

p.135「ひとりぼっちは嫌」……中央アメリカ（グアテマラ）についてはR. Sosa, John H. Kennell, S. Robertson, et al., "The Effect of a Supportive Companion on Perinatal Problems, Length of Labor and Mother-Infant Interaction," *New England Journal of Medicine* 303: 597-600, 1980. その後のアメリカでの研究

は John H. Kennell, Marshall H. Klaus, S. McGrath, et al., "Continuous Emotional Support During Labor in a U.S. Hospital," *Journal of the American Medical Association* 285: 2197-2201, 1991. ドゥーラに関する追加的な研究の分析については Marshall Klaus, John Kennell, Gale Berkowitz, and Phyllis Klaus, "Maternal Assistance and Support in Labor: Father, Nurse, Midwife, or Doula?" *Clinical Consultations in Obstetrics and Gynecology* 4: 211-217, 1992.

p.138「マザー・テレサの映像を使った実験」……David C. McCllelland and Carol Kirshnit, "The Effect of Motivational Arousal Through Films on Salivary Immunoglobulin A," *Psychology and Health* 2: 31-52, 1987.

p.140「イスラエルで行なわれた古典的な実験の場合は」……Aaron Antonovsky, *Health, Stress, and Coping*（San Francisco: Jossey-Bass, 1980）. ……アーロン・アントノフスキー『健康の謎を解く――ストレス対処と健康保持のメカニズム』（山崎喜比古、吉井清子監訳、有信堂、2001）.

p.140「治療者としての主導権」……この点に初めて言及した論文は Sheldon Greenfield, Sherrie Kaplan, and John E. Ware, "Expanding Patient Involvement in Care," *Annals of Internal Medicine* 102-520-528, 1985. この著者たちのその後の研究をまとめたものは Sherrie H. Kaplan, Sheldon Greenfield, and John E. Ware, "Assessing the Effects of Physician-Patient Interactions on the Outcomes of Chronic Disease," *Medical Care* 27: S110-S127, 1989. 主導権に関するその他の研究としては Kenneth S. Bowers, "Pain, Anxiety, and Perceived Control," *Journal of Consulting and Clinical Psychology* 32: 596-602, 1968; Judith Rodin and Ellen J. Langer, "Long-Term Effect of a Control-Relevant Intervention with the Institutionalized Aged," *Journal of Personality and Social Psychology* 35: 897-902, 1977; James W. Pennebaker, M. Audrey Burnam, Marc A. Schaeffer, and David C. Harper, "Lack of Control as a Determinant of Perceived Physical Symptoms," *Journal of Personality and Social Psychology* 35: 167-174, 1977; Melvin Seeman and Teresa E. Seeman, "Health Behavior and Personal Autonomy: A Longitudinal Study of the Sense of Control in Illness," *Journal of Health and Social Behavior* 24: 144-160, 1983; Gerhard Schüssler, "Coping Strategies and Individual Meaning of Illness," *Social Science and medicine* 34: 427-432, 1992.

◎第８章　ノシーボ効果

p.145「ある女性患者は、アヘンはどんな形で与えられても」……John C. Gunn, *Gunn's New Domestic Physician, or Home Book of Health*（Cincinnati, OH: Moore, Wilstach, Keys, and Company, 1861）, p.25.

p.146「パティの大きな恐怖」……この話はパティ（仮名）本人から聞いた。

p.149「パティがアンドルー・ワイル博士のいう『医療の呪い』の犠牲者になっていたことは十分ありうる」……Andrew Weil, *Spontaneous Healing*（New York: Fawcett Columbine, 1995）, pp.61-65. ……アンドルー・ワイル『癒す心、治る力』（上野圭一訳、角川書店、1995）.

p.150「ノシーボ効果について広範な研究を行なったロバート・ハーン博士は」…… ハーン博士の最近の論文 Robert A. Hahn, "The Nocebo Phenomenon: Scope and Foundations," *The Placebo Effect: An Interdisciplinary Exploration*, edited by Anne Harrington（Cambridge, MA: Harvard University Press, 1997）, pp.56-76 を参照。同著者の *Sickness and Healing: An Anthropological Perspective*（New Haven, CT: Yale University Press, 1995）も参照のこと。

p.151「ブードゥーの死の呪いについては」……Walter B. Cannon, "Voodoo Death," *American Anthropologist* 44: 169-181, 1942. より最近の懐疑的な論文は J. Reid and N. Williams, "Voodoo Death in Arnhem Land: Whose Reality?" *American Anthropologist* 84: 121-133, 1984.

p.151「ブードゥーの死の呪いが本当にあると信じられていたころ」……２編の優れた論文がある。George L. Engel, "Sudden and Rapid Death during Psychological Stress: Folklore or Folkwisdom?" *Annals of Internal Medicine* 74: 771-782, 1971; George L. Engel, "Psychologic Stress, Vasodepressor（Vasovagal）Syncope, and Sudden Death," *Annals of Internal Medicine* 89: 403-412, 1978.

p.152「イースト・テンプルトンの毒物事件」……Gary W. Small and Jonathan F. Borus, "Outbreak of Illness in a School Chorus: Toxic Poisoning or Mass Hysteria ?" *New England Journal of Medicine* 308: 632-635, 1983.

◎第９章　意味づけから身体の変化へ

p.157「ネズミが私の人生を生きるとどんなことになるか」……Ashleigh Brilliant, *PotShot* #3315. Copyright Ashleigh Brilliant, Santa Barbara, CA（http://www.ashleighbrilliant.com）.

p.158「プラシーボ反応の経路を考えるにあたり」……この項で述べたアイディアは、1994年12月にハーバード大学で開かれた、プラシーボに関する学会に出席したことから影響を受けている。この学会の内容は以下に要約されている。*The Placebo Effect: An Interdisciplinary Exploration*, edited by Anne Harrington（Cambridge, MA: Harvard University Press, 1997）. 私にとって特に有益だったのは、ハリントン博士の同僚スティーブン・ハイマンとスティーブン・コスリンによるコメントだった。健康状態に関わる心と身体の関係全般については次の２編によるところが大きい。Brent Q. Hafen, Keith J. Karren, Kathryn J. Frandsen, and N. Lee Smith, *Mind/Body Health: The Effects of Attitudes, Emotions, and Relationships*（Boston: Allyn and Bacon, 1996）; *Mind-Body Medicine: How to Use Your Mind for Better Health*, edited by Daniel Goleman and Joel Gurin（Yonkers, NY: Consumer Reports Books, 1993）.

p.159「さらに、生物学的な精神医療に批判的な研究者は」……ほとんどの精神科の薬がプラシーボより有効だという確かな証拠はまだないことについては *From Placebo to Panacea: Putting Psychiatric Drugs to the Test*, edited by Seymour Fisher and Roger P. Greenberg（New York: Wiley, 1997）で論じられている。

p.163「この『体内モルヒネ』物質は、『エンドルフィン』と名づけられた」……全般的な参考書としては Jon Levine, “Pain and Analgesia: The Outlook for More Rational Treatment,” *Annals of Internal Medicine* 100: 269-276, 1984. 一般の百科事典や医学の教科書にも記載がある。

p.164「カリフォルニア大学サンフランシスコ校のジョン・レヴィン、ニュートン・ゴードン、ハワード・フィールズの三人は」……Jon D. Levine, Newton C. Gordon, and Howard L. Fields, “The Mechanism of Placebo Analgesia,” *The Lancet* 2: 654-657, 1978.

p.167「こうした実験結果は、ナロキソンに対する反応を見ることで」……ナロキソンとエンドルフィンについては Priscilla Grevert and Avram Goldstein, “Placebo Analgesia, Naloxone, and the Role of Endogeneous Opioids,” *Placebo: Theory, Research, and Mechanisms*, edited by Leonard White, Bernard Tursky, and Gary E. Schwartz（New York: Guilford Press, 1985）, pp.332-350; Howard L. Fields and Donald D. Price, “Toward a Neurobiology of Placebo Analgesia,” *The Placebo Effect: An Interdisciplinary Exploration*, edited by Anne Harrington（Cambridge, MA: Harvard University Press, 1997）, pp.93-116 を参照。

p.169-170「イタリア、トリノのマルティナ・アマンツィオ博士とファブリッツィオ・ベネデッティ博士は」……Martina Amanzio and Fabrizio Benedetti, “Neuropharmacological Dissection of Placebo Analgesia: Expectation-Activated Opioid Systems versus Conditioning-Activated Specific Subsystems,” *Journal of Neuroscience*, 19: 484-494, 1999.

p.170「ストレス経路は、20世紀の医学が」……参考文献には George P. Chrousos and Philip W. Gold, “The Concepts of Stress and Stress System Disorders,” *Journal of the American Medical Association* 267: 1244-1252, 1992; Carol J. Wells-Federman, Eileen M. Stuart, John P. Deckro et al., “The Mind-Body Connection: The Psychophysiology of Many Traditional Nursing Interventions,” *Clinical Nurse Specialist* 9: 59-66, 1995; Bruce S. McEwen, “Protective and Damaging Effects of Stress Mediators,” *New England Journal of Medicine* 338: 171-179, 1998 がある。Brent Q. Hafen, Keith J. Karren, Kathryn J. Frandsen, and N. Lee Smith, *Mind/Body Health: The Effects of Attitudes, Emotions, and Relationships*（Boston: Allyn and Bacon, 1996）, pp.41-80; Kenneth H. Pelletier, “Between Mind and Body: Stress, Emotions, and Health,” *Mind-Body Medicine: How to Use Your Mind for better Health*, edited by Daniel Goleman and Joel Gurin（Yonkers, NY: Consumer Reports Books, 1993, pp.19-38）も参照。

p.176「それとは正反対の、ハーバート・ベンソン博士が」…… Herbert Benson, *The Relaxation Response*（New York: William Morrow, 1975）. ハーバート・ベンソン『ベンソン博士のリラックス反応』（弘田雄三訳、講談社、1977）

p.176「ディーン・オーニッシュ博士も」……Dean Ornish, *Dr. Dean Ornish's Program for Reversing Heart Disease*（New York: Random House, 1990）. オーニッシュの研究の専門的な報告としては Dean Ornish, S.E. Brown, Larry W. Scherwitz, et al., “Can Lifestyle Changes Reverse Coronary Atherosclerosis? The

Lifestyle Heart Trial." *The Lancet* 236: 129-133, 1990; Dean Ornish, Larry W. Scherwitz, James H. Billins, et al., "Intensive Lifestyle Changes for Reversal of Coronary Heart Disease," *Journal of the American Medical Association* 280: 2001-2007, 1998.

p.177「オーニッシュ博士をはじめとする医学者たちは」……James S. House, Karl R. Landis, and Debra Umberson, "Social Relations and Health," *Science* 241: 540-545, 1988. 要約したものは Brent Q. Hafen, Keith J. Karren, Kathryn J. Frandsen, and N. Lee Smith, *Mind/Body Health: The Effects of Attitudes, Emotions, and Relationships*（Boston: Allyn and Bacon, 1996）, pp.261-289 を参照。

p.178「分娩時にカテコールアミン濃度が高いと」……たとえば以下を参照。Ronald E. Myers, "Maternal Psychological Stress and Fetal Asphyxia: A Study in the Monkey," *American Journal of Obstetrics and Gynecology* 122: 47-59, 1975; Regina P. Lederman, Edward Lederman, Bruce A. Work, and Daisy S. McCann, "The Relationship of Maternal Anxiety, Plasma Catecholamines, and Plasma Cotisol to Progress in Labor," *American Journal of Obstetrics and Gynecology* 132: 495-500, 1978.

p.179「精神神経免疫学的経路」……関係論文は以下のとおり。Lawrence T. Vollhardt, "Psychoneuroimmunology: A Literature Review," American Journal of Orthopsychiatry 61: 35-47, 1991; Steven F. Maier, Linda R. Watkins, and Monica Fleshner, "Psychoneuroimmunology: The Interface Between Behavior, Brain, and Immunity," *American Psychologist* 49: 1004-1017; Janice M. Kiecolt-Glaser and Robert Glaser, "Psychoneuroimmunology and Health Consequences: Data and Shared Mechanisms," *Psychosomatic Medicine* 57: 269-274, 1995; Robert Ader, Nicholas Cohen, and David Felten, "Psychoneuroimmunology: Interactions between the Nervous System and the Immune System," *The Lancet* 345: 99-103, 1995; *Mind-Body Medicine: A Clinician's Guide to Psychoneuroimmunology*, edited by Alan Watkins（New York: Churchill Livingstone, 1997）. 以下も参照のこと。Brent Q. Hafen, Keith J. Karren, Kathryn J. Frandsen, and N. Lee Smith, *Mind/Body Health: The Effects of Attitudes, Emotions, and Relationships*（Boston: Allyn and Bacon, 1996）, pp.21-39; Janice H. Kiecolt-Glaser and Robert Glaser, "Mind and Immunity," *Mind-Body Medicine: How to Use Your Mind for Better Health*, edited by Daniel Goleman and Joel Gurin（Yonkers, NY: Consumer Reports Books, 1993）, pp.39-61. この項の内容については、同僚のミシガン州立大学人間医学カレッジのキャスリン・ラヴェル博士の教材資料に助けられた。

p.180「精神神経免疫学という呼称は」……*Psychoneuroimmunology*, edited by Robert Ader（New York: Academic Press, 1981）.

p.182「これを証明する次の実験を見れば」……ニューカッスル・ウイルスとネズミの実験の記載があるのは Nicholas R.S. Hall, Maureen O'Grady, and Denis Calandra, "Transformation of Personality and the Immune System," *Advances* 10(4): 7-15, Fall 1994.

p.182「からだには、免疫系を最適の状態に保つための」……Carolyn E. Schwartz, "Introduction: Old Methodological Challenges and New Mind-Body Links in Psychoneuroimmunology," *Advances* 10(4): 4-7, Fall 1994.

p.184「UCLAのフォージー・I・フォージー博士らのチームは」……Fawzy I. Fawzy, Norman Cousins, Nancy W. Fawzy, et al., "A Structured Psychiatric Intervention for Cancer Patients: I. Changes Over Time in Methods of Coping and Affective Disturbance," *Archives of General Psychiatry* 47: 720-725, 1990; Fawzy I. Fawzy, Margaret E. Kemeny, Nancy W. Fawzy, et al., "A Structured Psychiatric Intervention for Cancer Patients: II. Changes Over Time in Immunologic Measures," *Archives of General Psychiatry* 47: 729-735, 1990.

p.185「博士は、有効なサポートグループ活動を実施し」……Fawzy I. Fawzy, "Immune Effects of a Short-Term Intervention for Cancer Patients," *Advances* 10(4): 32-33, Fall 1994. また、以下も参照のこと。Fawzy I. Fawzy, Nancy M. Fawzy, Lisa Arndt, and Robert O. Pasnau, "Critical Review of Psychosocial Interventions in Cancer Care," *Archives of General Psychiatry* 52: 100-113, 1995.

p.186「プラシーボ反応の研究は、いろいろな方法を使って」……画像化技術による将来的な研究についてのコメントについてはSandra Blakeslee, "Placebos Prove So Powerful Even Experts Are Surprised," *New York Times*, Science section, pp.1-4, October 13, 1998. を参照。私のこのアイディアについてはドナルド・D・プライスとローラ・シモンズに負うところが大きい。

◎第10章　プラシーボ反応とまぎらわしいもの

p.189「患者を三つのグループに分け」……デュボワ博士のコメントはHarold G. Wolff et al., "Conferences on Therapy: The Use of Placebos in Therapy," *New York State Journal of Medicine* 46: 1718-1727, 1946に引用されたもの。引用部分はp.1719。

p.191「ところが、プラシーボ反応の実在を認める大多数の研究者は」……Howard M. Spiro, *Doctors, Patients, and Placebos* (New Haven: Yale University Press, 1986) はプラシーボ反応をそっけなく扱う傾向が見られることはすでに記したとおりである。スパイローは、プラシーボには身体的な状態を変化させる力はほとんどなく、患者の主観的な印象を変化させるだけだと主張している（その面に関しては重要だと認めているが）. プラシーボ反応の程度に懐疑的だったり、他の現象との混同を指摘したりしている論文には以下のものがある。Brian A. Gould, Stewart Mann, Anthony B. Davies, et al., "Does Placebo Lower Blood Pressure?" *The Lancet* ii: 1377-1381, 1981; Clement J. McDonald, Steven A. Mazzuca, and George P. McCabe, "How Much of the Placebo 'Effect' Is Really Statistical Regression?" *Statistics in Medicine* 2: 417-427, 1983; E. Ernst and K.L. Resch, "Concept of True and Perceived Placebo Effects," *British Medical Journal* 311: 551-553, 1995.

p.192「ドイツ、フライブルク大学の研究チームを率いる」……"Placebo Effect and Placebo Concept: A Critcal Methodological and Conceptual Analysis of Re-

ports on the Magnitude of the Placebo Effect," *Alternative Therapies* 2（6）: 39-54, November 1996.

p.192「医学者のあいだにプラシーボ反応への認識が」これはもちろん、おなじみの Henry K. Beecher, "The Powerful Placebo," *Journal of the American Medical Association* 159: 1602-1606, 1955 である。

p.194「第四のグループが必要だという研究者も」……4グループによる試験を提唱するのは Sherman Ross and L.W. Buckalew, "Placebo Agentry: Assessment of Drug and Placebo Effects", *Placebo: Theory, Research, and Mechanisms*, edited by Leonard White, Bernard Tursky, and Gary E. Schwartz（New York: Guilford Press, 1985）, pp.67-82.

p.199「ルパレロの実験」……Thomas J. Luparello, Nancy Leist, Cary H. Lourie, and Pauline Sweet, "The Interaction of Psychologic Stimuli and Pharmacologic Agents on Airway Reactivity in Asthmatic Subjects," *Psychosomatic Medicine* 32: 509-513, 1970.

p.200「現在プラシーボ反応を研究中の非常に有能な」……Jos Kleijnen, Anton J.M. de Craen, Jannes van Everdingen, and Leendert Krol, "Placebo Effect in Double-Blind Clinical Trials: A Review of Interactions with Medications," *The Lancet* 344: 1347-1349, 1994. この著者たちは大量の論文の中から「偏りなくプラシーボを採り入れた」つまり少なくとも2グループの被験者に、異なった条件下でプラシーボもしくは「非特異的」治療を与えた実験を慎重に選び出している。これらの実験は控えめにいっても、プラシーボ反応は少なくとも病気の自然な経過や平均値への統計的な回帰によるものではないことを証明したと言えるだろう。これらの研究は確かに、プラシーボ反応は実在すること、それは薬の効果と相互に影響しあうという（非常に重要な）事実を証明している。

◎第11章　接点としての体内の製薬工場

私がこの章で採用したのとほぼ同じ考え方をしているのは Walter A. Brown, "The Placebo Effect and the Integration of Alternative Medicine and Conventional Clinical Practice," *The Integrative Medicine Consult*, January 1, 1999, pp.16-17. である。

p.203「ここで西洋医学にとって真に問題になるのは」……Frank Davidoff, "Weighing the Alternatives: Lessons from the Paradoxes of Alternative Medicine," *Annals of Internal Medicine* 129: 1068-1070, 1998.

p.203「この二つの医療を比較するとき」……全般的な参考書としては *Textbook of Complementary and Alternative Medicine*, edited by Wayne B. Jonas and Jeffrey S. Levin（Baltimore: Williams and Wilkins, 1999）.

p.204「あなたにピッタリの治療法」……この挿話にある研究はミシガン州立大学の医学部生で人類学博士候補のジョナサン・ボルトンが1990年に行なった。

p.205「それにもかかわらず、西洋医学とよばれるものと」……アメリカの医

学史のこの点について全般的に参考になるのは Paul Starr, *The Social Transformation of American Medicine*（New York: Basic Books, 1982）.

p.205「西洋医学の医師がひとつ、あるいは」最近の論文としては John A. Astin, A. Marie, Kenneth R. Pelletier, et al., “A Review of the Incorporation of Complementary and Alternative Medicine by Mainstream Physicians,” *Archives of Internal Medicine* 158: 2303-2310, 1998.

p.206「このような交流がいったん始まれば」……最近ではいくつかの主要な医学雑誌がひとつの号のすべて、あるいはほとんどを代替医療の記事にさいていることからも、代替医療への関心の高まりがわかる。しかし論説欄を見ると、必ずしも旧来の態度が軟化してはいないようだ。たとえば以下を参照。Marcia Angell and Jerome P. Kassirer, “Alternative Medicine—The Risks of Untested and Unregulated Remedies,” *New England Journal of Medicine* 339: 839-841, 1998; Phil B. Fontanarosa and George D. Lundberg, “Alternative Medicine Meets Science,” *Journal of the American Medical Association* 280: 1618-1619, 1998.

p.206「現に、つねに研究の第一人者として代替医療的な治療法を提唱してきた」……たとえば Andrew Weil, *Spontaneous Healing*（New York: Fawcett Columbine, 1995）ワイル『癒す心、治る力』（上野圭一訳、角川書店、1995）. *New England Journal of Medicine* の元編集者によるワイル博士の研究に対するもっと否定的な見解については Arnold S. Relman, “A Trip to Stonesville,” *The New Republic*, December 14, 1998 がある。

p.207「ワイル博士の偏見のない主張がいかに魅力的であるかは」……西洋医学の医療センターにおける「統合的な医療」の試みについては Leslie Berger, “A Therapy Gains Ground in Hospitals: Meditation,” *New York Times*, science/health section, November 23, 1999 を参照。

p.208「つまり西洋医学は、二重盲検ランダム化比較試験の結果を」……Mark D. Sullivan, “Placebo Controls and Epistemic Control in Orthodox Medicine,” *Journal of Medicine and Philosophy* 18: 213-231, 1993.

p.210「ハーバード大学医学部のテッド・カプチャック、デイヴィッド・アイゼンバーグ両博士は」……Ted J. Kaptchuk and David M. Eisenberg, “The Persuasive Appeal of Alternative Medicine,” *Annals of Internal Medicine* 129: 1061-1065, 1998.

p.216-217「代替医療がどのように利用されているかを初めて大々的に調査したのは」……David M. Eisenberg, Ronald C. Kessler, Cindy Foster, et al., “Unconventional Medicine in the United States: Prevalence, Costs, and Patterns of Use.” *New England Journal of Medicine* 328: 246-252, 1993. 同じグループによる追跡調査もある。David M. Eisenberg, Roger B. Davis, Susan L. Ettner, et al., “Trends in Alternative Medicine Use in the United States, 1990-1997: Results of a Follow-up National Survey,” *Journal of the American Medical Association* 280: 1569-1575, 1998.

p.217「そこでスタンフォード大学医学部のジョン・アスティン博士は」……

John A. Astin, “Why Patients Use Alternative Medicine: Results of a National Study,” *Journal of the American Medical Association* 279: 1548-1553, 1998.

p.219「代替医療についての『正確で科学的』な情報を」……「クワックウォッチ」のウェブサイトは http://www.quackwatch.com/

p.219-220「しかしここで、世間一般も代替医療の治療家たちも」……西洋医学が代替医療から学びうること——代替医療の有効性をあまり認めないにせよ——の分析については Frank Davidoff, “Weighing the Alternatives: Lessons from the Paradoxes of Alternative Medicine,” *Annals of Internal Medicine* 129: 1068-1070, 1998 を参照。

p.221「いよいよ、プラシーボ反応の理論について学んできたことを使って」……本書はプラシーボ反応を扱ったもので、心身相関的な医学全般を扱うものではない。したがって以後の章にあるアドバイスは、心が身体を助けて回復や健康をもたらす方法の一部であってすべてではない。心身相関的な治癒全般に関する非常に有益な手引きとしては David S. Sobel and Robert Ornstein, *The Healthy Mind, Healthy Body Handbook*（Los Altos, CA: DRx, 1996）がある。

◎第12章　体内の製薬工場を邪魔するものを取りのぞく

p.223「そして私が（……）私自身の無知と愚かさと心の中の悪魔に」……Dean Ornish, *Dr. Dean Ornish's Program for Reversing Heart Disease*（New York: Random House, 1990）, p.219.

p.224「第二次大戦中の負傷兵の反応を調査していた」……元になった論文は Henry K. Beecher, “Pain in Men Wounded in Battle,” *Annals of Surgery* 123: 96-105, 1946.

p.224「第５章で見たように、その後ドナルド・プライス、ハワード・フィールズ両博士は」……Donald Price and Howard Fields, “The Contribution of Desire and Expectation to Placebo Analgesia: Implications for New Research Strategies,” *The Placebo Effect: An Interdisciplinary Exploration*, edited by Anne Harrington（Cambridge, MA: Harvard University Press, 1997）, pp.117-137.

p.225「薬の効き目に抵抗した患者」……この事例は *The Placebo Effect: An Interdisciplinary Exploration*, edited by Anne Harrington（Cambridge, MA: Harvard University Press, 1997）, p.228-229 に収録されている。

p.228「私が『裁いて責める』態度と呼んでいる落とし穴は」……Marcia Angell, “Disease as a Reflection of the Psyche,” *New England Journal of Medicine* 312: 1570-1572, 1985 は、この誤りをいつまでも残しているとして、心身相関的な医療の何人かの大家を非難している。

p.231「キャロライン・メイスは広く読まれているその著書」……Caroline Myss, *Why People Don't Heal and How They Can*（New York: Three Rivers Press, 1997, p. ix）. キャロライン・メイス『チャクラで生きる——魂の新たなレベルへの第一歩』（川瀬勝訳、サンマーク出版、1998、３頁）.

p.232「さらにメイスは、このようなもっともらしい言い訳は」……Caroline

Myss, *Why People Don't Heal and How They Can* (New York: Three Rivers Press, 1997), pp.35-36.

p.233「病気にしがみつく人」……メグの話は Caroline Myss, *Why People Don't Heal and How They Can* (New York: Three Rivers Press, 1997), p.140 にある。

p.235「自分に問いかけてほしい。いま抱えている健康上の問題」……私はこの問いをジャネット・クリスティ＝シーリー博士の家庭療法から学んだ。*Working with the Family in Primary Care: A Systems Approach to Health and Illness*, edited by Janet Christie-Seely (New York: Praeger, 1984) を参照。

p.237「オクラホマシティの出来事——憎しみから癒しへ」……この話はステファニー・ソルターによる新聞の記事からとった。"Bomb Victim's Father Heals with McVeighs," *Detroit News*, October 18, 1998, p.12A.

p.240「研究者たちは、祈りや信仰が」……Randolph C. Byrd, "Positive Therapeutic Effects of Intercessory Prayer in a Coronary Care Unit Population," *Southern Medical Journal* 81: 826-829, 1988; 議論を概観するには以下の文献を参照。Jeffrey S. Levin, "Religion and Health: Is There an Association, Is It Valid, and Is It Causal?" *Social Science and Medicine* 38: 1475-1482, 1994; Brent Q. Hafen, Keith J. Karren, Kathryn J. Frandsen, and N. Lee Smith, *Mind/Body Health: The Effects of Attitudes, Emotions, and Relationships* (Boston: Allyn and Bacon, 1996), pp.377-461. より懐疑的な論としては Richard P. Sloan, E. Bagiella, and T. Powell, "Religion, Spirituality, and Medicine," *The Lancet* 353: 664-667, 1999.

p.242「どんなセルフヒーリングのプログラムにも」……「寛容さ」をさらに一般化して、あらゆるセルフヒーリングにおいて怒りと敵意の排除がその一部となるべきだとの論もある。興味深い事例と、怒りがほとんどすべての病気にかかる危険を増すこと——そしてその危険をいかにして減らすかということ——が書かれた論文に Redford B. Williams et al., "A 69-Year-Old Man with Anger and Angina," *Journal of the American Medical Association* 282: 763-770, 1999 がある。より専門的な論文としては Todd Q. Miller, Timothy W. Smith, Charles W. Turner, Margarita L. Guijarro, and Amanda J. Hallet, "A Meta-Analystic Review of Research on Hostility and Physical Health," *Psychological Bulletin* 119: 322-348, 1996 を参照。生活していく上で怒りにどう対処するかの実用的なアドバイスとしては David S. Sobel and Robert Ornstein, *The Healthy Mind, Healthy Body Handbook* (Los Altos, CA: DRx, 1996) の「Anger」の章を参照。

p.243「シドの頭痛」……私はこの話を1988年９月にコロラド州キーストンで開かれた家庭医療に関する第２回キーストン学会でカリー博士から聞いた。

p.248「チャドの慢性的な痛み」……原則として、患者の事例を示す挿話は実際にあった話であり、患者のプライバシー保護のためごく一部を変えただけである。しかしこの「チャド」は、発表されたいくつかの報告事例を組み合わせてひとつの話にしたことをお断りしておく。

◎第13章　物語を通して意味づけを深める

p.253「どうか、ひとつだけ覚えておいてください」……Barry Lopez, *Crow and Weasel*（New York: HarperPerennial, 1993）. バリー・ロペス『カラスとイタチ』（金原瑞人訳、アスラン書房、1993）.

p.253「健康のためにプラシーボ反応と」……この点については第７章で詳しく論じた。重要な参考文献には以下のものがある。Jerome Bruner, *Actual Minds, Possible Worlds*（Cambridge, MA: Harvard University Press, 1986）. ジェローム・ブルーナー『可能世界の心理』（田中一彦訳、みすず書房、1998）; Howard Brody, *Stories of Sickness*（New Haven, CT: Yale University Press, 1987）; Arthur M. Kleinman, *The Illness Narratives: Suffering, Healing, and the Human Condition*（New York: Basic Books, 1988）. アーサー・クラインマン『病の語り』（江口重幸、五木田紳、上野豪志訳、誠信書房、1996）; Kathryn Montgomery Hunter, *Doctor's Stories: The Narrative Structure of Medical Knowledge*（Princeton, NJ: Princeton University Press, 1991）; *Narrative Based Medicine: Dialogue and Discourse in Clinical Practice*, edited by Trisha Greenhalgh and Brian Hurwitz（London: BMJ Books, 1998）. トリシャ・グリーンハル、ブライアン・ハーウィッツ編『ナラティブ・ベイスト・メディスン――臨床における物語りと対話』（斉藤清二、山本和利、岸本寛史訳、金剛出版、2001）

p.257「大腿骨骨折の意味」……Jeffrey M. Borkan, M. Quirk, and M. Sullivan, "Finding Meaning After the Fall: Injury Narratives from Elderly Hip Fracture Patients," *Social Science and Medicine* 33: 947-957, 1991.

p.259「社会学者のアーサー・フランクはまだ30代のころに」……Arthur W. Frank, *The Wounded Storyteller: Body, Illness, and Ethics*（Chicago: University of Chicago Press, 1995）. アーサー・フランク『傷ついた物語の語り手――身体・病・倫理』（鈴木智之訳、ゆみる出版、2002）. フランクにはもう一編、重要な著作がある。"Illness As Moral Occasion: Restoring Agency to Ill People," *Health* 1: 131-148, 1997.

p.266「ミッチ・アルボムの著書『モリー先生との火曜日』は」……Mitch Albom, *Tuesdays with Morrie*（New York: Doubleday, 1997）. ミッチ・アルボム『モリー先生との火曜日』（別宮貞徳訳、日本放送出版協会、1998）.

p.276「この種の控えめではあってもポジティブな」……かつては西洋世界でありふれた概念だった「満ち足りて死ぬ」という表現が私たちの耳に自己矛盾のように聞こえるとしたら、それは現代の私たちが死を恐ろしいもの、避けるべきものと見ているからだろう。実際の医療現場でこの表現が意味することをわかりやすく感動的に描いた本に Ira Byock, *Dying Well*（New York: Riverhead Books, 1997）がある。アイラ・バイアック『満ち足りて死ぬこと』（三浦彊子訳、翔泳社、1997）

◎第14章　人とのつながりをもつ

p.279「病気になるとわたしたちは閉じこもり」……Marc Ian Barasch, *The Heal-*

ing Path（New York: Penguin, 1993）p.345. マーク・イーアン・バリシュ『癒しの道――心の治癒力を求めて』（吉田利子訳、日経BP社、1996、p.501）（キャロル・ボスからの引用）

p.279「高価な薬を支持する理由としてよく引用される」……The GUSTO Investigators, "An International Randomized Trial Comparing Four Thrombolytic Strategies for Acute Myocardial Infarction," *New England Journal of Medicine* 329: 673-682, 1993.

p.280「じつはそうした研究によると」……概観するには James S. House, Karl R. Landis, and Debra Umberson, "Social Relations and Health," *Science* 241: 540-545, 1988; Brent Q. Hafen, Keith J. Karren, Kathryn J. Frandsen, and N. Lee Smith, *Mind/Body Health: The Effects of Attitudes, Emotions, and Relationships*（Boston: Allyn and Bacon, 1996）pp.261-289 がいい。統計の専門家は、本書中で私が「血塊溶解剤」のデータと社会的孤立のデータを比較するのに、前者では絶対的なリスクの差（1パーセント）を、後者では相対的なリスクの差（200から300パーセント）をあげていると言って抗議するかもしれない。しかし、もし両方とも相対的なリスクで比べるとしても1パーセントが16パーセントになるくらいで、それでも圧倒的な違いであることにかわりはない。

p.283「ペットを可愛がることで」……たとえば C. N. Wilkes, T. K. Shalko, and M. Trahan, "Pet Rx: Implications for Good Health," *Health Education* 20(2): 6-9, April-May 1989 を参照。

p.287「人とのつながりをもてない原因が」……あなたが知らないうちにうつ病にかかっていないかどうか知るために非常に有益なのは、ヘルスケア政策研究局による患者の手引きで、インターネットで入手できる。"Depression is a Treatable Illness," Agency for Health Care Policy and Research（Publication 93-0553）, http://www.ncbi.nlm.nih.gov:80/entrez/query.fcgi?cmd=Search&db=books&doptcmdl=GenBookHL&term=depression+treatable+illness+AND+hstat%5Bbook%5D+AND+344005%5Buid%5D&rid=hstat6.chapter.35604

うつ病に対する心身相関的なアプローチについては David S. Sobel and Robert Ornstein, *The Healthy Mind, Healthy Body Handbook*（Los Altos, CA: DRx, 1996）, pp.155-165; Brent Q. Hafen, Keith J. Karren, Kathryn J. Frandsen, and N. Lee Smith, *Mind/Body Health: The Effects of Attitudes, Emotions, and Relationships*（Boston: Allyn and Bacon, 1996）, pp.215-239 を参照のこと。

p.292「クエンティンおばあちゃんの子供たち」……この話はアーノルド・ネモアから聞いた。この事例の詳細と類似の研究については Arnold Nemore, "Seniors Partner with Case Managers on Chronic Care," *Chronic Care Initiatives in HMO's, Group Health Foundation*, March/April 1995 参照。Eメールは info@ghc.org（http://www.ghc.org/）

p.295「転移性乳がん患者のためのグループセラピー」……実験の最初の報告は David Spiegel, Joan R. Bloom, Helena C. Kraemer, and Ellen Gottheil, "Effect of Psychosocial Treatment on Survival of Patients with Metastatic Breast Cancer,"

The Lancet 2: 888-891, 1989.
p.298「回復することに抵抗する人がいるのは」……Caroline Myss, *Why People Don't Heal and How They Can*（New York: Three Rivers Press, 1997）. キャロライン・メイス『チャクラで生きる——魂の新たなレベルへの第一歩』（川瀬勝訳、サンマーク出版、1998）.「傷の言語」については原書 p.6（邦訳 p.23）に記載。

◎第15章　自分の健康に関して主導権をにぎる

p.303「もし担当の泌尿器科医が」……Anatole Broyard, *Intoxicated By My Illness: And Other Writings on Life and Death*（New York, Fawcett Columbine, 1992, pp.47-48）. アナトール・ブロイヤード『癌とたわむれて』（宮下嶺夫訳、晶文社、1995、p.73）.
p.304「女性特有の不定愁訴」……Kirsti Malterud, "Key Questions—A Strategy for Modifying Clinical Communication. Transforming Tacit Skills into a Clinical Method," *Scandinavian Journal of Primary Health Care* 12: 121-127, 1994.
p.307「毎日プラシーボを飲むことを忘れない」……The Coronary Drug Project Research Group, "Influence of Adherence to Treatment and Response of Cholesterol on Mortality in the Coronary Drug Project," *New England Journal of Medicine* 303: 1038-1041, 1980.
p.308「この実験を皮切りに大規模な実験が数多く行なわれ」……概観するには Ralph I. Horwitz and Sarah M. Horwitz, "Adherence to Treatment and Health Outcomes," *Archives of Internal Medicine* 153: 1863-1868, 1993 を参照。
p.310「私の病気は私の人生をどれくらい支配し」……この質問は Michael White and David Epston, *Narrative Means to Therapeutic Ends*（New York: Norton, 1990）. マイケル・ホワイト、デビッド・エプストン『物語としての家族』（小森康永訳、金剛出版、1992）にあるカウンセリング法の中核である。
p.317「多くの場合、あなたの病気や健康上の問題の」……心理療法の古典的著作である Jerome D. Frank, *Persuasion and Healing*（revised edition, Baltimore: Johns Hopkins University Press, 1973）によれば、大きな仕事をいくつもの小さな仕事に細分するという考え方は、心理療法の重要な側面である。フランクはこれは心理療法のあらゆる学派に共通する特徴で、治療の成功のかなりの部分はこの方法がもたらすと主張している。
p.323「フリオの『ふり』」……Caroline Myss, *Why People Don't Heal and How They Can*（New York: Three Rivers Press, 1997）. キャロライン・メイス『チャクラで生きる——魂の新たなレベルへの第一歩』（川瀬勝訳、サンマーク出版、1998）. フリオの話は原書の p.151（邦訳 p.178）にある。

◎第16章　協力関係を保つ

p.329「医者のラルフ・ブルームフィールド・ボニントンは」……この人物像は George Bernard Shaw, *The Doctor's Dilemma*（New York: Penguin, 1954）,

p.105.『医者のジレンマ』(現代演劇3「バーナード・ショー」、田村敏夫訳、英潮社、1980、p.136) にある描写。ショーの戯曲では、この人物のほどこす医療は何もかもプラシーボで実体がないことが判明する。サー・ラルフはおそろしく無能で、自分がする治療の科学的根拠をまったく知らない。しかし、彼を「生まれながらの治療者」にしている彼の人柄が、科学的な専門知識の欠如と結びつかねばならないという必然性はない。この章で私は、確固とした科学的能力と、人を「癒しを与えるタイプ」にする性格とが両立するものと考えている。

p.330「ポジティブに語ることの力」……K. B. Thomas, "General Practice Consultations: Is There Any Point in Being Positive?" *British Medical Journal* 294: 1200-1202, 1987. 私はプラシーボを医療や研究に使うさいには倫理的に正しく使うべきだと考えているので、トーマス博士の有意義な実験にひとつだけ懸念すべき点があることを指摘せざるをえない。彼は実験の対象にした患者の了解をえたとも、実験計画が倫理委員会のようなものの検討を経たとも言っていないのである。

p.339「この治療者は、主導権の問題を」……私は著書の *The Healer's Power* (New Haven, CT: Yale University Press, 1992) の特に第2章から第4章で、医師と患者との「力の均衡」について論じ、「勝ち-負け」型ではなく「勝ち-勝ち」型が正しいあり方だと主張した。

p.340「あなたは、私が名ジャーナリストであった故ノーマン・カズンズの体験」……カズンズは彼の体験をまず医学界に報告した。Norman Cousins, "Anatomy of an Illness (as perceived by the Patient)," *New England Journal of Medicine*, 295: 1458-1463, 1976. そして後に同じタイトルで本を出版し、多くの読者を得た。[ノーマン・カズンズ『笑いと治癒力』(松田銑訳、岩波現代文庫、2001)]

p.344「診察に行く前に計画を立てる」……この項に記したのと同じようなアドバイスが Tom Ferguson, "Working with Your Doctor," in *Mind-Body Medicine: How to Use Your Mind for Better Health*, edited by Daniel Goleman and Joel Gurin (Yonkers, NY: Consumer Reports Books, 1993), pp.429-450 にある。

p.349「最近の医学雑誌には」……この項でもっとも頻繁に言及する論文は Nancy Leopold, James Cooper, and Carolyn Clancy, "Sustained Partnership in Primary Care," *Journal of Family Practice* 42: 129-137, 1996 である。最近の一般的な傾向を示すそれ以外の論文には以下のものがある。Sherrie H. Kaplan, Sheldon Greenfield, B. Gandek, et al., "Characteristics of Physicians with Participatory Decision-Making Styles," *Annals of Internal Medicine* 124: 497-504, 1996; Sherrie H. Kaplan, B. Gandek, Sheldon Greenfield, et al., "Patient and Visit Characteristics Related to Physicians' Participatory Decision-Making Style," *Medical Care* 33: 1176-1187, 1995.

p.350「シーモア・フィッシャーとロジャー・グリーンバーグは」……Seymour Fisher and Roger P. Greenberg, "The Curse of the Placebo: Fanciful Pursuit of a Pure Biological Therapy" in *From Placebo to Panacea: Putting Psychiatric*

Drugs to the Test, edited by Seymour Fisher and Roger P. Greenberg (New York: Wiley, 1997), pp.34-40.

p.350「たとえば彼らは、うつ病患者を対象としたこんな研究を」……この研究とは J.L. Krupnick, S.M. Sotsky, S. Simmens, et al., "The Role of the Therapeutic Alliance in Psychotherapy and Pharmacotherapy Outcome: Findings in the National Institute of Mental Health Treatment of Depression Collaborative Research Program," *Journal of consulting and Clinical Psychology* 64: 532-539, 1996.

p.353「前途を悲観する前に」……持続的なパートナーシップがアメリカ医療の中核となれば、医療関係者の教育はどうなるかについては、専門家グループによる示唆に富んだ報告がある。Carol P. Tresolini and the Pew-Fetzer Task Force, *Health Professions Education and Relationship-Centered Care* (San Francisco: Pew Health Professions Commission, 1994).

◎おわりに——治癒の神秘

p.358「特に被験者の期待が大きいときなど」……Alan H. Roberts, Donald G. Kewman, Lisa Mercier, and Mel Hovell, "The Power of Nonspecific Effects in Healing: Implications for Psychosocial and Biological Treatments," *Clinical Psychology Review* 13: 375-391, 1993.

p.359「私たちは神秘的なことより」……私は神秘と謎の違いをアーサー・フランクの著書から学んだ。Arthur W. Frank, *The Wounded Storyteller: Body, Illness, and Ethics* (Chicago: University of Chicago Press, 1995). アーサー・フランク『傷ついた物語の語り手——身体・病・倫理』(鈴木智之訳、ゆみる出版、2002). フランク自身は神学者ウィリアム・メイの著作から引用し、メイは哲学者ガブリエル・マルセルから学んだということである。

p.361「私にとって、ヨブの物語についていちばん納得できる解釈は」……この点で特に参考になったのは以下の著作である。David B. Morris, *The Culture of Pain* (Berkeley: University of California Press, 1991), pp.138-151. D・モリス『痛みの文化史』(渡部勉、鈴木牧彦訳、紀伊国屋書店、1998).

p.364「キャロライン・メイスはこう書いている」……Caroline Myss, *Why People Don't Heal and How They Can* (New York: Three Rivers Press, 1997, p. x). キャロライン・メイス『チャクラで生きる——魂の新たなレベルへの第一歩』(川瀬勝訳、サンマーク出版、1998、p.4)

p.368「今なにかの病気で苦しんでいるとしたら」……Arthur W. Frank, *The Wounded Storyteller: Body, Illness, and Ethics* (Chicago: University of Chicago Press, 1995). アーサー・フランク『傷ついた物語の語り手——身体・病気・倫理』(鈴木智之訳、ゆみる出版、2002). フランクはアナトール・ブロイヤードの著書から引用している。Anatole Broyard, *Intoxicated By My Illness, and Other Writings on Life and Death*, edited by Alexandra Broyard (New York: Clarkson N. Potter, 1992). アナトール・ブロイヤード『癌とたわむれて』(宮下嶺夫訳、晶文社、1995)

p.368「カール・ユングはこう書いたという」……以下からの引用。Howard Sasportas, *The Gods of Change: Pain, Crisis, and the Transits of Uranus, Neptune, and Pluto*（London: Arkana, 1989）p.3. ただし、私はユングの著書にこの部分を見つけることはできなかった。

p.368「また詩人、劇作家でチェコ共和国の大統領になったヴァーツラフ・ハヴェルは」……Václav Havel, *Disturbing the Peace: A Conversation with Karel Hvizdala*, translated by Paul Wilson（New York: Knopf, 1990）.

プラシーボの治癒力《ちゆりょく》
心《こころ》がつくる体内万能薬《たいないばんのうやく》

初版発行――平成一六年七月二〇日

著者――ハワード・ブローディ
訳者――伊藤はるみ（いとう・はるみ）

発行者――岸　重人
発行所――株式会社日本教文社
東京都港区赤坂九―六―四四　〒一〇七―八六七四
電話　〇三（三四〇一）九一一一（代表）
〇三（三四〇一）九一一四（編集）
FAX　〇三（三四〇一）九一一八（編集）
〇三（三四〇一）九一三九（営業）
振替＝〇〇一四〇―四―五五五一九
印刷・製本――東洋経済印刷
装幀――細野綾子
●日本教文社のホームページ　http://www.kyobunsha.co.jp/

THE PLACEBO RESPONSE:
How You Can Release The Body's Inner Pharmacy
For Better Health
by Howard Brody, M.D., Ph.D. with Daralyn Brody

ISBN4-531-08140-4　Printed in Japan